古法经络穴位
养生书

中医推拿入门简单学

李志刚 ◎ 主编

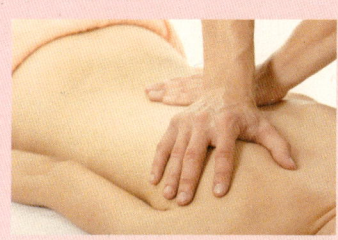
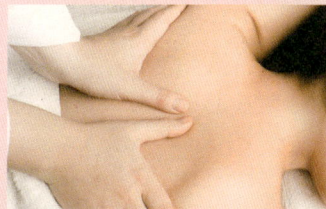
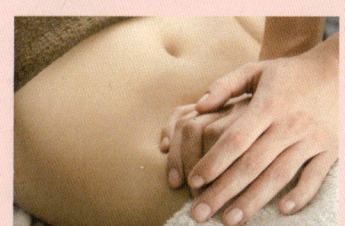
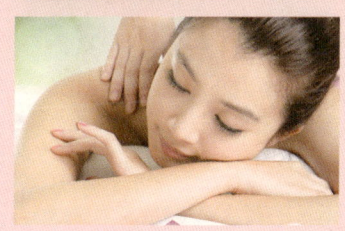

新疆人民出版总社
新疆人民卫生出版社

图书在版编目（CIP）数据

中医推拿入门简单学/李志刚主编. --乌鲁木齐：新疆人民卫生出版社，2016.9
（古法经络穴位养生书）
ISBN 978-7-5372-6695-6

Ⅰ.①中… Ⅱ.①李… Ⅲ.①推拿－基本知识 Ⅳ.①R244.1

中国版本图书馆CIP数据核字（2016）第179369号

中医推拿入门简单学
ZHONGYI TUINA RUMEN JIANDAN XUE

出版发行	新疆人民出版总社 新疆人民卫生出版社
责任编辑	张　宁
摄影摄像	深圳市金版文化发展股份有限公司
策划编辑	深圳市金版文化发展股份有限公司
封面设计	深圳市金版文化发展股份有限公司
地　　址	新疆乌鲁木齐市龙泉街196号
电　　话	0991-2824446
邮　　编	830004
网　　址	http://www.xjpsp.com
印　　刷	深圳市雅佳图印刷有限公司
经　　销	全国新华书店
开　　本	173毫米×243毫米　16开
印　　张	12
字　　数	150千字
版　　次	2016年11月第1版
印　　次	2016年11月第1次印刷
定　　价	29.80元

【版权所有，请勿翻印、转载】

前言 Preface

按摩又称推拿，是运用一定的手法或借助工具，作用于人体体表特定的穴位，以达到保健养生或预防疾病目的的治疗方法。推拿是中医的主要外治疗法，也是人类使用的最古老的治疗疾病的物理疗法。推拿以中医的脏腑和经络学说为基础，故要想通过推拿防治疾病，就必须了解人体的经络和穴位。

如果人体的脏腑是电器，经络是线路，那么穴位就是连接线路与电器的开关，它控制着身体的气血运行与能量流通。如果我们能够精准取穴，掌握正确的按摩方法，就能使身体的"电器"正常运转起来，并且轻松防治一些常见病和慢性病。虽然穴位按摩操作简单，但人们还是存在很多困惑，如何才能精准地找到穴位？如何按摩才能达到效果？本书将一一解答您的困惑。

推拿运用各种手法，其中以搓擦为主，配合揉、按、点、捏等各种手法，从上往下或从内往外的进行按摩，直接循经于经络，作用于皮肤、末梢神经、血管和肌肉等，促进血液循环和新陈代谢，对内脏起保健作用，放松肌肉，消除疲劳，恢复人体机能。

推拿疗法不仅效果显著，同时还具有方便易行，随时灵活应用的特点。掌握了推拿疗法之后，可以根据自己的健康情况灵活运用，对自身起到保健治疗、延年益寿的作用。通过本书学习一些简易的推拿疗法，在家中也可以轻松的进行自我推拿，保健祛病，免去了往返医院的奔波之苦。

本书从保健到治病，详细讲述了推拿相应的穴位以达到不同的防病治病效果。本书通俗易懂、严谨科学，并采用了图文并茂的形式，清晰地将每个穴位展现给读者，推拿操作手法即可简单入门。

目录 Contents

001	扉页
002	版权页
003	前言
004~010	目录

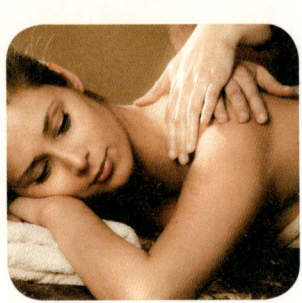

001　第一章　推拿之道
　　　——简约而不简单

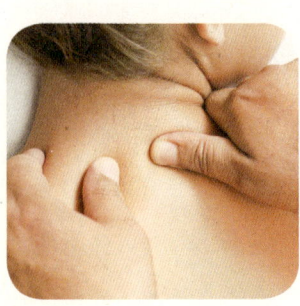

002　推拿的历史演化，朝花拾遗

006　推拿为什么能治病保健
006　中医原理
007　现代医学原理

009　看清病根，辨证推拿

011　推拿手法，花样百出
011　推拿的手法要诀
011　基本手法
018　复合手法
019　运动关节类手法

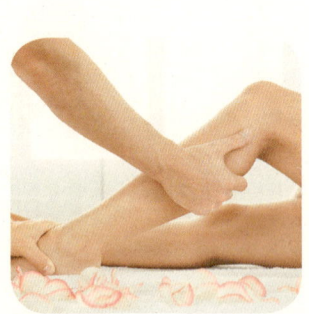

024　推拿加热敷，疗效更突出

025　推拿法则，守之效果加倍
025　体位不同，疗效不一样
026　家庭推拿常用介质
027　家庭推拿中的注意事项
028　哪些疾病适宜推拿
029　哪些疾病不宜推拿

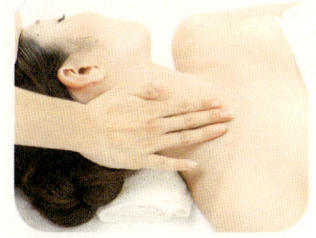
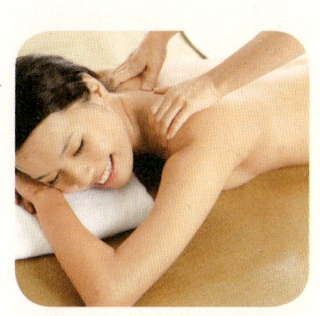
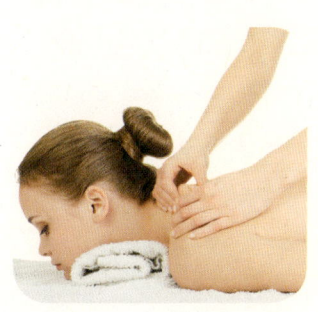
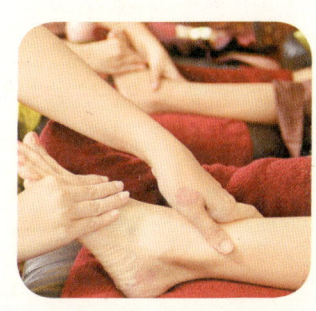

030 | 推拿异常情况的预防和处理

033 | # 第二章 经络与腧穴
——循经按摩显奇效

034 | ## 认识经络，循经按摩

034 经络涵盖的内容
035 经络对人体的重要作用
035 腧穴和经络就是"点"和"线"

036 | ## 认识腧穴，找准穴位

036 手指度量法
036 标志参照法
037 骨度分寸定位法
037 徒手找穴法

038 | ## 手太阴肺经，呼吸系统的控制台

038 肺经的相关器官
038 肺经的循行
039 肺经的警告信号
039 肺经的保养

040 | ## 手阳明大肠经，兼顾三地的多面手

040 大肠经的相关器官
040 大肠经的循行
041 大肠经的警告信号
041 大肠经的保养

042 | ## 足阳明胃经，脾胃功能的巡查官

042 胃经的相关器官
042 胃经的循行

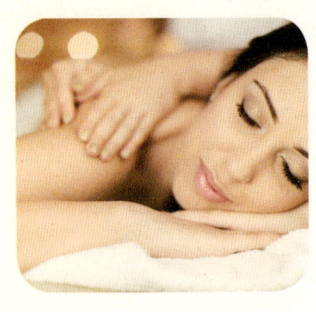

| 043 | 胃经的警告信号 |
| 043 | 胃经的保养 |

044　足太阴脾经，气血生化的中继站

044	脾经的相关器官
044	脾经的循行
045	脾经的警告信号
045	脾经的保养

046　手少阴心经，心系健康的安全绳

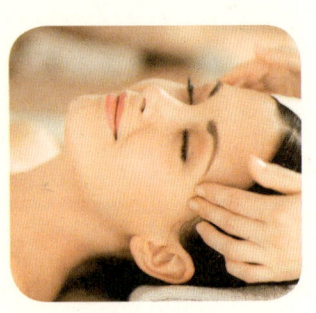

046	心经的相关器官
046	心经的循行
047	心经的警告信号
047	心经的保养

048　手太阳小肠经，拂去阴霾的清洁工

048	小肠经的相关器官
048	小肠经的循行
049	小肠经的警告信号
049	小肠经的保养

050　足太阳膀胱经，人体排毒的主干道

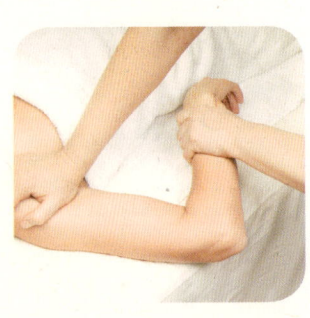

050	膀胱经的相关器官
050	膀胱经的循行
051	膀胱经的警告信号
051	膀胱经的保养

052　足少阴肾经，幸福长寿的不老泉

052	肾经的相关器官
052	肾经的循行
053	肾经的警告信号
053	肾经的保养

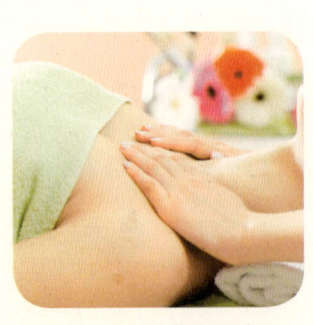

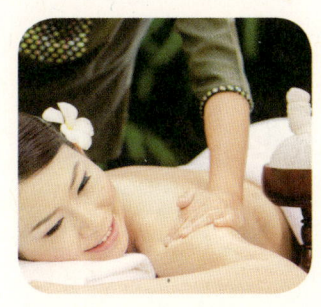

054　手厥阴心包经，心神交汇的核心地带

054　心包经的相关器官
054　心包经的循行
055　心包经的警告信号
055　心包经的保养

056　手少阳三焦经，气血运行的王牌统帅

056　三焦经的相关器官
056　三焦经的循行
057　三焦经的警告信号
057　三焦经的保养

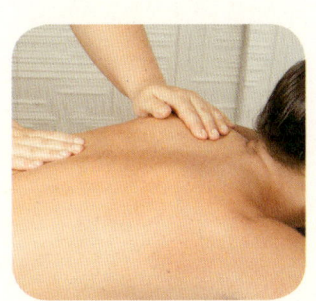

058　足少阳胆经，中精之府的首席管家

058　胆经的相关器官
058　胆经的循行
059　胆经的警告信号
059　胆经的保养

060　足厥阴肝经，体内调理的金钥匙

060　肝经的相关器官
060　肝经的循行
061　肝经的警告信号
061　肝经的保养

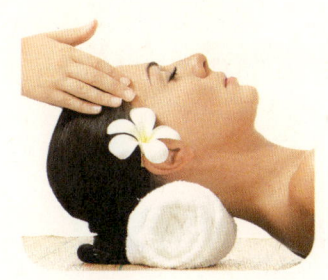

062　督脉，阳脉之海

062　督脉的循行
063　督脉的警告信号
063　督脉的保养

064　任脉，阴脉之海

064　任脉的循行
065　任脉的警告信号
065　任脉的保养

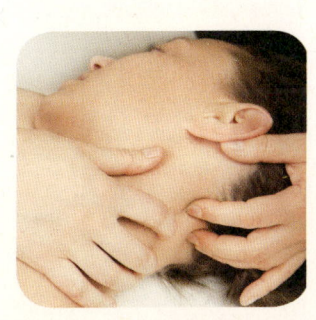

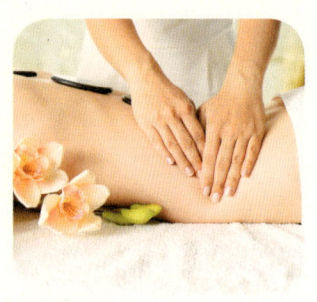

067 | **第三章 九种体质**
——推拿各式

068 | 阳虚体质

070 | 阴虚体质

072 | 气虚体质

074 | 气郁体质

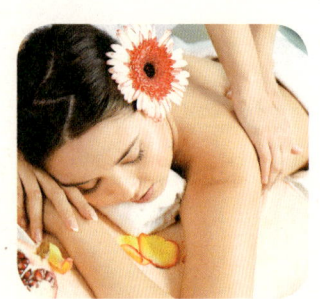

076 | 血瘀体质

078 | 痰湿体质

080 | 湿热体质

082 | 特禀体质

084 | 平和体质

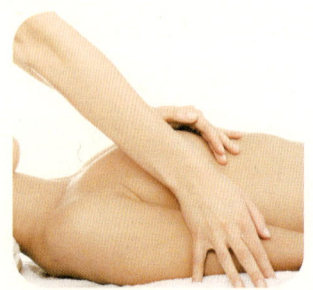

085 | **第四章 病痛渐消，清福自来**
——排解小病小痛

086 | 感冒——辨证治疗，解表祛邪

089 | 咳嗽——推揉肺俞，顺气宽胸

092 | 头痛——寻根溯源，疏经止痛

094 | 牙痛——星状放散，合谷止痛

096 | 腰肌劳损——活动筋骨祛病痛

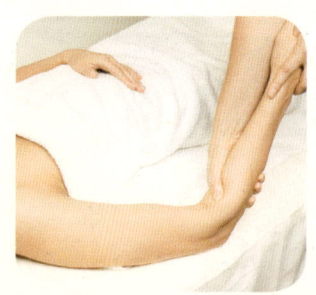

098 | 肩周炎——揉捏肩部，缓解疼痛

100 | 落枕——推拿按揉，浑身轻松

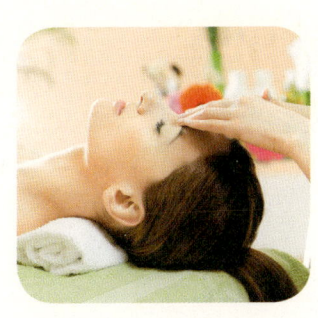

102	颈椎病——松解粘连，舒缓疼痛
105	胃痛——点穴散痛，推揉腹部止痛
108	腹胀——舒畅气血，调理阴阳
110	食欲不振——轻点重压，胃口即开
112	慢性腹泻——健脾和胃，调益脏腑
114	便秘——疏导通肠，生活规律更健康
117	心悸——舒缓身心，稳定情绪
120	神经衰弱——舒经益气，放松神志
122	失眠——舒缓安神，一觉到天亮

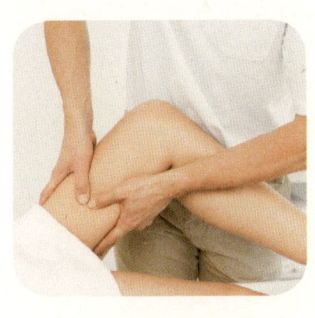

125　第五章　强身健体
——调养慢性病

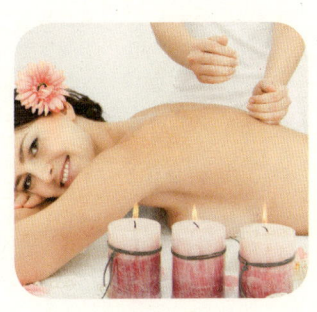

126	腰椎间盘突出——推拿消除痛楚
128	坐骨神经痛——找准病因，舒经活络
130	膝关节炎——重视预防，祛湿止痛
132	中风后遗症——生活护理应重视
134	冠心病——理气通脉，缓解不适
136	糖尿病——舒筋活络，改善人体功能
138	高脂血症——降脂护血管
140	高血压——滋阴潜阳，舒畅经络

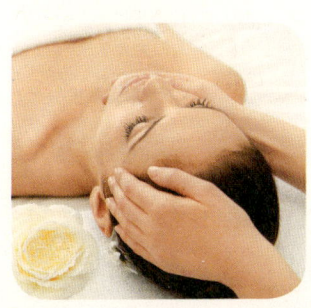

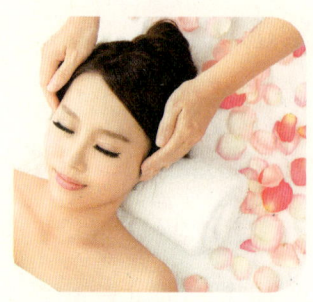

143 | **第六章 平衡阴阳**
——两性生活更和谐

144 | 痛经——理气通络，活血化瘀
147 | 月经不调——疏通经络，调理气血
150 | 闭经——重在通经，遇疾勿躁
152 | 带下病——辨明根源，及早治疗

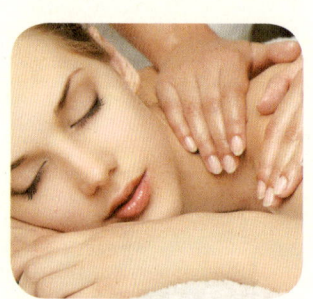

154 | 盆腔炎——消炎治本，严肃对待
156 | 更年期综合征——健脾补肾，容颜焕发
158 | 遗精——注意调养，养精蓄锐
160 | 早泄——摄精固元，魄力重现
162 | 阳痿——调节身心，规律生活

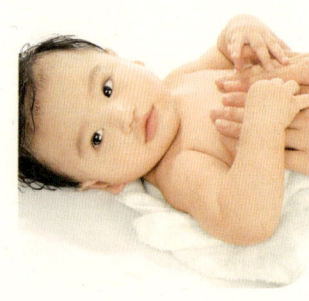

165 | **第七章 增强体质**
——宝宝成长更健康

166 | 小儿发热——清热解表，快速退热
168 | 小儿流涎——彻查病源，随症施治
170 | 小儿厌食——找准病因，事半功倍
172 | 小儿腹泻——健脾祛湿，温腹止泻

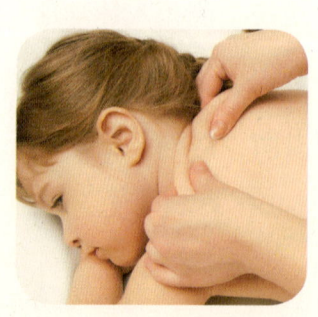

174 | 小儿便秘——辨清虚实，寻迹补泻
176 | 小儿遗尿——温肾固涩，减轻压力
178 | 小儿夜啼——健脾安神，酣畅入梦乡
180 | 小儿咳嗽——宣肺止咳，呼吸更舒畅

第一章 推拿之道
——简约而不简单

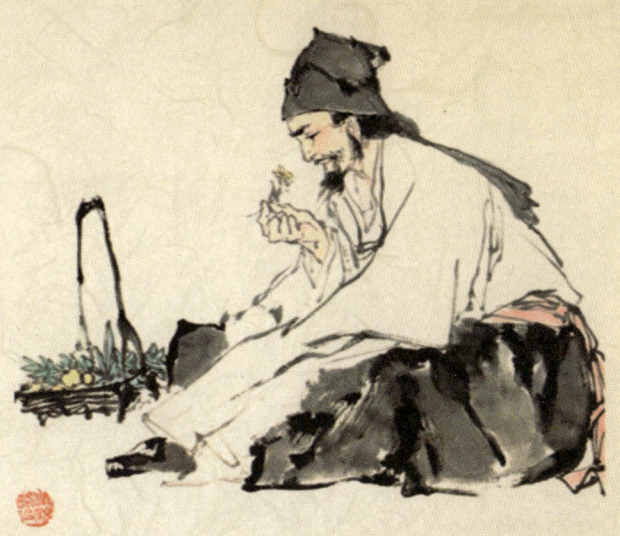

推拿是一种物理的自然治疗方法，是以中医的脏腑、经络学说为理论基础，并结合西医的解剖和病理诊断知识，将手法作用于人体体表的特定部位以调节机体生理、病理状况，达到理疗目的的方法。推拿入门简单，不须理解艰深的中医知识，不必使用专业的医疗器材，只要找到正确的穴位，熟悉要领与手法，即可简单操作。

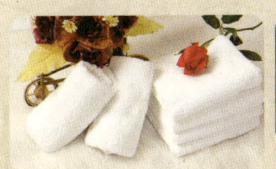 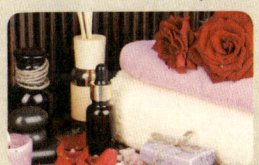 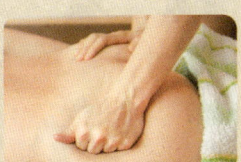 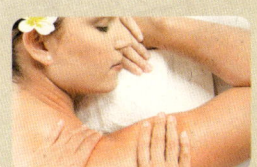

第一章 推拿之道——简约而不简单

推拿的历史演化，朝花拾遗

提起推拿，很多人会想到按摩，甚至将两者合并在一起，称为推拿按摩。推拿和按摩之间，到底是什么关系？两者的意义完全相同吗？想要清楚了解推拿和按摩之间的关系，我们需追根溯源到历史的长河中去寻找答案。

推拿是人类最古老的一门医术，属于中医的外治法，是中医学伟大宝库的重要组成部分。推拿的起源，萌芽于人类本能的自我防护。在原始社会，人类长期进行着繁重而艰苦的劳动，再加上饮食粗糙、衣不保暖，损伤和病痛经常发生。人们本能地用手抚摸、拍打伤痛部位及其周围，

"按以止血，摩以消肿止痛"。当这种抚摸、拍打使疼痛减轻后，人类从中不断地积累经验，逐渐由自发的本能行为发展到有意识的医疗行为，再经过治疗实践中不断的总结、提高，最终形成了推拿医术。

推拿在古代被称为"按摩"、"按跷"、"乔摩"、"挢引"、"案扤"等。先秦时期，按摩是主要的治疗和养生保健手段。唐代之前，常常将"导引"和"按摩"合在一起称谓，其实这是两种密切相关却又有所区别的防治方法。导引是配合呼吸，进行自我手法操作、自主活动的防治疾病和强身保健的方法；而推拿则是配合呼吸，

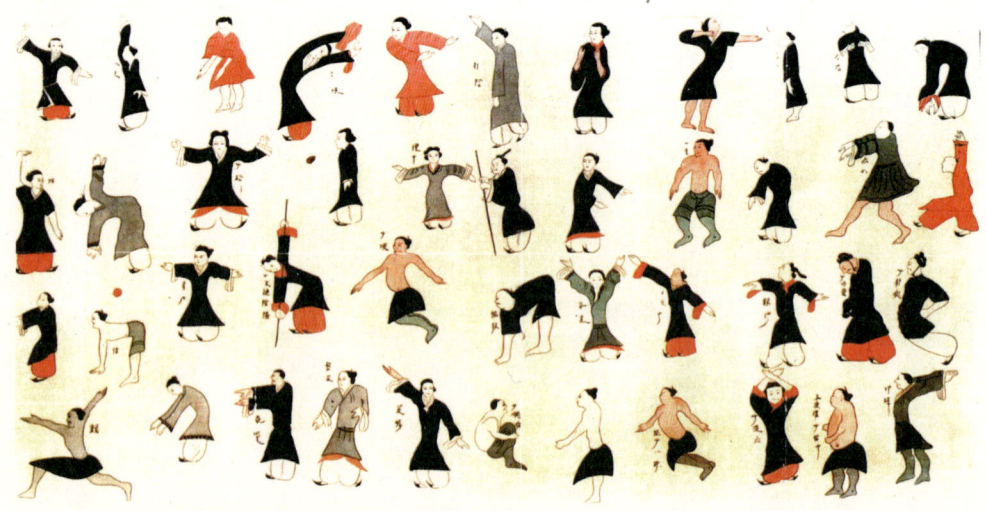

1973年，长沙马王堆出土的西汉时期的帛图《导引图》描绘了44种导引姿势

中医推拿入门简单学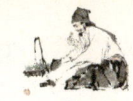

张家山竹简：《引书》

既可自我操作，也可由他人操作的防病治病的方法。两者当中的自我手法操作，既可称为推拿，也可称为导引。

1973年，长沙马王堆出土的西汉时期的帛图《导引图》描绘了44种导引姿势，其中有捶背、抚胸、按压等动作，并注明了各种动作所防治的疾病。这些动作，就是自我推拿的方法；湖北省江陵县张家山出土的西汉时期的简书《引书》是一部导引术专著，其中记载了治疗颞颌关节脱位的口内复位法、治疗落枕的仰卧位颈椎拔伸法，说明此时已将推拿按摩方法用于骨伤科疾病的治疗。同时，推拿在先秦时期还用于临床急救，《周礼注疏》中即记载了春秋战国时期名医扁鹊运用推拿等方法，成功抢救了患尸厥（休克）的虢国太子。

在长沙马王堆帛简医书中，《五十二病方》涉及推拿治病的内容最多。该书中记载的推拿疗法有两个显著特点：一是记载了推拿发展史上最早的药摩和膏摩，即现在所说的介质推拿。从介质的制作过程来看，明显处于初创阶段，然而其开创性的意义不可忽视。二是推拿时运用了许多富有特色的工具，如治疗疝气的木槌、治疗小儿瘦疮用的钱匕等，弥补了单纯用手推拿的不足，增强了治疗效果。

秦汉时期，我国的医学著作对推拿防治疾病的方法进行了完整的记载。据《汉书·艺文志·方技略》所记，当时有推拿专著《黄帝岐伯按摩》十卷，可惜这部我国最早的推拿学专著早已失传。《黄帝内经》是我国现存最早，且比较全面、系统阐述中医学理论体系的古典医学巨著，约成书于秦汉时期。该书中有不少有关推拿的记载，如推拿具有的行气、活血、舒筋、通络、镇静、止痛、退热等作用；痹证、痿证、口眼㖞斜和胃痛等多种病症的推拿治疗方法；推拿的工具，如九针中的圆针和锃针；推拿治疗的适应证和禁忌证。

到了汉代，张仲景在《金匮要略》中第一次将膏摩疗法列入预防保健方法中，还介绍了一种用于推拿治疗头风的摩散，里面仅附子和盐两味药。后世的"摩顶膏"之类的药剂，都是由此发展而来的。《金匮要略》中还详细介绍了使用体外心脏按

第一章 推拿之道——简约而不简单

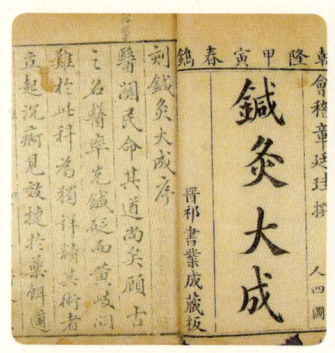
《针灸大成》

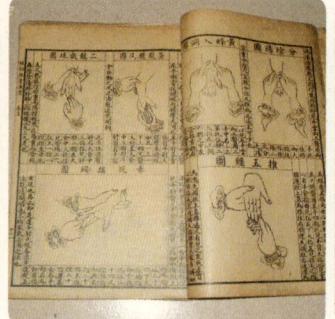
《小儿推拿广意》

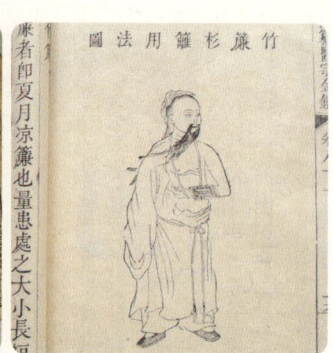
《医宗金鉴·正骨心法要旨》

摩术抢救自缢者的方法,这是医学界公认的世界上最早有关自缢者救治方法的医学记载,是推拿史上值得骄傲的成就。此外,名医华佗发明的"五禽戏",使导引按摩向仿生学靠拢,为后世提供了一套行之有效的保健方法。

在我国历史上动乱的东西晋时期,有不少将推拿应用于抢救的记载。葛洪在《肘后救卒方》中记载了治疗卒心痛和卒腹痛(突发的心痛和腹痛)的推拿方法,其中治疗卒腹痛所用的方法就是最早的捏脊疗法。捏脊法的出现,表明推拿手法已逐渐从简单的按压、摩擦向手指相对用力且双手协同操作的方向发展,且手法更为成熟。

隋唐时期,推拿已发展为一门专业的治疗方法。隋朝太医署首次设立了按摩博士。唐太宗在隋朝已有的基础上,建立了规模更大的,设备更加完善的太医署,并在其中设立了按摩科。这一时期的推拿发展有如下特点:一是推拿已经成为骨伤病的普遍治疗方法,不仅适用于软组织损伤,而且对骨折、脱位也用推拿手法进行整复。二是推拿疗法被运用到内、外、儿科中。

三是推拿疗法被广泛地应用于防病养生。自我推拿,即导引,得到了充分的发展。四是膏摩盛行,出现了大量的膏摩方剂。

宋、金、元时期,推拿作为一种治疗方法,被广泛地应用于临床各科,并在此基础上产生了丰富的诊疗理论,使对推拿治疗作用的认识得到不断的深化。宋代还开始运用按摩催产,如宋医庞安时用按摩法催产获得了"十愈八九"的效果。

明代太医院将推拿列为医术十三科之一。推拿在明朝时期的发展有两个显著特点:一是"推拿"的名称开始取代"按摩"。此时期小儿推拿蓬勃兴起,其影响之大,以至于本来专指小儿按摩的"推拿"一词广泛取代了"按摩"。二是形成了小儿推拿的独特体系。《小儿按摩经》被收录于明代名医杨继洲的《针灸大成》一书中,是我国现存最早的推拿专著。

清朝时期,推拿无论在临床实践中,还是在理论总结上都得到了很大的发展。首先是儿科杂病临床应用的发展,这一时期出现了很多小儿推拿实践和理论的总结性著作,如熊应雄编撰的《小儿推拿广意》,

中医推拿入门简单学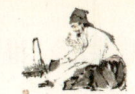

书中对前人的推拿论述与经验进行了比较全面的总结。其次，以骨伤科疾病为对象的正骨推拿已形成相对独立的学科体系。《医宗金鉴·正骨心法要旨》对正骨推拿手法总结出了"摸、接、端、提、按、摩、推、拿"的正骨八法。第三，推拿与其他中医外治法和药物疗法在临床应用中互相补充，互相结合。

民国时期，由于当时的医疗卫生政策不重视中医，尤其不重视操作型的医疗技术，所以，推拿只能以分散的形式在民间存在和发展。由于地域性的原因，推拿发展出了多种多样各具特色的推拿学术流派，如鲁东的儿科推拿、北方的正骨推拿、江浙的一指禅推拿、山东的武功推拿、川蓉的经穴推拿等。这些众多的学术流派，是我国推拿学科的一大特色。

新中国成立之后，推拿的临床、教学、

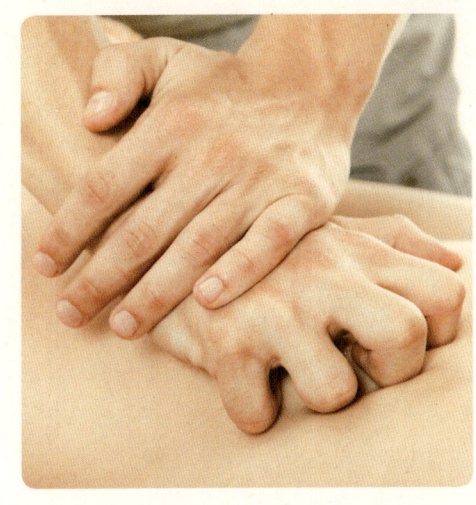

科研、推拿著作的出版和推拿队伍的建设，都出现了空前繁荣的景象。推拿在临床上被广泛地应用于伤、内、妇、外、儿等科病症，治疗病种达二百余种，其中以运动系统、神经系统、消化系统疾病为主。腰椎间盘突出症、颈椎病、肩周炎、小儿腹泻已成为推拿治疗首选的四大疾病。

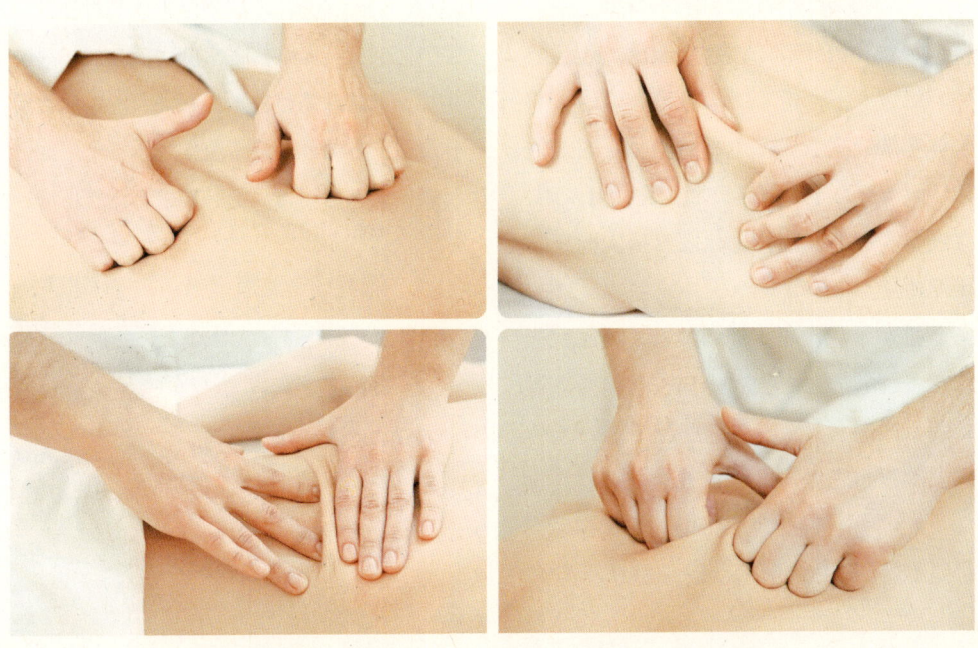

推拿为什么能治病保健

推拿是以中医基本理论为指导，运用各种手法或借助一定的器具，作用于人体体表的经络、穴位或特定部位，引起局部和全身反应，从而调节机体机能，消除病理因素，达到治病和保健目的的一种治疗方法。推拿疗法在我国历史悠久，具有简便实用、经济实惠等优点，是治疗多种疾病行之有效的方法。

中医原理

对于推拿的治疗原理，中医学早有明确的阐述。概括起来，推拿具有疏通经络、行气活血、理筋整复、滑利关节、调整脏腑、增强抗病能力等作用。

（一）疏通经络，行气活血

经络，内属脏腑，外络肢节，通达表里，贯穿上下，像网络一样遍布全身，将人体各部分联系成一个有机整体。它是人体气血运行的通路，具有"行气血而营阴阳，濡筋骨利关节"的作用，以维持人的正常生理功能。

推拿手法作用于经络腧穴，可以疏通经络、行气活血、散寒止痛。其中的疏通作用有两层含义。首先，通过手法对人体体表的直接刺激，推动了气血的运行。正如《素问·血气行志》中说："形数惊恐，经络不通，病生于不仁，治之以按摩醪药。"

其次，通过手法对机体体表做功，产生热效应，从而加强了气血的流动。

（二）理筋整复，滑利关节

筋骨、关节是人体的运动器官。气血调和、阴阳平衡，才能确保机体筋骨强健、关节滑利，从而维持正常的生活起居和活动功能。推拿理筋整复、滑利关节的作用主要体现在三方面：一是手法作用于损伤局部，可以促进气血运行、消肿祛瘀、理气止痛；

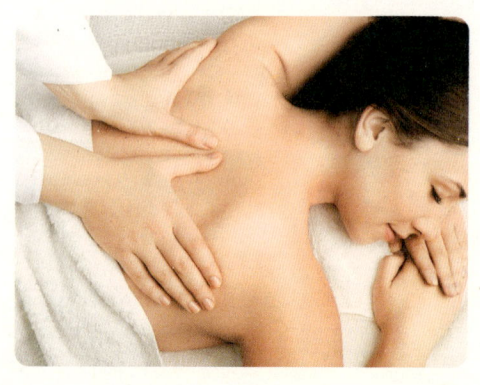

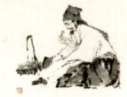

中医推拿入门简单学

二是推拿的整复手法可以通过力学的直接作用来纠正筋出槽、骨错缝，达到理筋整复的目的；三是被动和主动运动相结合的手法可以起到松解粘连、滑利关节的作用。

（三）调整脏腑功能，增强抗病能力

疾病的发生、发展及其恢复的过程，是正气和邪气互相斗争，盛衰消长的结果。"正气存内，邪不可干"，只要机体有充分的抗病能力，致病因素就不起作用。脏腑有受纳排泄、生化气血的功能，与人体的正气有直接的关系。

推拿手法作用于人体体表的相应经络腧穴上，可以改善脏腑功能、增强正气、提高抗病能力。推拿手法对脏腑的作用主要体现在三个方面：一是手法作用在体表的相应穴位上，可增强经络的功能，经络通于脏腑，从而可增强脏腑的功能；二是推拿可通过调节脏腑的功能，来治疗脏腑的器质性病变；三是通过调整脏腑功能，使机体处于良好的功能状态，有利于激发体内的正气，增强机体的抗病能力。

现代医学原理

随着推拿在临床的广泛应用，现代医学也开始关注和分析推拿疗法对人体的作用。通过研究，现代医学发现推拿疗法对人体有如下作用。

（一）对皮肤的作用

直接接触皮肤的摩擦类手法，可以清除局部衰亡的表皮层，改善皮肤的呼吸，有利于汗腺和皮脂腺的分泌，并使皮肤内产生一种类组织胺物质，这种物质能够活跃皮肤的血管和神经，使皮肤的血管扩张，改善皮肤的营养，从而使皮肤变得光泽、柔润而富于弹性。

（二）对肌肉的作用

推拿可增强肌肉的张力和弹性，使其收缩机能增强和肌力增加，因而有利于肌

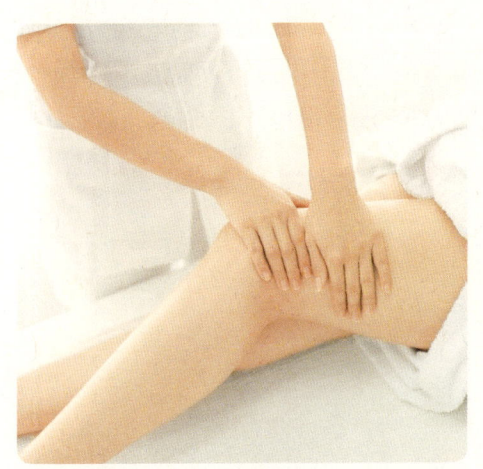

肉耐力的增强和工作能力的提高。如对疲乏的肌肉推拿5分钟后，它的工作能力要比原来提高3～7倍。

（三）对关节、肌腱的作用

推拿可使关节周围的血液和淋巴循环加快，韧带的弹性和活动性增强，从而消除

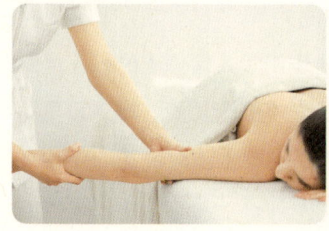
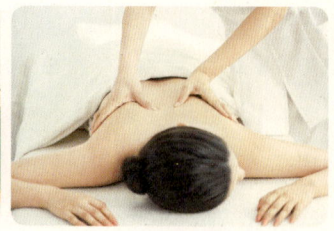
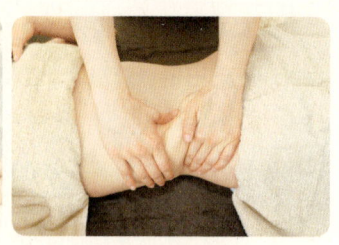

关节滑液停滞、瘀积及关节囊肿胀、挛缩的现象。此外,推拿可使关节局部的温度上升,从而消除患者关节寒冷的感觉,还有利于因外伤而致的关节功能障碍的恢复。

(四)推拿对神经系统的作用

推拿治疗失眠病人时,患者常常在推拿过程中进入睡眠状态。在治疗嗜睡病人时,推拿后病人常感头清目明,精力充沛。这种现象和推拿手法对神经系统产生的抑制与兴奋作用是分不开的。不同的推拿手法对神经系统的作用也不同。一般来说,缓慢而轻的推拿手法有镇静作用;急速而重的手法则起兴奋作用。弱的和短时间的手法可改善皮层的机能,并通过植物性反射,调整疲劳肌肉的适应性和营养供求状况;强的和长时间的手法则起相反的效果。

(五)对血液和淋巴系统的作用

推拿对血液循环系统的影响:推拿后血液中内啡肽和单胺类物质会明显增加,它们都是血浆的成分,并且内啡肽与单胺类物质中的 5-HT 都有镇痛作用。另外,推拿可使血液成分发生变化,使白细胞总数增加,吞噬能力增强。

推拿对淋巴循环系统的影响:推拿能直接挤压组织中的淋巴管,促使淋巴液回流增快,有助于消除水肿。

(六)对呼吸、消化和代谢的作用

推拿可以直接刺激胸壁或通过神经反射使呼吸加深。推拿能通过反射机制,活跃消化系统的腺分泌作用,增强胃肠道的蠕动,从而改善消化机能。值得一提的是,在胃肠运动过强时,推拿会使运动减弱;而当胃肠运动减弱时,推拿后则会增强。

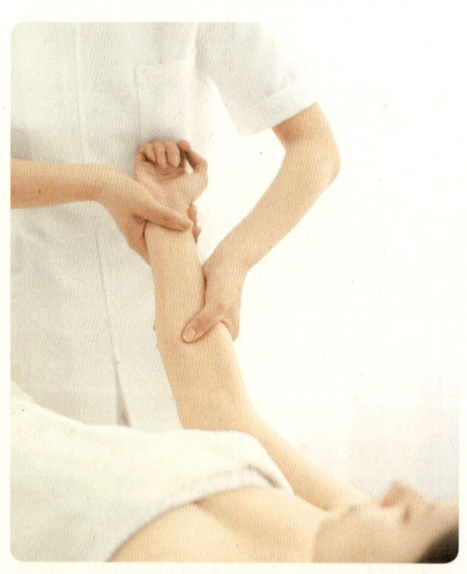

看清病根，辨证推拿

无论是针、灸、按摩亦或是服用中药，中医在治疗前都要辨证论治。中医的辨证方式有很多，但是阴阳、表里、寒热、虚实这八纲是最基础，也是最容易理解的辨证方法。

八纲症状对照表	
阴证	阳证
里、虚、寒证都属于阴证，阴证多指里证的虚寒证	表、实、热证都属于阳证，阳证多指表证的实热证
里证	表证
脏腑、血脉、骨髓及体内经络属里，病在脏腑，病位深而病情重	皮毛、肌肤和浅表的经络属表，病在肌表，病位浅而病情轻
寒证	热证
感受寒邪或机体阳气不足所表现的证候，阴盛或阳虚的表现为寒证	感受热邪或机体阳气偏盛所表现的证候，阳盛或阴虚的表现为热证
虚证	实证
正气不足所表现的证候，虚证虽是正气不足，但邪气也不盛	邪气过盛所表现的证候，邪气过盛，但正气尚未衰

从这4个方面，一步步地辨别，首先要分清阴证还是阳证，然后再看是寒证还是热证。以感冒为例，我们可以通过八纲辨证法，得出的结果是感冒应该是表阳实热证。有了这样的分析，我们才能对症治疗。

那么,应该怎么分辨阴阳、表里、寒热、虚实呢?

八纲症状对照表

阴证	身畏寒,不发热,肢冷,精神萎靡,脉沉无力或迟
阳证	身发热,恶热,肢暖,烦躁口渴,脉数有力
表证	恶寒重,发热轻,头身疼痛,明显流清涕,口不渴,苔薄白,脉浮
里证	脏腑气血阴阳失调为主要临床表现,其表现复杂,凡非表证的一切证候皆属里证
寒证	畏寒,形寒肢冷,口不渴或喜热饮,面色白,咳白色痰,腹痛喜暖,大便稀溏,小便清长。舌质淡,苔白,脉沉迟
虚证	面色苍白或萎黄,精神萎靡,身疲无力,心悸气短,形寒肢冷
实证	高热,面红,烦躁,声高气粗,腹胀满疼痛而拒按,痰涎壅盛,大便秘结,小便不利,或有瘀血肿块,水肿,食滞,舌苔厚腻,脉实有力

通过上面,大家很容易就能用八纲辨证判断自己所患疾病是什么证。那么这些疾病的致病因素又是什么呢?中医学把致病外邪分为六淫:风、寒、暑、湿、燥、火。我们用表格可以更加全面直观的了解六淫。

六淫致五脏疾病及致病特点对照表

六淫	致病特点	易伤及脏腑
风邪	病位游移不定;发病急骤,变化无常;多兼其他病邪	肝
寒邪	表现寒象;阻滞气血,多见疼痛;腠理、经脉、筋脉收缩拘急	肾
暑邪	上犯头目,扰及心神;易伤津耗气;多见暑湿夹杂	脾、心
湿邪	易阻滞气机;病程缠绵难愈;多见头身肢体困重	脾
燥邪	易耗伤津液;易于伤肺	肺
火邪	发病急骤;易耗气伤津;易扰心神	心

中医推拿入门简单学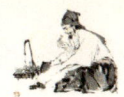

推拿手法，花样百出

推拿的手法要诀

（一）持久、有力、均匀、柔和、深透

对于推拿的基本手法，在操作时要达到的基本要求是：持久、有力、均匀、柔和、深透。

持久：是指单一的手法能够持续操作一段时间而不间断、不乏力。

有力：有力量，这种力量不是蛮力和暴力，而是一种含有技巧的力量。

均匀：是指手法操作的节律性、速率和压力能够保持均匀一致，不能忽快忽慢或忽轻忽重。

柔和：是指手法轻而不浮、重而不滞、刚中有柔、柔中有刚。

深透：当手法具备了持久、有力、均匀、柔和这四项要求以后，就具备渗透力，这种渗透力可透皮入内，深达内脏及组织深层。

（二）稳、准、巧、快

对于运动关节类手法来说，其操作的基本要求概括为"稳、准、巧、快"四个字。即手法操作要平稳自然，因势利导，避免生硬粗暴；选择手法要有针对性，定位要准；手法施术时要用巧力，以柔克刚，以巧制胜，不可使用蛮力；手法操作时，用力要疾收疾发，用"短劲"、"巧劲"，发力不可过长，时间不可过久。

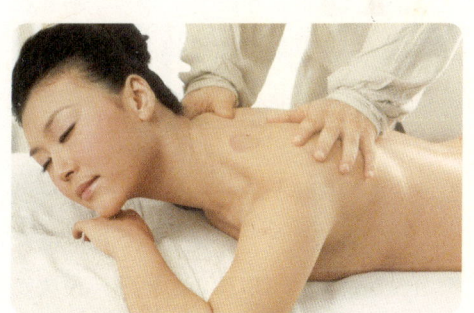

基本手法

凡手法动作单一，仅为一种运动形式，且在临床中起基础治疗作用或主要治疗作用，应用比较频繁的一类手法，称为基本手法。

第一章 推拿之道——简约而不简单

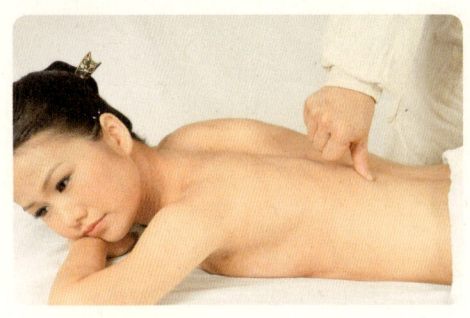

一指禅推法

一指禅推法是以拇指端或螺纹面着力，通过腕部的往返摆动，使所产生的功力通过拇指持续不断地作用于操作部位或穴位上。一指禅推法是一指禅推拿流派的代表手法，其特点是手法操作缠绵，讲究内功、内劲，故初学时易形似，难以神似，需多加练习才能真正掌握。

一指禅推法接触面积小，刺激偏弱或中等，不能光靠用力，而是讲究内功、内劲，初学者要多加练习。一指禅推法如以指端操作，其接触面最小，易于施力，刺激相对较强；如果以螺纹面操作，则接触面积相对较大，刺激也相对较平和；两者多用于躯干部及四肢部的经络腧穴。

【动作要领】

拇指伸直，其余手指自然屈曲，以拇指端或螺纹面着力于体表的操作部位或穴位上。沉肩、垂肘、悬腕，前臂自主运动，带动腕关节有节律地摆动，使所产生的功力通过指端或螺纹面轻重交替，持续不断地作用于操作部位或穴位上，手法频率每分钟120～160次。

【主治作用】

多用于冠心病、胃脘痛、头痛、面瘫、近视、月经不调、颈椎病、关节炎等病症。

揉法

以指、掌的某一部位在体表操作部位上做轻柔灵活的上下、左右或环旋揉动，称为揉法。揉法是常用的手法之一，根据肢体操作部分的不同分为掌揉法、指揉法等。其中掌揉法又分为大鱼际揉法、掌根揉法等；指揉法分为拇指揉法、中指揉法等多种揉法。

揉法接触面可大可小，刺激平和舒适。指揉法接触面小，力弱，适合于头面部腧穴；大鱼际揉法因其腕部的旋动、摆动，而使大鱼际产生揉压动作，适用于腹部、面部、颈项部及四肢部；掌根揉法面积较大，力沉稳适中，多用于背、腰、臀、躯干部。

【动作要领】

（1）大鱼际揉法：以手掌大鱼际部着力于操作部位上。沉肩、屈肘成120～140度，肘部外翘，腕关节放松，呈微屈或水平状，以肘关节为支点，前臂做主动运动，带动腕关节进行左右摆动，使大鱼际在治疗部位上进行轻柔灵活的揉动，手法频率为每分钟120～160次。

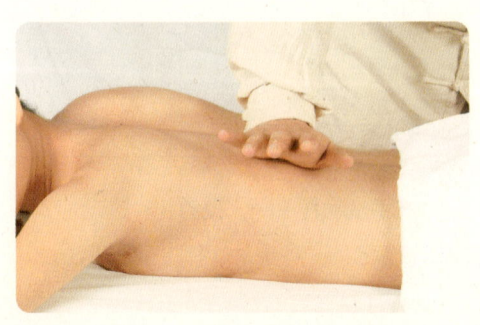

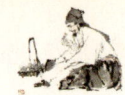

（2）掌根揉法：肘关节微屈，腕关节放松并略背伸，手指自然弯曲，掌根部附着于操作部位上。以肘关节为支点，前臂做主动运动，带动腕掌做小幅度的回旋运动，使掌根部在操作部位上进行柔和、连续不断的旋转揉动，手法频率每分钟120～160次。

（3）拇指揉法：以拇指螺纹面置于操作部位上，其余四指放在合适的位置以便于操作，腕关节微屈或伸直。以腕关节为支点，拇指主动做环转运动，使拇指螺纹面在操作部位上做连续不断的旋转揉动，手法频率每分钟120～160次。

（4）中指揉法：中指指间关节伸直，掌指关节微屈，以中指螺纹面着力于操作部位或穴位上。以腕关节为支点，拇指主动做环转运动，通过腕关节使中指螺纹面在操作部位上做轻柔灵活的小幅度的环旋或上下、左右揉动，手法频率每分钟120～160次。为加强揉动的力量，可以食指螺纹面搭在中指背上进行操作。

【主治作用】

用于胃脘痛、便秘、泄泻、癃闭（小便点滴而出或闭塞）、头痛、软组织扭挫伤、颈椎病、骨折术后康复、小儿斜颈、小儿遗尿、近视等多种病症。

摩法

用手指或手掌在体表做环形而有节奏的摩动，称为摩法。此法分为指摩法和掌摩法两种。摩法是最古老的推拿手法，消郁散结的作用较好。指摩法接触面较小，

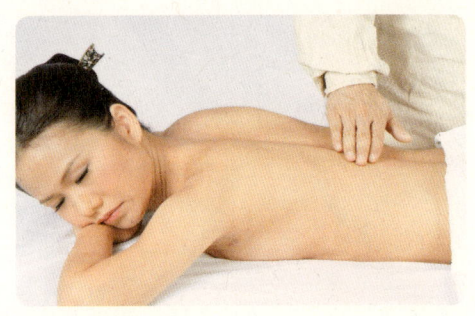

适用于颈项、面部、四肢等部位，而掌摩法接触面大，多适用于胸腹、背腰等部位。

【动作要领】

（1）指摩法：掌部自然伸直，食指、中指、无名指和小指并拢，腕部略屈。拇指外的四指指面着力于操作部位，以肘关节为支点，前臂做主动运动，通过腕、掌使指面做环形摩动。

（2）掌摩法：手掌自然伸直，腕关节略背伸，将手掌平置于操作部位上，其操作过程同指摩法。

【主治作用】

用于咳喘、胸胁胀痛、呃逆、腹胀腹痛、消化不良、泄泻、便秘、月经不调、痛经、遗精、阳痿早泄、外伤肿痛等病症。

推法

以指、掌或肘等着力于操作部位上，做单向直线推动，称为推法，又名平推法。成人推法和小儿推法有所不同，小儿推法除直线推动外，亦可做弧形推动。推法一般分为指推法和掌推法两种。

推法通经活脉、荡涤积滞的作用较强。直推法接触面积小，推动距离短，施力柔中带刚，易于查找和治疗小的病灶，故常

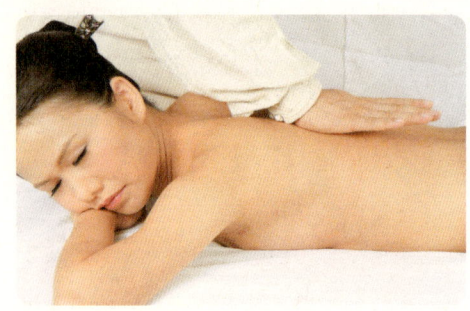

用于足部、手部、项部和面部，也可用于局部穴位；掌推法接触面积大，推动距离长，力量柔和而沉实，多用于腰背部、胸腹部及四肢部。至于肘推法，因施力刚猛，故一般只用于背部脊柱两侧及大腿后侧。

【动作要领】

（1）指推法：以拇指端着力于操作部位或穴位上，其余四指放在相应的位置以方便用力，腕关节略屈并偏向尺侧。拇指及腕臂部主动施力，向拇指端方向呈短距离单向直线推进。

指推法中，还可用拇指螺纹面偏桡侧缘为着力面，按上述要领向食指方向推动，叫做拇指平推法。其次，指推法还可食指、中指、无名指并拢，用这三指的指端部及螺纹面为着力面进行推法操作，称为三指推法。

（2）掌推法：以掌根部着力于施术部位，腕关节背伸，肘关节伸直。以肩关节为支点，上臂部主动施力，通过前臂、腕关节，使掌根部向前做单向直线推进。

【主治作用】

用于外感发热、腹胀、便秘、食积、癃闭、高血压病、头痛、失眠、腰腿痛、腰背筋膜炎、风湿痹痛、感觉迟钝等病症。

擦法

用指、掌贴附于操作部位，做快速的直线往返运动，使之摩擦生热，称为擦法。

可用于胸腹部、两胁部、腰背部及四肢部。根据操作部位的不同要求，可分别选择全掌擦法、大鱼际擦法和小鱼际擦法。

【动作要领】

以手掌的全掌、大鱼际、小鱼际着力于操作部位，腕关节放平。以肩关节为支点，上臂主动运动，通过肘、前臂和腕关节使掌指面、大鱼际或小鱼际做前后方向的连续擦动并产生一定的热量。

【主治作用】

擦法具有较好的温经散寒作用，能治疗一切寒证。常用于风寒外感、发热恶寒、风湿痹痛、胃脘痛、喜温喜按者，以及肾阳虚所致的腰腿痛、小腹冷痛、月经不调以及外伤肿痛等病症。

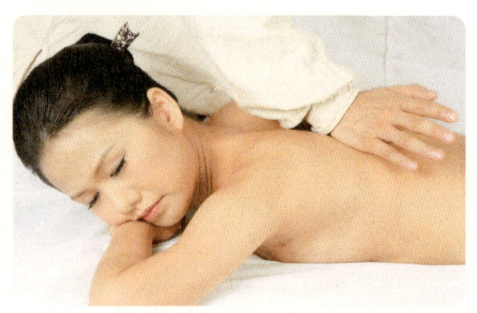

搓法

用双手掌面夹住肢体或以单手、双手掌面着力于操作部位，做交替搓动或往返

中医推拿入门简单学

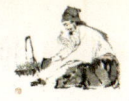

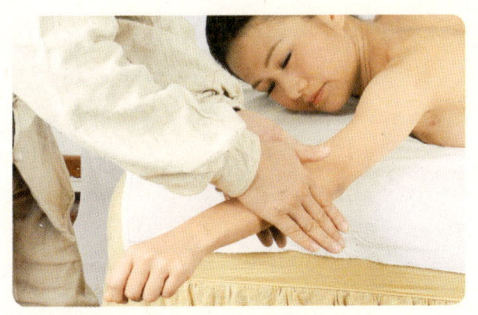

搓动，形如搓绳，称为搓法。

搓法具有明显的疏松肌肉、调和气血的作用。常用于四肢和胸胁部、背部，尤其以上肢部应用较多，常作为推拿治疗的结束手法。

【动作要领】

双手掌面夹住操作部位，令患者肢体放松。以肘关节和肩关节为支点，前臂与上臂部主动施力，做相反方向的快速搓动，并同时由上而下移动。

【主治作用】

常用于肢体酸痛、关节活动不利及胸胁损伤等病症。

抹法

用拇指螺纹面或掌面在操作部位做上下或左右及弧形曲线的抹动，称为抹法。抹法与平推法相似，但用力较推法为轻，也可往返移动。抹法属于易学难精之法，临床用者一般多取其镇静安神的作用之长。指抹法活动范围小，多用于面部、项部；掌抹法抹动的范围较大，一般多用于腰背部。

此法分为指抹法和掌抹法两种。

【动作要领】

（1）指抹法：以单手或双手拇指螺纹面置于操作部位上，其余手指置于相应的位置以方便用力。以拇指的掌指关节为支点，拇指主动运动，做上下或左右、直线往返或弧形曲线的抹动。

（2）掌抹法：以单手或双手掌面置于操作部位上，以肘关节和肩关节为双重支点，前臂与上臂部协调用力，腕关节适度放松，做上下或左右、直线往返或弧形曲线的抹动。

【主治作用】

主要用于感冒、头痛、面瘫及肢体酸痛等病症。

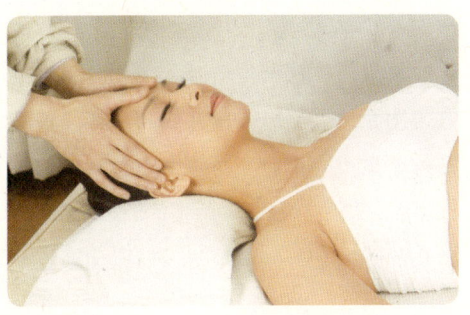

按法

以指、掌部位等节律性地按压施术部位，称为按法。

按法同摩法一样，均是推拿早期即已开始应用的手法，具有刺激强而舒适的特点，易于被接受，可补虚泻实。指按法接触面积小、刺激较强、常在按后施以揉法，有"按一揉三"的说法，即重按一下，轻揉三下，形成有规律的先按后揉的连续手法操作，一般多用于面部，亦可用于肢体穴位；掌按法面积较大、沉实有力、舒缓

015

第二章 推拿之道——简约而不简单

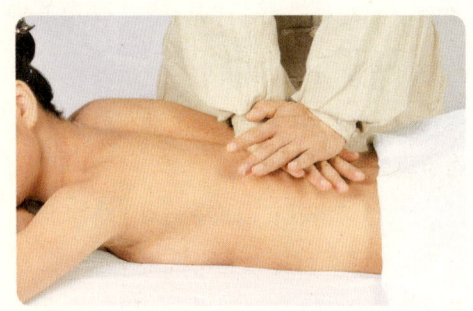

自然，多用于腰背部、下肢后侧、胸部及上肢部。

按法一般以指按法与掌按法应用较多，常与揉法结合运用，组成"按揉"复合手法。

【动作要领】

（1）指按法：以拇指端或螺纹面置于操作部位或穴位上，其余四指张开，置于相应位置以支撑助力，腕关节悬屈。以腕关节为支点，掌指部主动施力，做与操作部位相垂直的按压。当按压力达到所需的力量后，要稍停片刻，即所谓的"按而留之"，然后松劲撤力，再做重复按压，使按压动作既平稳又有节奏性。

（2）掌按法：单手或双手掌面置于操作部位，以肩关节为支点，利用身体上半部的重量，通过上臂、前臂及腕关节传至手掌部，垂直向下按压，施力原则同指按法。

（3）肘按法：按法除用指、掌部操作外，亦可用肘部操作。用肘操作时，当屈肘，以肘的尺骨鹰嘴部为着力面并巧用身体上半部的重量进行节律性按压。按法如去除手法操作的节律性，仅施以较长时间的持续压力，则为压法，临床以肘压法常用。

【主治作用】

用于腰背筋膜炎、颈椎病、肩周炎、腰椎间盘突出症等疼痛性质疾病以及风寒感冒、高血压、糖尿病、偏瘫等多种病症。

捏法

用拇指和其他手指在操作部位做对称性挤压，称为捏法。捏法的特点是舒适自然，不会对患者肢体产生晃动，具有较好的舒松肌筋的作用，因而常用于颈项部、四肢部。

捏脊法主要用于脊柱及其附近部位的皮肤，因为能在背脊部治疗疳积等病症，故称为"捏脊疗法"。

捏法可单手操作，也可双手同时操作。捏脊法是捏法中比较特殊的一种方法，是用拇指桡侧缘顶住皮肤，食指、中指前按，三指同时用力提拿皮肤，双手交替捻动向前。

【动作要领】

用拇指和食指、中指指面或拇指与其余四指指面夹住操作部位肢体或肌肤，相对用力挤压、拉拽，随即放松，再挤压、拉拽，再放松，重复以上挤压、放松动作并如此不断循序移动。

操作捏脊法时，捏起皮肤多少及提拿

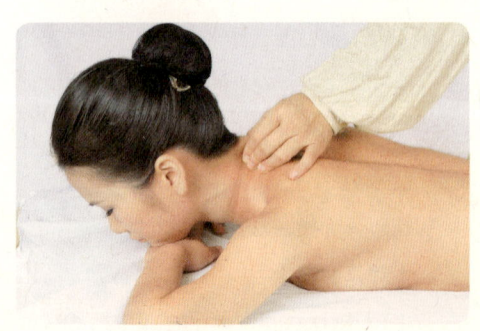

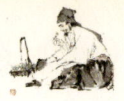

中医推拿入门简单学

用力大小要适当,不可拧转。捏的太近,不容易向前捻动推进,捏少了则不易提起皮肤。捻动向前时,需做直线前进,不可歪斜。

【主治作用】

用于颈椎病、疲劳性四肢酸痛等病症。

拿法

拇指与其余手指相对用力,提捏或揉捏肌肤或肢体,称为拿法。

拿法舒适自然,最易被人接受,常用于颈项部及四肢部。根据施治部位的大小、宽窄程度而灵活掌握与拇指配合的其他手指的数量,甚至可两手同时操作。

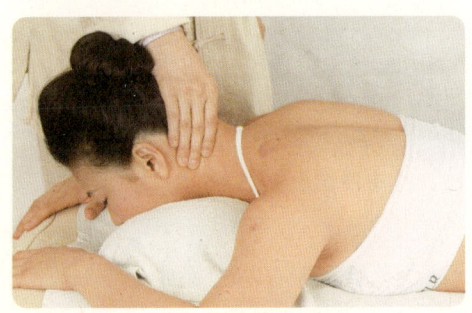

根据与拇指相配合的手指数量不同,分为三指拿法、五指拿法等。拿法可单手操作,亦可双手同时操作。

【动作要领】

以单手或双手的拇指与其他手指相配合,捏住操作部位的肌肤或肢体,腕关节适度放松,进行轻重交替、连续不断的捏提并略含揉动。

【主治作用】

拿法是具有放松作用一类手法的典型代表,可疏松肌肉、活血行气,常用于颈椎病、肩周炎、肢体麻木以及头痛、外感风寒等病症。

拍法

用虚掌拍打体表,称拍法。拍法可作用到机体组织深部,不但能疏散肌表经脉阻塞之病气,更能宣泄五脏六腑郁闭之邪气。因拍法是以空掌拍打体表,受力短暂而均匀、舒适自然、易于被人接受。双掌拍法因双手同时操作,力量较弱,主要作用于肌表浅层组织,多用于脊柱两侧及两下肢后侧;单掌拍法力量集中而强,适于脊柱正中,沿脊柱自上而下重拍。

拍法可单手操作,亦可双手同时操作。

【动作要领】

五指并拢,掌指关节微屈,使掌心空虚。腕关节适度放松,前臂主动运动,上下挥臂,平稳而有节奏地用虚掌拍打操作部位。用双掌拍打时,两手交替操作。

【主治作用】

主要用于腰背筋膜炎、腰椎间盘突出症、高血压、糖尿病等病症。对结核、严重的骨质疏松、肿瘤、冠心病等病症禁用拍法。

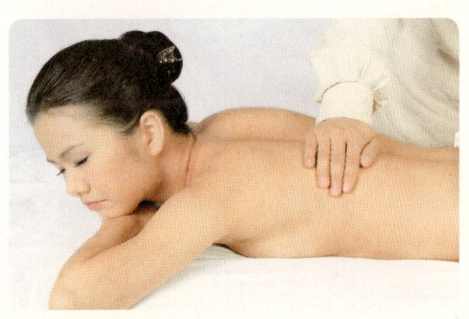

复合手法

将几种推拿的基本手法结合在一起，在特定的穴位或部位上同时进行复合性操作的方法，称为复合手法。常用的复合手法有按揉法、拿揉法和扫散法等。

按揉法

按揉法是将按法和揉法组合而成。分为指按揉法和掌按揉法两种。

按揉法刚柔并济，作用舒适，易于被人接受，具备按法与揉法的双重作用，应用比较多。指按揉法接触面积较小，按揉力量集中，适于颈项部、肩部、肩胛部内侧缘及全身各腧穴。掌按揉法接触面积较大，按揉力相对分散。其中单掌按揉法力量相对较弱，多用于肩部、上肢、脊柱两旁的膀胱经侧线；双掌按揉法按揉力量强而深透，适于背部、腰部及下肢后侧。

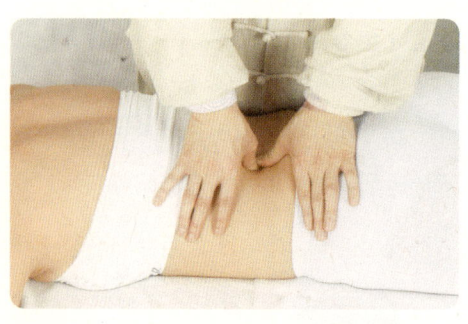

【动作要领】

（1）指按揉法：用单手或双手拇指螺纹面置于操作部位上，其余手指置于相应位置以助力。腕关节悬屈，拇指和前臂部主动施力，进行节律性按压揉动。指按揉法无论是单手按揉还是双手拇指操作，外行都酷似拿法，其区别在于拿法是拇指和其他四指对称性用力，而指按揉法的力点是在拇指外侧，其余手指仅起到助力、辅助的作用。

（2）掌按揉法：掌按揉法分为单掌按揉法和双掌按揉法两种，操作上有较大不同。单掌按揉法是以掌根部着力于操作部位，手指自然伸直，前臂与上臂主动用力，进行节律性按压揉动。双掌按揉法是用双掌重叠，增加力量，置于操作部位，以掌中部或掌根着力，以肩关节为支点，身体上半部小幅度节律性前倾后移，在前倾时将身体上半部的重量经肩关节、前臂传至手部，从而产生节律性按压揉动。

【主治作用】

用于颈椎病、肩关节周围炎、腰背筋膜炎、腰椎间盘突出症、高血压、糖尿病、痛经、颞颌关节功能紊乱、近视等多种病症。

拿揉法

拿揉法是拿法和揉法的复合运用。在施用拿法时增加揉动，则成为拿揉复合手法。拿揉法具备拿法和揉法的双重作用，且较拿法的力量更趋缓和、舒适自然；更易令人接受，主要适用于四肢部及颈项部。

【动作要领】

准备动作同拿法。在拿法动作的基础上，使拇指和其他手指在做捏、提时，增

中医推拿入门简单学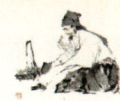

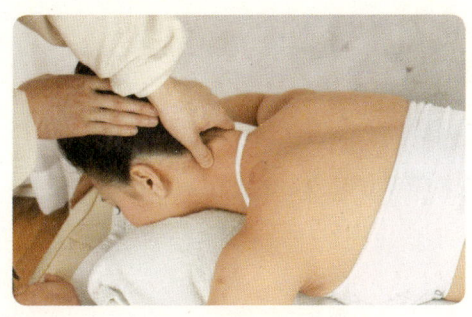

加适度的旋转揉动，所产生的拿揉之力连绵不断作用于操作部位上。

【主治作用】

用于颈椎病、肩关节周围炎、四肢疲劳酸痛等病症。

扫散法

用拇指桡侧面和其余四指指端快速地来回推抹头颞部的手法，称为扫散法。

【动作要领】

患者取坐位，操作者站在其正面，一手扶住患者头部，固定头部不让其来回摇动；另一手拇指桡侧面置于额角发际的头维穴处，其余四指并拢微弯曲，指端置于耳后乳突上，食指与耳上角平齐，稍用力做轻快的向耳后单方向的推动，使拇指在头维至太阳穴之间移动，其余四指在耳廓上缘、耳后乳突和风池穴之间移动，这些部位是胆经在头颞部的循行部位。推动的频率为每分钟100～120次，左右交替进行，每侧30～50次。熟练者也可双手同时进行扫散。

【主治作用】

扫散法是头面部常用的推拿手法，具有祛风散寒、平肝潜阳、通经止痛的功效，可用于治疗头痛、眩晕、高血压、失眠等病症。

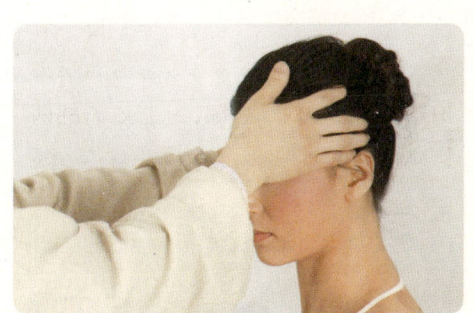

运动关节类手法

使关节在生理活动范围内进行屈伸、旋转、内收或外展等被动活动，称为运动关节类手法。该手法针对关节的生理特点，加强关节活动，对某些病症往往能收到立竿见影的疗效。脊柱和四肢关节使用这类手法较多，其手法主要包括摇法、扳法和拔伸法。下面分别介绍本书中使用到的运动关节类手法。

（一）颈椎关节

1. 颈项部摇法： 患者取坐位，颈项部放松，操作者立于其背后或侧后方。以一手扶按其头顶后部，另一手付托于下颌部，双手协调运动，反方向施力，让头部保持水平位运动，使颈椎做环形摇转运动。

2. 颈部扳法： 包括颈部斜扳法和颈椎旋转定位扳法。

①颈部斜扳法：患者取坐位，颈部放松，头略前倾或中立位，操作者立于其侧后方。以一手扶按其头顶部，另一手付托下颏部，两手协同施力，使头部向一侧旋转，当旋转至有阻力时，略停顿片刻，随即以"巧力寸劲"做突发性的快速扳动，常可听到"咔"的弹响声。

②颈椎旋转定位扳法：患者取坐位，颈项部放松，操作者立于其侧后方。以一手拇指顶按住病变棘突旁，另一手托住对侧下颏部，让患者低头、屈颈至拇指下感到棘突活动、关节间隙张开，保持这一前屈幅度，再使其向患侧屈至最大限度，然后将头部慢慢旋转，当旋转到有阻力时略停顿一下，随即用"巧力寸劲"做一个有控制的、增大幅度的快速扳动，常可听到"咔"的弹响声，同时拇指下也有棘突弹跳的感觉。

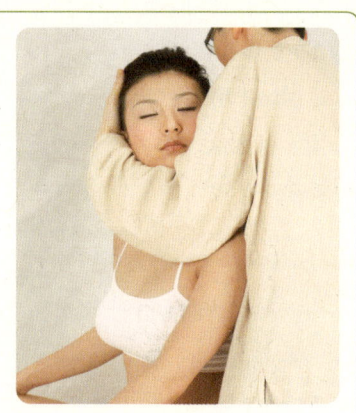

3. 颈椎拔伸法： 分为掌托拔伸法和肘托拔伸法。

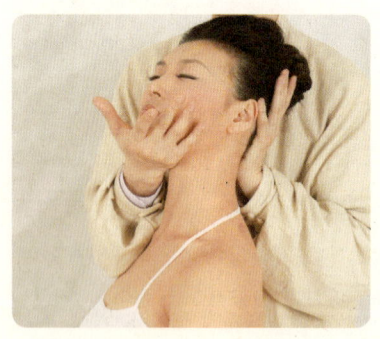

①掌托拔伸法：患者取坐位，操作者立于其后方，以双手拇指端及螺纹面分别抵住枕骨下方的两风池穴处，两掌分别置于两侧下颌部，两前臂置于两侧肩上部的肩井穴内侧。两手臂协调用力，即拇指上顶，双掌上托，同时前臂下压，缓慢地向上拔伸1~2分钟。

②肘托拔伸法：患者取坐位，操作者立于其后方，一手扶住枕后部以固定助力，另一侧上肢的肘弯部套住其下颏部，手掌则扶住对侧头顶以加强固定。两手臂协调用力，向上缓慢拔伸1~2分钟。

（二）腰椎关节

1. 腰部摇法：分为仰卧位摇腰法和俯卧位摇腰法。

①仰卧位摇腰法：患者取仰卧位，两下肢并拢，屈髋屈膝。操作者一手按住膝部，另一手按住足踝部，两手臂协调用力，做环形摇转运动。

②俯卧位摇腰法：患者取俯卧位，两下肢伸直。操作者一手按压其腰部，另一手托抱住双下肢膝关节稍上方，两手臂协调用力，做环形摇转运动。

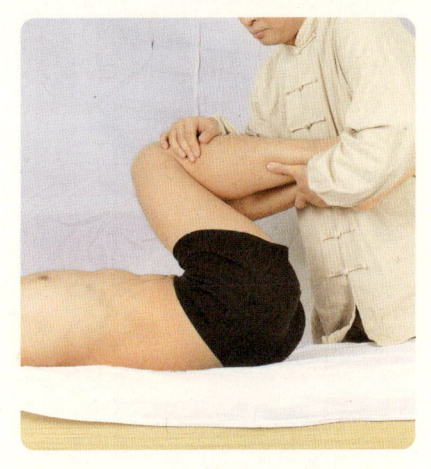

2. 腰部扳法：包括腰部斜扳法和腰部后伸扳法。

①腰部斜扳法：患者取侧卧位，在上一侧的下肢屈髋屈膝，在下一侧的下肢自然伸直。操作者以一肘或手抵住其肩前部，另一手或肘抵住臀部。两肘或两手协调施力，先做数次腰部小幅度的扭转活动，即按于肩部的肘或手和按于臀部的肘或手同时使用较小的力使肩部向前下方、臀部向后下方按压，压后即松，使腰部形成连续的小幅度扭转而放松。待腰部完全放松后，再两手同时用力，使腰部扭转至有明显阻力的位置时，略停片刻，然后以"巧力寸劲"做一个突发的、增大幅度的快速扳动，常可闻及"喀"的弹响声。

②腰部后伸扳法：患者俯卧位，两下肢并拢。操作者一手按压于其腰部，另一手臂托抱住两下肢膝关节稍上方并缓缓上抬，使其腰部后伸。当后伸至最大限度时，两手协调用力，快速地做一次增大幅度的下按腰部与上抬下肢的扳动，常可听到弹响声。

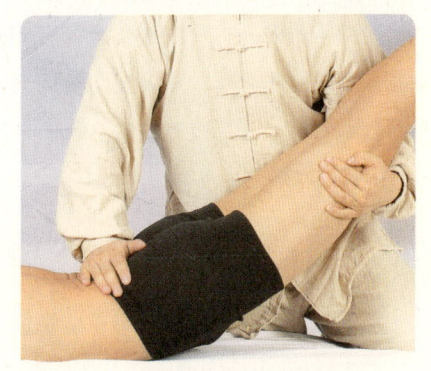

3. 腰椎拔伸法：患者俯卧位，双手抓住床头，操作者站在其足端，双手分别握住其两下肢足踝部，身体后倾，逐渐向后拔伸。

（三）肩关节

1. 肩关节摇法： 主要有托肘摇肩法和握腕摇肩法。

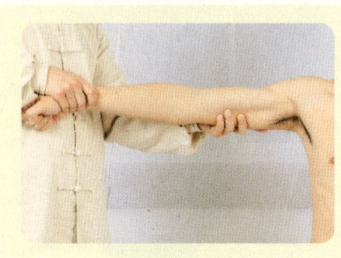

①托肘摇肩法：患者取坐位，操作者立于其侧方，一手按压患者的肩关节上方以固定，另一手托握住其肘部，使其前臂搭在操作者前臂上，手臂协调施力，使肩关节做中等幅度的环形摇转运动。

②握腕摇肩法：患者取坐位，操作者立于其后面，一手按扶肩部以固定，另一手握住腕部，使上肢外展，双手协调施力，使肩关节做中等幅度的环形摇转运动。

2. 肩关节扳法： 常用的是肩关节内收扳法。

肩关节内收扳法：患者取坐位，一侧手臂屈肘置于胸前，手搭扶在对侧肩部，操作者立于其身体后侧，一手按扶在患侧肩部以固定，另一手托握住肘部，并缓慢向对侧胸前上托，至有阻力时，以"巧力寸劲"做一次增大幅度的内收位扳动。

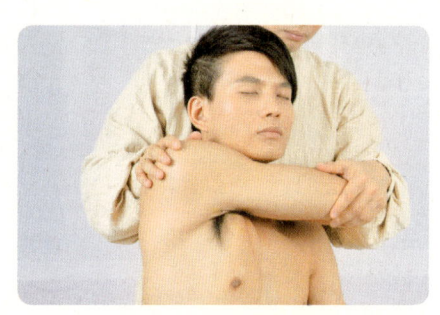

3. 肩关节拔伸法： 常用的是肩关节对抗拔伸法。

肩关节对抗拔伸法：患者取坐位，操作者立于其侧方，双手握住患者上臂近肘关节部位，在肩关节外展45～60度时逐渐用力牵拉，同时让患者身体向对侧倾斜，或者让助手协助固定其身体上半部，以与牵拉之力相对抗，持续拔伸1～2分钟。

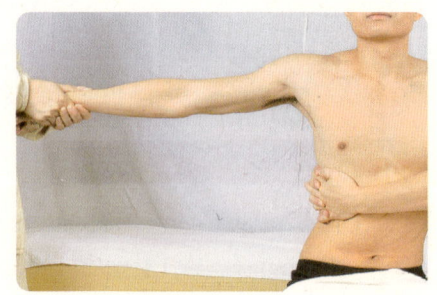

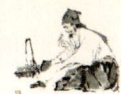

（四）肘关节

1. 肘关节摇法：患者取坐位，屈肘约45度，操作者一手托住其肘后部，另一手握住腕部，双手协调施力，使肘关节做环转摇动。

2. 肘关节拔伸法：患者取坐位，操作者站在其侧方，使患者上肢外展，一手握住其腕部，另一手握住前臂下段进行拔伸。

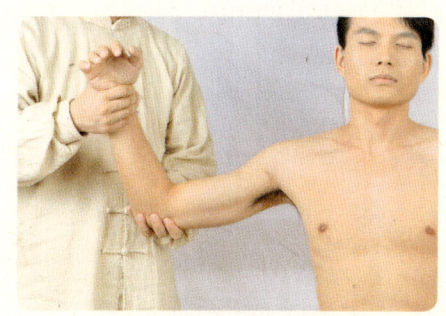

（五）腕关节

1. 腕关节摇法：患者坐位，手臂伸出，掌心向下。操作者一手握住患者的腕上部，另一手握住手掌部，在稍牵引的情况下做腕关节的摇转运动。

2. 腕关节拔伸法：患者取坐位，操作者站在其侧方，一手握住其前臂中段，另一手握住其手掌部，两手对抗施力进行拔伸。

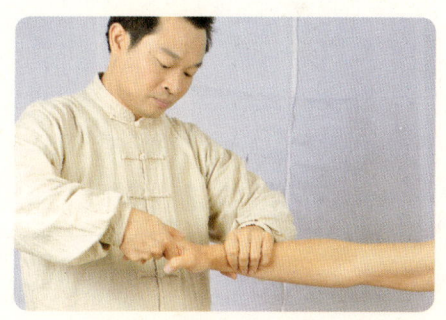

（六）膝关节

膝关节摇法：患者取俯卧位，一侧下肢屈膝，操作者一手扶按住大腿后部以固定，另一手握住足踝部，做膝关节的环转摇动。

（七）踝关节

踝关节摇法：患者取仰卧位，下肢自然伸直，操作者位于其足端，用一手托握住足跟以固定，另一手握住足趾部，在稍用力拔伸的情况下，做踝关节的环转摇动。

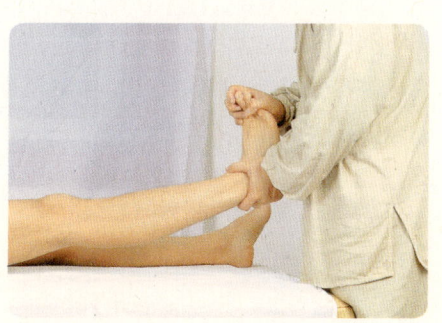

推拿加热敷，疗效更突出

有些病症在使用推拿手法操作完毕之后，如果再配合进行一些辅助疗法，可起到增强疗效的作用，最常用的辅助疗法就是热敷。热敷可分为干热敷和湿热敷两种。干热敷用盐、沙、土、药等炒后放于袋中敷于患处；湿热敷则是用湿的热毛巾敷于患处。临床治疗中以湿热敷较为常用。热敷可加强推拿疗效，还可以减少手法刺激过重、过强而引起机体局部的不良反应。

（一）湿热敷方法

采用具有祛风散寒、温经通络、活血止痛作用的中草药，置于布袋内，将袋口扎紧，放入锅中，加适量清水煮沸数分钟，趁热将毛巾在药液中浸透后绞干，折成方形或长方形（根据治疗部位需要而定）敷于患处，待毛巾不太热时即换另外一条毛巾敷上，一般换三条左右即可。湿热敷常用于擦法操作之后，此时局部毛孔开放，将热毛巾敷上，并施以轻拍法，以增加热量的内透作用，热敷后再涂以少许药水，如红花油、冬青油等，可提高热敷的效果。

（二）注意事项

1. 热敷时须暴露患处，因而室内要保持温暖无风，以免患者感受风寒。

2. 毛巾须折叠平整，使热量均匀透入，以免烫伤皮肤。

3. 热敷时可隔着毛巾使用拍法，但切勿按揉。被热敷的部位，一般热敷后不可再使用其他手法，否则容易破皮，所以热敷均在手法操作之后使用。

4. 热敷时要控制毛巾的干湿、水温。以毛巾绞得越干越好，这样不易烫伤皮肤导致起泡。如果温度不够高，可带点湿。

5. 热敷的温度应以患者能忍受为限，要防止发生烫伤和晕厥。对于皮肤知觉迟钝的患者更须注意。

推拿法则，守之效果加倍

推拿相比起其他同样有效、绿色的中医外治法，具有不需要借助工具的特点，只要操作得当，徒手操作即能达到治病保健的目的。作为一种治病保健的方法，推拿同样有其适应证、禁忌证和一些需要注意的事项。

体位不同，疗效不一样

患者一般采取卧位和坐位，很少采用站立位。

（一）卧位

1. 仰卧位

患者仰面朝天而卧，两下肢伸直，上肢自然置于身体两侧。在颜面部、胸腹部及四肢前侧方等部位操作时，常采用此体位。

2. 俯卧位

患者背面朝天而卧，头转向一侧或向下，两手交叠置于额头部。在肩背、臀部及上、下肢后外侧操作时，常采用此体位。

3. 侧卧位

患者侧向而卧，两下肢均屈曲或一侧下肢屈曲，另一侧伸直。在肩部及上肢外侧或臀部及下肢外侧施术时，常采用此体位。

（二）坐位

1. 端坐位：
患者端正而坐，肌肉放松，呼吸自然，两上肢自然下垂。在做肩部、膝部手法，以及拿捏肩井、肩关节摇法、腰部摇法、直腰旋转扳法时，常采用此体位。

2. 俯坐位：
患者端坐后，上身前倾，略低头，两肘屈曲置于膝上或两臂置于桌上及椅背上，肩背部肌肉放松，呼吸自然。在颈项部以及腰背部手法操作或使用肘压法、湿热敷时，常采用此体位。

根据患者被操作的部位与体位，操作者一般在头面部和胸腹部的操作多采用坐位，有时肩部操作也采用坐位；其他如颈项部、腰背部以及下肢部时，大多采用站立位操作。

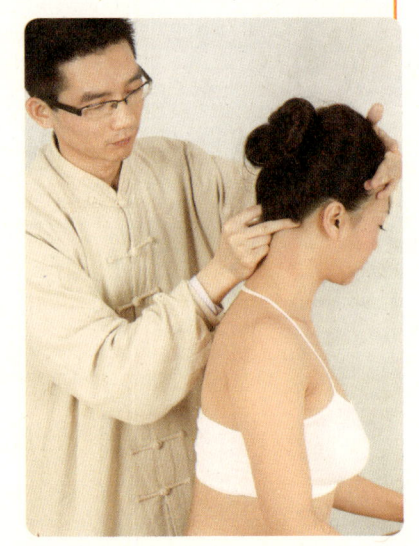

操作者在操作过程中，要全神贯注，思想集中，不要左右观顾，心不在焉；要含胸舒背，收腹提臀，做到意到、手到、气到、力到。身体根据手法操作的需要，应随时相应变换，灵活转侧，保持操作过程中全身各部位的动作协调一致。

家庭推拿常用介质

在操作推拿手法前，有时需要在操作部位上涂一些润滑的液体、膏剂或粉末，这些液体、膏剂、粉末统称为推拿介质或推拿递质。使用介质，一是为了起一定的润滑作用，并保护操作部位不受损害。尤其是摩擦类手法的操作，必须借助介质才能完成。二是使具有药效作用的介质能通过手法从皮肤渗透到体内。

（一）介质的种类

推拿临床治疗中常应用多种介质，既有单方，也有复方，主要有药膏、药酒、药油、药汁、滑石粉等几种剂型。

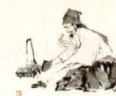

药膏	用药物加适量的赋形剂（如凡士林）调制而成的的膏剂。根据药物成分的不同，有各种不同的治疗作用。常见的有冬青膏、治千金膏、华佗虎骨膏、赤膏等。
药酒	将药物置于75%酒精或白酒中浸泡而成。根据浸泡药物的不同，具有不同的治疗效果。常见的有葱姜水、薄荷水、伤筋药水、舒筋活络药水、正骨药水等。
药油	把药物提炼成油剂，常见的有传导油、蛤蜊油、香脂、松节油、麻油等。使用时，将适量药油涂于治疗部位，再运用擦法、摩法或推法进行操作，既有润滑作用，又有透热效果。
药汁	把药物洗净，捣碎取汁。如冬秋季用葱姜汁，春夏季用薄荷汁。薄荷汁具有发汗解表的功效，生姜汁具有温通发散的功效。
滑石粉	由于夏季易出汗，在出汗部位运用推拿手法进行操作，容易造成皮肤破损。若在施术部位敷以滑石粉，可保护受操作者和被操作者的皮肤。

（二）介质的选择

1.辨证选择： 根据证型的不同，选择不同的介质。总的来说，可以分为寒证、热证、虚证和实证。寒证，一般用具有温热散寒作用的介质，如葱姜水、冬青膏等；热证，一般用具有清凉退热作用的介质，如凉水、酒精等；虚证，一般用具有滋补作用的介质，如药酒等；实证，一般用具有清、泻作用的介质，如蛋清、红花油、传导油等。其他证型可用一些中性介质，如滑石粉、爽身粉等，取其润滑皮肤的作用。

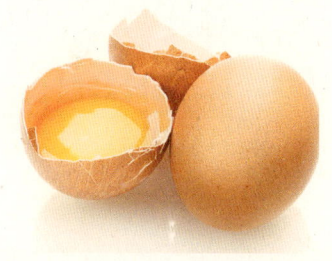

2.辨病选择： 根据病情的不同，选择不同的介质。如关节扭伤、腱鞘炎等软组织损伤，选用活血化瘀、消肿止痛、透热性强的介质，如红花油、传导油、冬青膏等；小儿肌性斜颈，则选用润滑性能较强的滑石粉、爽身粉等；小儿发热，选用清热性能较强的凉水、酒精等。

家庭推拿中的注意事项

推拿疗法虽然比较安全、可靠，但进行治疗时还应注意以下几个问题，以免出现不良反应。

❶ 推拿前，操作者一定要修剪指甲，不戴戒指、手链、手表等硬物，以免划破患者皮肤，并注意推拿前后个人的卫生。

第二章 推拿之道——简约而不简单

❷ 推拿前，操作者要全面了解患者的病情，排除推拿禁忌证。

❸ 推拿前，患者要排空大小便，穿上比较舒适的衣服，需要时可裸露部分皮肤，以利于推拿。

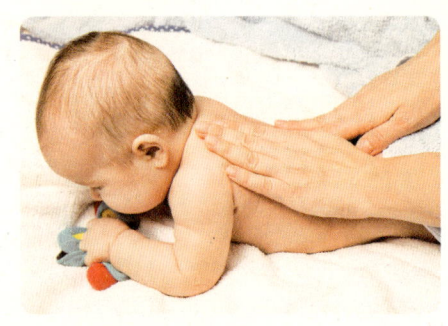

❹ 推拿时，操作者要随时调整姿势，使自己处在一个合适的体位，从而有利于发力和持久操作。同时也要尽量让患者处于一个舒适放松的体位上，以利于推拿治疗的顺利进行。

❺ 推拿时，操作者要保持身心平静、注意力集中，从而在轻松的状态下进行推拿，也可以同时放一些轻松的音乐。

❻ 推拿时，用力不要太大，并注意观察患者的全身反应，一旦出现头晕、心慌、胸闷、四肢冷汗、脉细数等现象，应立即停止推拿，采取休息、饮水等对症措施。

❼ 急性软组织损伤，局部疼痛肿胀、瘀血较严重者，宜选择远端穴位进行操作，当病情缓解后，再进行局部操作。

❽ 为了避免推拿时过度刺激操作部位的皮肤，可以选用一些皮肤润滑剂，如爽身粉、推拿按摩膏、凡士林油等，推拿时涂在施术部位的皮肤上，然后再进行推拿。

❾ 推拿后，患者如感觉疲劳，可以休息片刻，然后再做其他活动。

❿ 推拿的一个疗程以10~15次为宜，疗程之间宜休息2~3日。

哪些疾病适宜推拿

推拿的适应证十分广泛，包括骨伤科、内科、外科、妇科、儿科、五官科等多种疾病。它不仅适用于慢性疾病，对一些急性期的疾病也具有很好的疗效。推拿的适应证主要有：

各种疼痛性疾病：
疼痛是运用推拿进行治疗的最常见的症状之一，包括各种急慢性扭挫伤所致的疼痛，如急性腰扭伤、慢性腰肌劳损、网球肘、腰椎间盘突出症等；神经性疼痛，如坐骨神经痛、肋间神经痛、梨状肌综合征等；外科手术后引起的疼痛，如伤口疼痛、瘢痕疼痛和麻醉引起的腰痛等。

各种慢性疾病：
推拿能够治疗由内脏和机体软组织病变所引起的慢性疾病，如肩周炎、颈椎病、关节僵硬、脂肪垫、腕管综合征等。

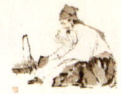

各种炎症性疾病：
推拿对各种急慢性炎症性疾病有较明显的疗效，被广泛运用于气管炎、肺炎、急慢性胆囊炎、胃炎、肠炎、关节炎和心肌炎等炎症性疾病的预防和治疗。

妇科、儿科疾病：
推拿对胎位不正、慢性盆腔炎、乳腺增生、子宫肌瘤、痛经、闭经、小儿斜颈、小儿遗尿、小儿哮喘、小儿营养不良等病症都有较好的治疗作用，尤其对儿科疾病的治疗快捷、经济、有效，深受人们欢迎。

其他疾病：
推拿还被广泛运用于中老年保健、美容、减肥、运动损伤等方面；对近视眼、鼻炎、耳鸣、暴聋等五官科病症也有较好的疗效。

哪些疾病不宜推拿

作为物理疗法的一种，推拿疗法虽然安全、无不良反应，但也有一定的禁忌证，如果在不适宜的情况下使用，会引起不良后果。以下情况不适合使用推拿疗法。

❶ 诊断尚不明确的急性脊柱损伤伴有脊髓症状的病人。
❷ 急性软组织损伤且局部肿胀严重的患者。急性扭伤时不能立即在扭伤部位进行推拿，以防止加重内出血。
❸ 可疑或已经明确诊断有骨关节或软组织肿瘤的患者。
❹ 骨关节结核、骨髓炎、老年性骨质疏松症等骨病患者。
❺ 有严重心、脑、肺疾患的患者。
❻ 有出血倾向的血液病患者。
❼ 局部有皮肤破损或皮肤病的患者。
❽ 各种感染性化脓性疾病、消化道急性出血性疾病患者。
❾ 有精神疾病且无法和操作者合作的患者。
❿ 各种肘关节疾病以及腰椎间盘突出症急性期也不宜推拿。
⓫ 妊娠3个月以上的孕妇和处于经期的女性，尤其是腹部严禁推拿。
⓬ 年老体弱、久病体虚、过度疲劳、过饥过饱、醉酒之后以及病情危重者不适宜使用推拿疗法。

推拿异常情况的预防和处理

推拿是一种安全、有效而无不良反应的医疗方法,但是如果手法操作不当,患者体位不适或精神过于紧张,也会出现一些异常情况。因此,在推拿之前,操作者应该采取相应措施,积极避免异常情况的发生。在操作时,如果发生异常情况,则应采取及时而恰当的处理措施。

瘀斑

瘀斑是推拿治疗中和治疗后皮下出血的现象,表现为局部皮肤肿起,出现青紫、紫癜及瘀斑现象。

引起瘀斑出现的原因主要有三点:一是初次治疗时手法刺激过重、时间过长;二是患者患有血小板减少症;三是老年性毛细血管脆性增加。

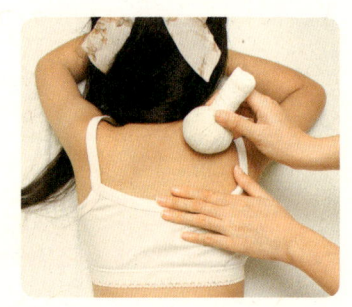

对于局部小块的瘀斑,一般不必处理。局部青紫严重者,可先冷敷,待出血停止后,再在局部及其周围使用轻柔的按、揉、摩、擦等手法治疗,同时加湿热敷,以消肿、止痛,促进局部瘀血消散、吸收。

瘀斑的预防,可从以下三个方面进行:

1. 若非必要,治疗不宜选用过强的刺激手法。

2. 对老年人使用手法操作时必须轻柔,特别是在骨骼突起部位,手法刺激不宜太强。

3. 急性软组织损伤者,不要急于在局部使用手法治疗和使用湿热敷,一般在皮下出血停止1~2个小时后,方可在局部周围配合使用推拿手法。

破皮

破皮是指手法操作时出现皮肤破损的现象,表现为局部皮肤发红、疼痛、起泡、表面擦伤、出血破损等症状。

引起破皮的主要原因是手法使用不当,如按揉法操作时用力过重、幅度过大、捻动皮肤;

中医推拿入门简单学

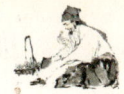

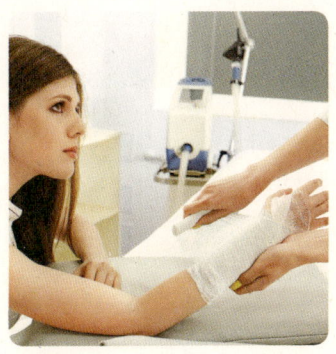

拍法、擦法操作时没有紧贴皮肤，向下用力太强；一指禅推法操作时没有吸住皮肤，产生异常的摩擦运动等。

发生破皮时，损伤处要立即停止治疗。做好局部皮肤的清创，防止感染，可在破皮处涂上红药水、紫药水。

在使用推拿手法时为了预防破皮，操作者应加强手法训练，熟练掌握各种手法的动作要领、要求。在使用擦法和按揉法时，可配合使用介质，防止破皮。

疼痛

疼痛是指患者推拿治疗后局部皮肤产生不适的现象，表现为局部皮肤出现疼痛、肿胀等，夜间尤甚，用手按压疼痛加重。

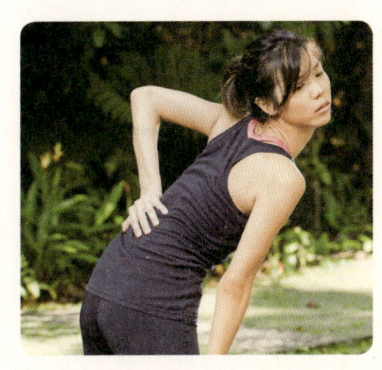

引起患者疼痛的原因，可能是操作者手法操作技术生硬，或者局部操作的时间过长、手法刺激过重。

一般不需要做特别处理，1～2天内症状即可自行消失。若疼痛较为剧烈，可在局部施行轻柔的按、揉、摩、擦法等，并配合使用湿热敷。

操作者应注意，对于初次接受推拿手法治疗的患者，手法要轻柔，局部操作的时间不宜过长。

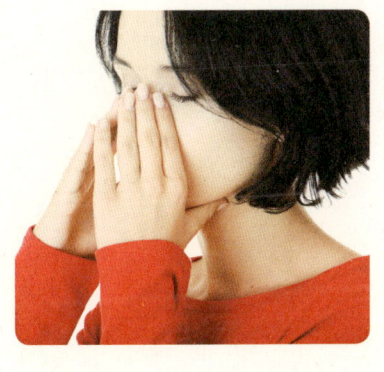

疲乏

疲乏是指患者在手法治疗后产生疲倦的现象，如气短、乏力、昏昏欲睡。疲乏发生的原因可能是患者体质虚弱、过度疲劳，或治疗时患者体位不适以及手法刺激过强。

一般不需要特别处理，患者休息片刻后即可恢复。也可对面部进行推拿，如按摩前额，抹眼眶，按揉太阳、印堂等。

患者在治疗时，应采取较为舒适的体位，以配合较长时间的治疗。年老体弱或者精神紧张的患者应尽可能采用卧位，同时手法的刺激也不宜过强。

031

晕厥

晕厥是指在推拿治疗的过程中，患者发生晕倒、昏厥的现象。轻者出现头晕目眩、心慌气短、胸闷泛恶；严重者，发生四肢厥冷、出冷汗、晕厥、昏倒症状。

引起晕厥的原因，可能有以下几点：

1. 患者精神过度紧张，或者体质特别虚弱。

2. 患者正当饥饿状态，或过度劳累。

3. 治疗时患者体位不适，或操作者手法过重、过强。

晕厥发生时，操作者应立即停止治疗，将患者平卧于空气流通处，采取头稍低位。轻者静卧片刻，饮温开水或糖水后即可恢复。重者在上述处理基础上，可配合掐人中穴、十宣穴、拿肩井穴、合谷穴等，即可恢复。

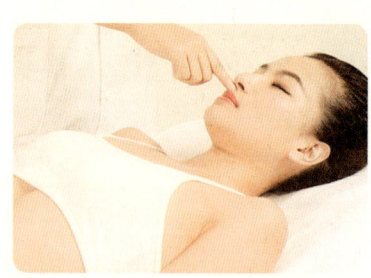

应从以下几个方面，预防推拿时晕厥的发生。

1. 首先应注意患者的体质情况、精神状况，以及对手法治疗的耐受性。

2. 选择正确舒适且能持久进行推拿手法治疗的体位，一般以卧位为好。

3. 治疗时，手法刺激不宜过强，治疗时间也不宜过长。

4. 处于饥饿、过度疲劳状态的患者，应待其进食或恢复体力后再进行推拿手法治疗。

5. 对初次接受推拿治疗和精神紧张的患者，应做好解释工作，消除患者的顾虑。

6. 注意保持推拿室内的空气流通，以防止晕厥现象的发生。

第二章 经络与腧穴
——循经按摩显奇效

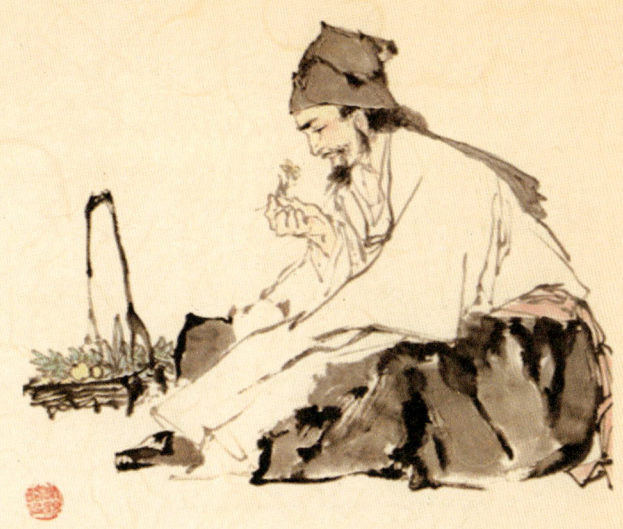

把人体比作大地，经络就好像地面和地底纵横交错分布的河道、暗河；而穴位，就像河道上的特殊地理位置，或为源头、尽头，或为水浅、水深处，或有汇聚、相通，等等。气血就像河里的养分，循着经络走向，滋养着整个身躯。在用推拿治病之前，首先要了解经络和穴位。本章将详细介绍人体十二经络的作用。

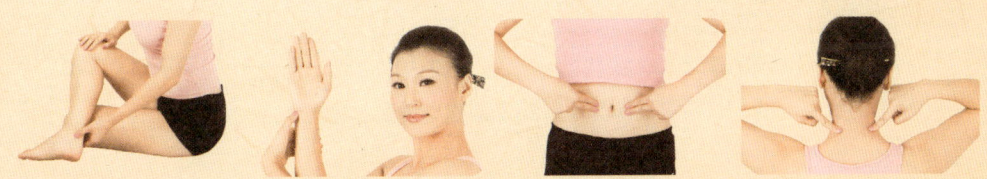

认识经络，循经按摩

经络是由经脉和络脉组成的，在人体内共同构成一个环流网状系统，分布在人体的每一个角落，起着输送营养、调节人体各部分功能的作用，对于维护人体的健康有着非常重要的意义。

经络在中医上是指人体内气血运行通路的主干和分支，也就是人体运行气血的通道。经，有路径之意；络，有网络之意。经脉和络脉是两部分，其中纵行的干线称为经脉，经脉贯通上下，沟通内外，是经络系统的主干。络脉是经脉别出的分支，较经脉细小，纵横交错，遍布全身。《黄帝内经》中《灵枢·经脉》有云："经脉十二者，伏行分肉之间，深而不见；其常见者，足太阴过于外踝之上，无所隐故也。诸脉之浮而常见者，皆络脉也。"

经络内属于脏腑，外络于肢节，沟通于脏腑与体表之间，将人体脏腑、组织、器官联结成为一个有机的整体，并借此行气血、营阴阳，使人体各部的功能活动得以保持协调和相对平衡。

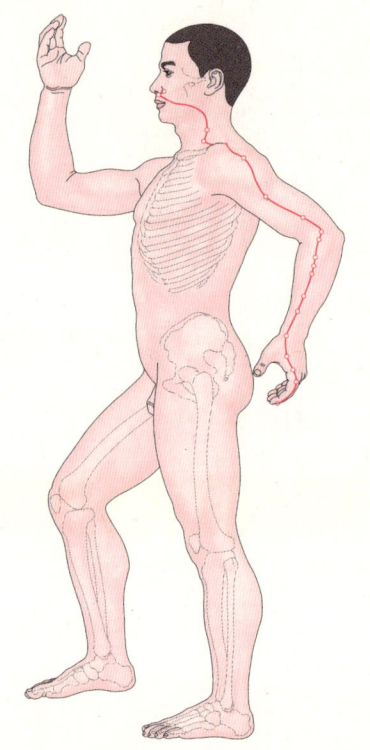

经络涵盖的内容

经络的主要内容有：十二经脉、十二经别、奇经八脉、十五络脉、十二经筋、十二皮部等。其中属于经脉方面的，以十二经脉为主；属于络脉方面的，以十五络脉为主。它们纵横交贯，遍布全身，将人体内外、脏腑、肢节联结成为一个有机的整体。

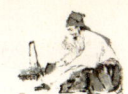

经络对人体的重要作用

经络对人体的作用，简而言之，有以下几点：

① 沟通表里上下，联络脏腑器官。

② 通行全身气血，濡养脏腑组织。

③ 感应传导作用。例如，病人在针灸时，出现酸、胀、麻、重等感觉称为"得气"。针刺感觉沿着经络循行部位而传导、放射，称为"行气"。得气和行气现象，就是经络感应和传导作用的具体表现。

④ 调节机能平衡。当人体发生疾病时，便会出现气血不和及阴阳偏盛偏衰的病理状态。用针灸、推拿、气功等治疗方法，在相关穴位上施以一定的刺激量，即可激发和增强经络的自动调节和控制机能，纠正气血阴阳的失调状态。

腧穴和经络就是"点"和"线"

从经络理论上来分析，腧穴从属于经络，它是通过经络系统与体内的脏腑和有关部位相联系。形式上，腧穴与经络是"点"与"线"的关系。这些"点"有的直接与经脉相通，有的与其"支而横者"的络脉相通，位置有深有浅，区域有大有小。如位于四肢末端的穴位较小较浅，位于大关节附近的穴位则较大较深。《黄帝内经》称腧穴为"脉气所发"和"神气之所游行出入"处，即指腧穴为经络气血集散之处，这是腧穴输注气血的特点。

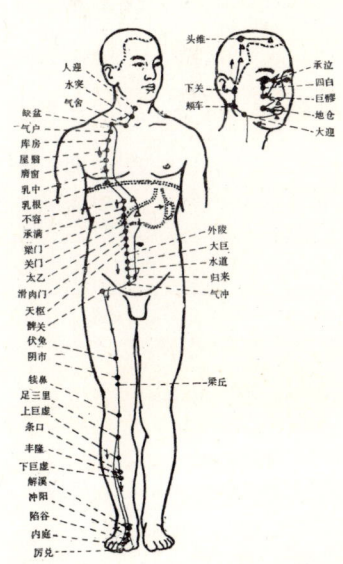

认识腧穴，找准穴位

内在脏腑气血的病理变化能够反应于体表穴位，相应的穴位会出现压痛、酸楚、麻木、结节、肿胀、变色、丘疹、凹陷等反应，利用穴位的这些病理反应可以帮助诊断疾病。但用穴位治病的首要步骤是找准穴位。

手指度量法

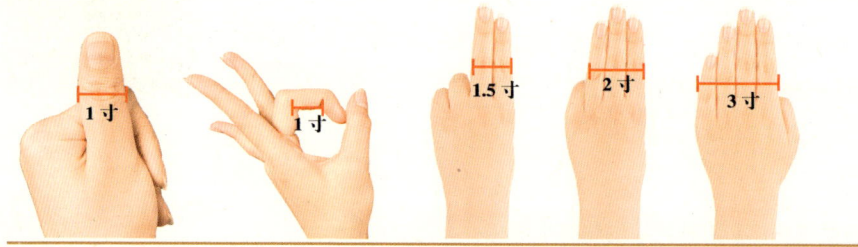

拇指同身寸： 大拇指横宽为1寸。

中指同身寸： 中指中节屈曲，手指内侧两端横纹头之间的距离为1寸。

横指同身寸： 又叫"一夫法"，食指、中指、无名指和小指者四指并拢，以中指中节横纹处为准，食指、中指、无名指和小指四指指幅横宽为3寸。

另外，食指和中指二指指腹横宽（称"二横指"）为1.5寸。

食指、中指和无名指三指指腹横宽（又称"三横指"）为2寸。

标志参照法

固定标志： 如眉毛、脚踝、指甲、乳头等，都是常见判别穴位的标志。如：印堂穴位于双眉的正中央；素髎穴位于鼻尖处。

动作标志： 必须采取相应的动作姿势才能出现的标志，如张口取耳屏前凹陷处即为听宫穴。

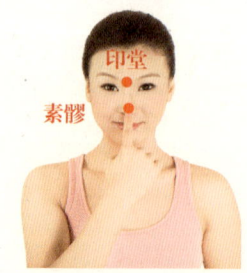

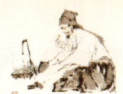

中医推拿入门简单学

骨度分寸定位法

此法始见于《灵枢·骨度》篇，它是将人体的各个部位分别规定其折算长度，作为量取腧穴的标准。如前后发际间为12寸；两乳间为8寸；胸骨体下缘至脐中为8寸；耳后两乳突（完骨）之间为9寸；肩胛骨内缘至背正中线为3寸；肩峰缘至背正中线为8寸；腋前（后）横纹至肘横纹为9寸；肘横纹至腕横纹为12寸；股骨大粗隆（大转子）至膝中为19寸；膝中至外踝尖为16寸。

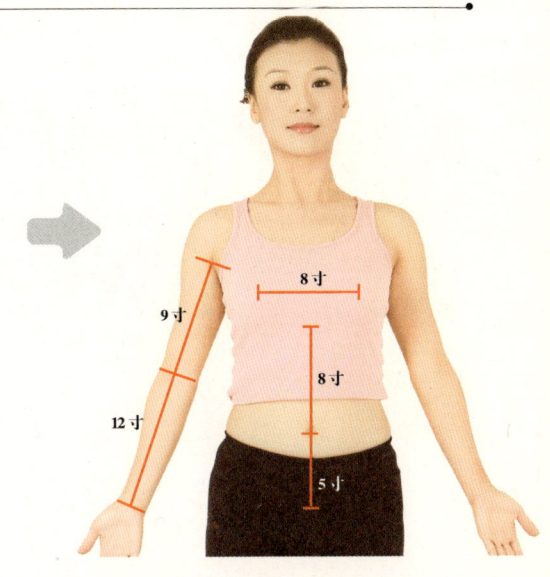

徒手找穴法

触摸法： 以大拇指指腹或其他四指手掌触摸皮肤，如果感觉到皮肤有粗糙感，或是有刺般的疼痛，或是有硬结，那可能就是穴位所在。如此可以观察皮肤表面的反应。

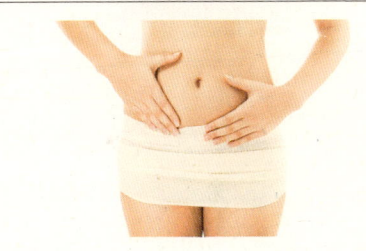

抓捏法： 以食指和大拇指轻捏感觉异常的皮肤部位，前后揉一揉，当揉到经穴部位时，感觉会特别疼痛，而且身体会自然地抽动想逃避。如此可以观察皮下组织的反应。

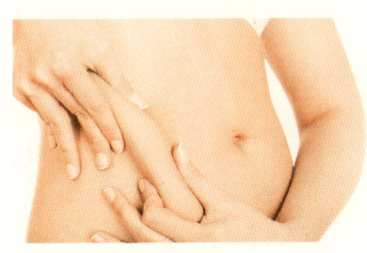

按压法： 用指腹轻压皮肤，画小圈揉揉看。对于在抓捏皮肤时感到疼痛想逃避的部位，再以按压法确认看看。如果指头碰到有点状、条状的硬结就可确定是经穴的所在位置。

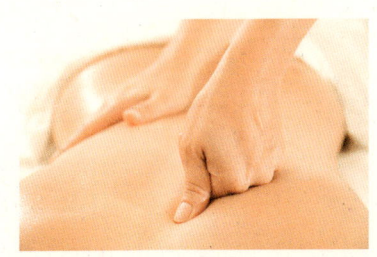

第二章 经络与腧穴——循经按摩显奇效

手太阴肺经，呼吸系统的控制台

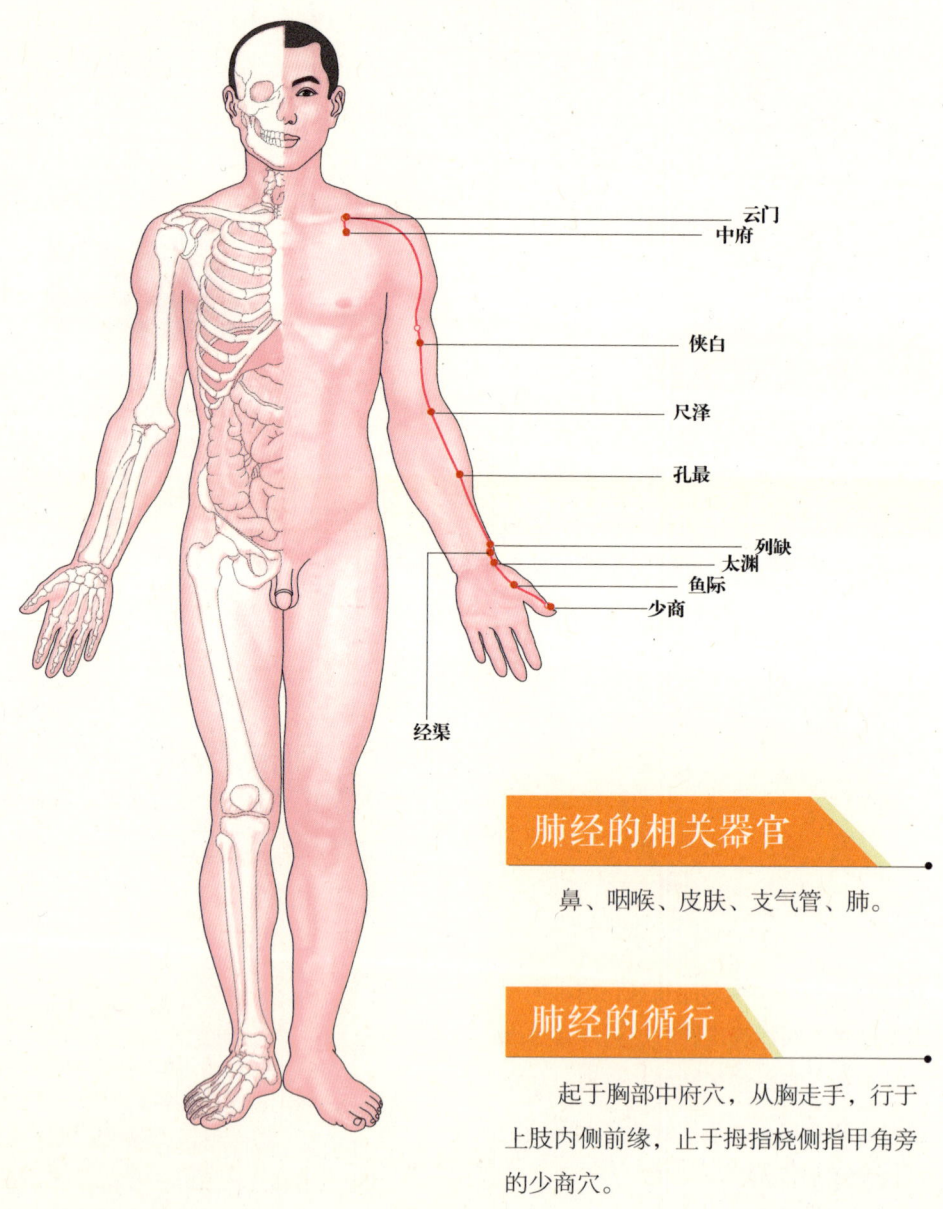

肺经的相关器官

鼻、咽喉、皮肤、支气管、肺。

肺经的循行

起于胸部中府穴，从胸走手，行于上肢内侧前缘，止于拇指桡侧指甲角旁的少商穴。

中医推拿入门简单学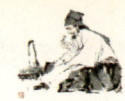

肺经的警告信号

肺经不畅时,人体就会出现以下这些症状来提示我们要对肺经进行保养。

▶ **经络症状**:怕风,容易出汗,容易伤风感冒,鼻塞,流涕,咽喉痛及沿肺经所过部位的肿痛、麻痹、厥冷、异常感觉。

▶ **脏腑症状**:肺脏本身异常会出现咳嗽气喘,气短,胸部胀痛。肺气衰弱,不能行气布津,温养皮毛,则见皮肤干皱,无光泽,毛发脱落。

▶ **亢进热证时症状**:体热,汗出,气喘咳嗽,痰涎多,支气管哮喘,血液充于头部,背、肩部酸痛,紧绷。

▶ **衰弱寒证时症状**:恶寒,出冷汗,鼻塞,咽干口淡,咳嗽嘶哑,锁骨、胸部疼痛,四肢末端麻木或发冷,皮肤异常,失眠,面色苍白。

肺经的保养

手太阴肺经在寅时循行,即我们现在说的凌晨03:00-05:00。此时按摩保养肺经最好,但此时正值睡眠时间,可选择在同名经络,也就是足太阴脾经循行时段09:00-11:00,对肺经和脾经共同进行保养。一般肺有病变的人经常会在肺经运行时段醒来,这是肺气虚弱的表现。平常可以用手掌拍打肺经循行部位,力度稍轻,每次轻轻拍打1~3分钟即可。

手太阴肺经常用的穴位

穴位	主治病症
云门	气管炎、哮喘、咳嗽、胸痛、肩周炎、肩背痛
中府	感冒、咳嗽、气喘、肺炎、胸闷、胸满痛、肩背痛
侠白	咳嗽、咳喘、干呕、上臂内侧痛
尺泽	气管炎、咳嗽、咳喘、心烦、咽喉肿痛、肘臂挛痛、急性吐泻、中暑
孔最	前臂酸痛、头痛、咯血、气喘、鼻出血、咽喉肿痛、痔血、热病无汗
列缺	头痛、颈痛、咽痛、咳嗽、气喘、偏正头痛、齿痛、口眼㖞斜、手腕痛
经渠	咳嗽、气喘、胸痛、咽喉肿痛、手腕痛、前臂冷痛、疟疾
太渊	咳嗽、气喘、咯血、胸闷、胸痛、手掌冷痛麻木、腕臂痛、无脉症
鱼际	咳嗽、咽喉肿痛、咯血、哮喘、身热、失音、掌中热、小儿疳积
少商	咽痛、身热、中暑、中风昏迷、鼻出血、高热、癫痫、指肿、麻木

手阳明大肠经，兼顾三地的多面手

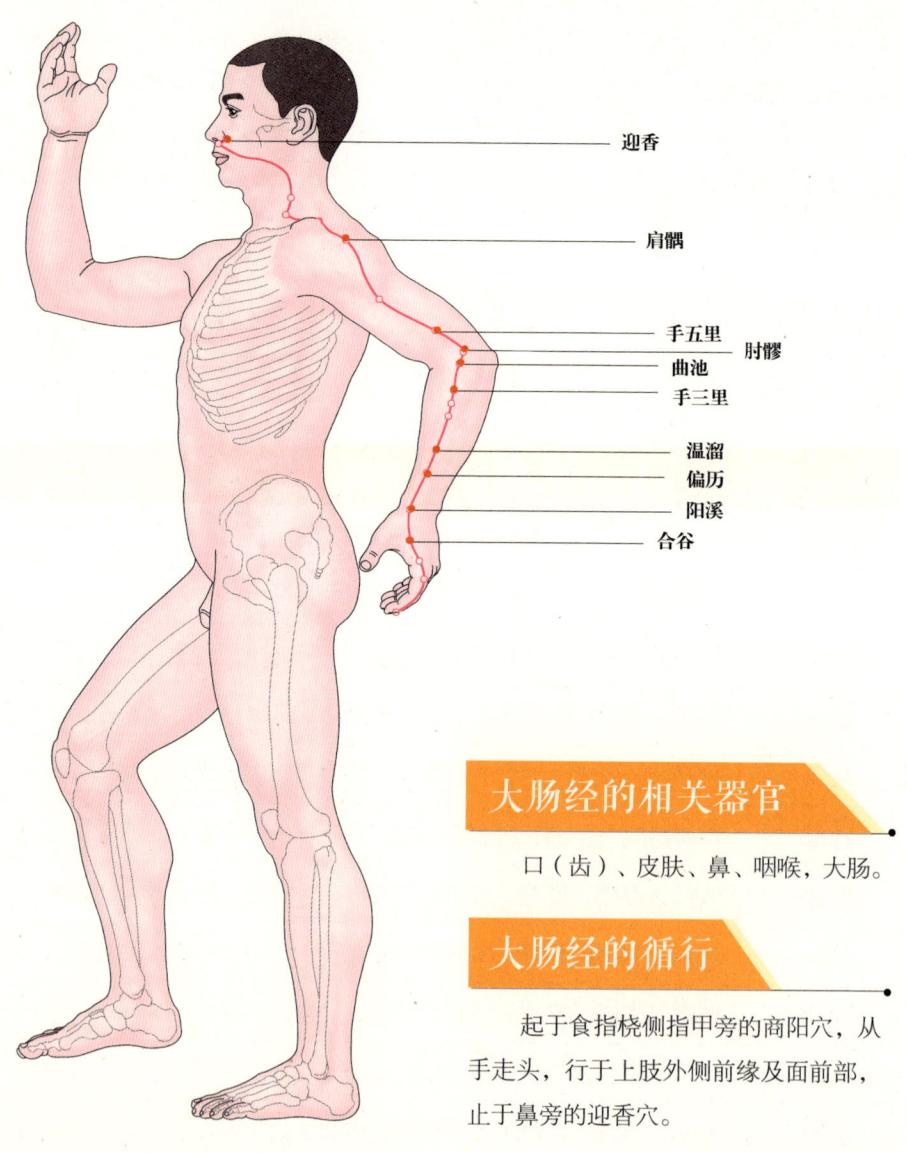

大肠经的相关器官

口（齿）、皮肤、鼻、咽喉、大肠。

大肠经的循行

起于食指桡侧指甲旁的商阳穴，从手走头，行于上肢外侧前缘及面前部，止于鼻旁的迎香穴。

中医推拿入门简单学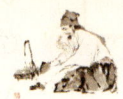

大肠经的警告信号

▶▶ **经络症状：** 大肠经不畅，会出现因津液失调而致的牙痛、咽喉肿痛、流鼻血、流鼻涕、颈颊肿痛、暗疮及肩痛、上肢疼痛等。

▶▶ **脏腑症状：** 肠鸣腹痛、便秘、泄泻、脱肛等。大肠气绝则泄泻无度，大便失禁。

▶▶ **亢进热证时症状：** 便秘，腹胀痛，头痛，肩与前臂部疼痛，指痛，体热，口干。

▶▶ **衰弱寒证时症状：** 便溏，腹泻，腹痛，晕眩，上肢无力，手足怕冷。

大肠经的保养

手阳明大肠经在卯时循行，即我们现在说的凌晨05：00-07：00，此时大肠经气最旺。清晨起床后最好养成排便的习惯，可以先喝杯温开水，再去排出体内废物毒素，这样既可稀释血液，也可有效防止血栓形成。日常生活中可用刮痧、敲打、按摩等方法对大肠经循行路线进行刺激，清除毒素，预防暗疮、便秘等，如每天拍打1次，每次以12分钟为宜，可双手交替进行。

大肠经的常用穴位

穴位	主治病症
合谷	头痛、头晕、目赤肿痛、牙痛、面肿、口眼㖞斜、耳聋、经闭、滞产
阳溪	头痛、目赤肿痛、咽喉肿痛、耳聋、手腕痛、腰痛
偏历	牙痛、腹痛、前臂痛、耳鸣、鼻出血、腹部胀满、水肿、目赤
温溜	鼻出血、牙痛、头痛、前臂痛、腹痛、口腔炎、急性肠鸣、疔疮
手三里	目痛、颊肿、上肢痹痛、腹痛、泄泻、手臂无力、上肢不遂
曲池	肩臂肘疼痛、上肢不遂、咽喉肿痛、头痛、发热、眩晕、便秘
肘髎	上肢痹痛、肩臂肘疼痛麻木、肘臂挛急
手五里	肩臂肘疼痛、乏力、咳嗽、咯血、瘰疬
肩髃	肩臂痹痛、上肢不遂、瘰疬、瘾疹
迎香	鼻塞、鼻出血、口㖞、面痒、胆道蛔虫症

足阳明胃经，脾胃功能的巡查官

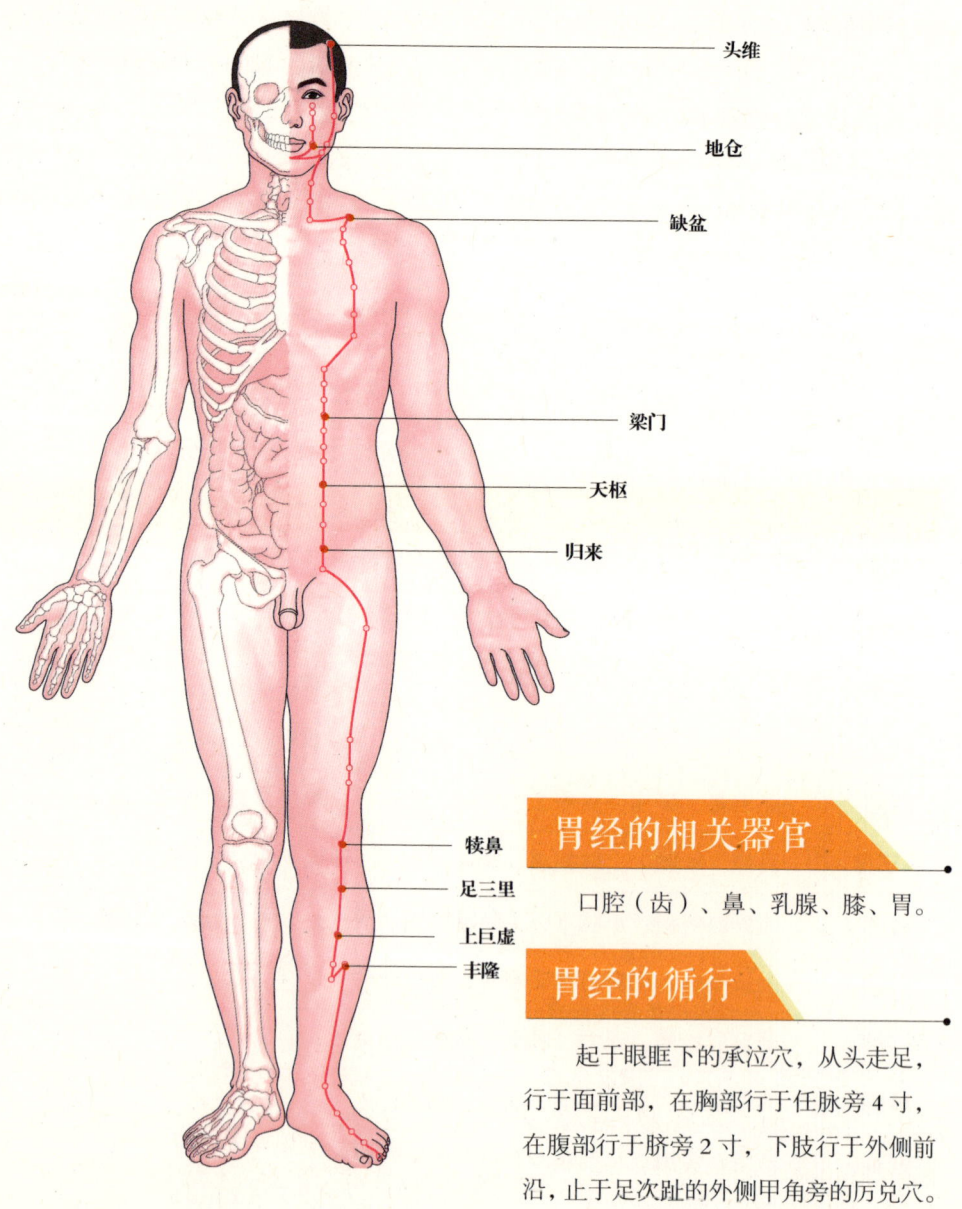

- 头维
- 地仓
- 缺盆
- 梁门
- 天枢
- 归来
- 犊鼻
- 足三里
- 上巨虚
- 丰隆

胃经的相关器官

口腔（齿）、鼻、乳腺、膝、胃。

胃经的循行

起于眼眶下的承泣穴，从头走足，行于面前部，在胸部行于任脉旁4寸，在腹部行于脐旁2寸，下肢行于外侧前沿，止于足次趾的外侧甲角旁的厉兑穴。

中医推拿入门简单学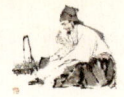

胃经的警告信号

▶ **经络症状：** 本经从头走足，如有不畅，久积化火，容易发高热，出汗，前头痛，咽喉痛，牙痛，下肢风湿关节痛等沿经脉所过的疾病。

▶ **脏腑症状：** 胃经功能下降，胃痛胃胀，易食难消，呕吐吞酸，肠鸣腹胀。胃气绝则胃口全无，不能饮食。

▶ **亢进热证时症状：** 体热，腹胀，打嗝，便秘，食欲增加，胃痉挛性疼痛，胃酸过多，唇干裂。

▶ **衰弱寒证时症状：** 餐后腹疼或腹泻或呕吐，消化力减弱，胃酸不足，忧郁，清涎多，下肢倦怠。

胃经的保养

足阳明胃经在辰时循行，即我们现在说的早上07：00-09：00，此时胃经气最旺。在这个时段吃早餐最容易消化，吸收也好。早餐应食用温和养胃的食品，避免食用过于燥热的食品。日常生活中，采用按摩、刮痧、艾灸等方法对胃经循行路线进行刺激，可以疏通经络调理气血，缓解身体不适。饭后一小时循按胃经可以调节人体的肠胃功能。

胃经的常用穴位

穴位	主治病症
头维	中风后遗症、高血压、前额神经痛、偏头痛、眩晕、迎风流泪、目痛
地仓	口角㖞斜、流涎、面神经麻痹、三叉神经痛、眼睑跳动
缺盆	咽喉肿痛、咳嗽、哮喘、缺盆中痛、瘰疬、颈肿、呃逆
梁门	不思饮食、脘痛、肠鸣、呕吐、腹胀、胃痛、泄泻
天枢	便秘、消化不良、腹泻、痢疾、腹胀、肠鸣、癥瘕、月经不调、痛经
归来	疝气、腹痛、月经不调、闭经、阴挺、带下病
犊鼻	膝痛、膝冷、下肢麻痹、屈伸不利
足三里	消化不良、呕吐、腹胀、肠鸣、胃痛、噎膈、癫痫、痢疾、便秘、乳痈
上巨虚	腹泻、便秘、肠痈、阑尾炎、肠鸣、腹痛、痢疾、下肢痿痹、脚气
丰隆	咳嗽、痰多、胸闷、哮喘、头痛、眩晕、癫痫、下肢痿痹、腹胀

足太阴脾经，气血生化的中继站

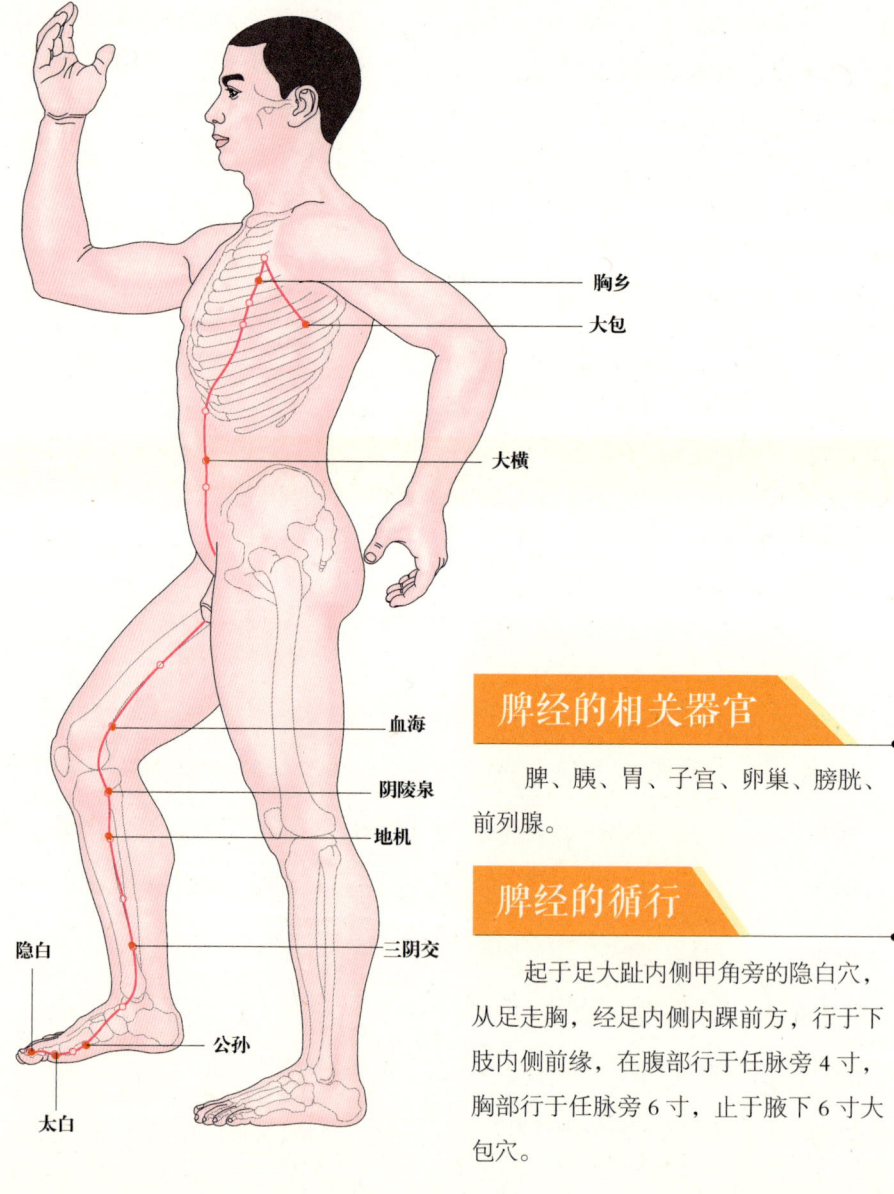

脾经的相关器官

脾、胰、胃、子宫、卵巢、膀胱、前列腺。

脾经的循行

起于足大趾内侧甲角旁的隐白穴，从足走胸，经足内侧内踝前方，行于下肢内侧前缘，在腹部行于任脉旁4寸，胸部行于任脉旁6寸，止于腋下6寸大包穴。

中医推拿入门简单学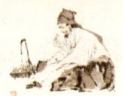

脾经的警告信号

▶ **经络症状**：脾经不畅，容易湿重疲倦，全身困重，四肢无力，并沿经脉所过大腿、膝、足趾肿胀，麻痹，怕冷。

▶ **脏腑症状**：脾经功能下降，脘腹胀满，不思饮食，呕吐，嗳气，便溏，食难消化。脾气绝则肌肉松软，消瘦萎缩。

▶ **亢进热证时症状**：消谷善饥，胁下胀痛，呕吐，排气，足膝关节疼痛，第一脚拇指活动困难，失眠。

▶ **衰弱寒证时症状**：消化不良，胃胀气，排泄物积囤，上腹部疼痛，呕吐，肢倦乏力麻木，腿部静脉曲张，嗜睡，皮肤易损伤。

脾经的保养

足太阴脾经在巳时循行，即我们现在说的早上09:00-11:00，此时脾经最旺，在这个时段可以拍打刺激脾经进行脾的保养。切记不要食用燥热及辛辣刺激性食物，以免伤胃败脾。日常生活中，按摩、刮痧、艾灸等方法对脾经循行路线进行刺激，有助于强化脾功能，使其运化功能增强，血液得到充足的营养物质，气血充足则面色红润，富有光泽。

脾经的常用穴位

穴位	主治病症
隐白	呕吐、流涎、昏厥、下肢寒痹、癫痫、月经过多、崩漏、尿血、惊风
太白	腹胀、胃痛、完谷不化、肠鸣、腹泻、腹痛、痢疾、便秘、纳呆、脚气
公孙	腹痛、呕吐、水肿、胃痛、腹胀、泄泻、痢疾、心痛、胸闷、心烦
三阴交	月经不调、痛经、腹痛、泄泻、水肿、疝气、遗精、阳痿、心悸、失眠
地机	泄泻、食欲不振、水肿、小便不利、痛经、崩漏、腹痛、腰痛、疝气
阴陵泉	腹胀、小便不利、痛经、水肿、黄疸、泄泻、遗精、阴茎痛、膝痛
血海	崩漏、痛经、月经不调、经闭、膝痛、湿疹、瘾疹、丹毒
大横	腹痛、脾胃虚寒、便秘、泄泻
大包	胸胁胀痛、全身乏力酸痛、咳喘、四肢乏力
胸乡	胸胁胀痛、咳嗽、乳汁少、乳痛

手少阴心经，心系健康的安全绳

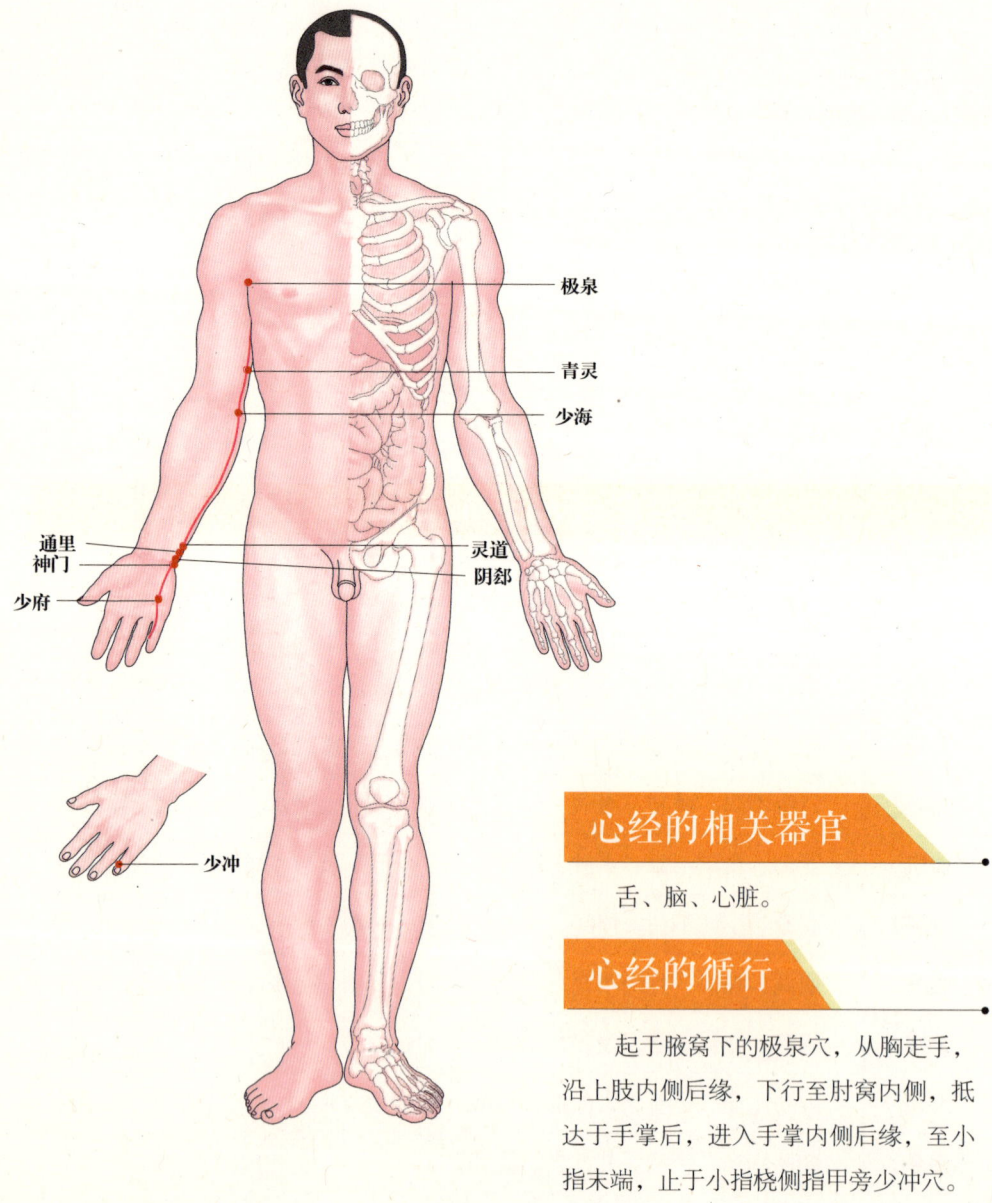

心经的相关器官

舌、脑、心脏。

心经的循行

起于腋窝下的极泉穴，从胸走手，沿上肢内侧后缘，下行至肘窝内侧，抵达于手掌后，进入手掌内侧后缘，至小指末端，止于小指桡侧指甲旁少冲穴。

中医推拿入门简单学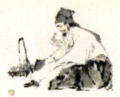

心经的警告信号

▶ **经络症状**：失眠，多梦，易醒，难入睡，健忘，痴呆，并沿心经所过的手臂疼痛，麻痹，厥冷和血压不稳。

▶ **脏腑症状**：心烦，心悸，心闷，心痛。心气绝则头发不泽，人瘦，面色晦暗。

▶ **亢进热证时症状**：运动过后心悸动，兴奋，口干，处在有压力状态下，有压迫感，忧郁，内侧肩麻木，小指痛。

▶ **衰弱寒证时症状**：胸口沉闷，呼吸困难，面色苍白，肩与前臂疼痛，四肢节重，血液循环不足引起的晕眩。

心经的保养

手少阴心经在午时循行，即我们现在说的早上11：00-13：00，此时心经气最旺，不宜做剧烈运动。此时正值午餐时间，午餐除了要营养丰富，荤素搭配外，建议可以喝点汤，菜要少盐。此外，人在这个时段可以小睡片刻，让整个下午都处于精力充沛的状态。日常生活中，按摩、刮痧、艾灸等方法对心经循行路线进行刺激，有助于强化心功能，养心安神，使人精神焕发。

心经的常用穴位

穴位	主治病症
极泉	心烦、心悸、胸闷、心痛、气短、胁肋疼痛、上肢冷痛、腋臭、瘰疬
青灵	上肢痹痛、胁痛、头痛、目视不明
少海	前臂麻木、手颤、高尔夫球肘、心痛、健忘、胁肋痛、瘰疬、癔症
灵道	前臂冷痛、肘臂挛痛、手指麻木、心痛、悲恐善笑、暴喑
通里	心悸、失眠、心痛、前臂麻木、腕臂痛、暴喑、怔忡、舌强不语
阴郄	惊悸、心痛、吐血、骨蒸盗汗、暴喑、衄血
神门	失眠、健忘、怔忡、痴呆、癫痫、心痛、心烦、惊悸、高血压、胸痛
少府	失眠、健忘、痈疡、心悸、胸痛、阴痒、阴痛、手掌麻木、小指挛痛
少冲	热病、昏厥、心痛、身热、心悸、癫痫、胸胁痛

手太阳小肠经，拂去阴霾的清洁工

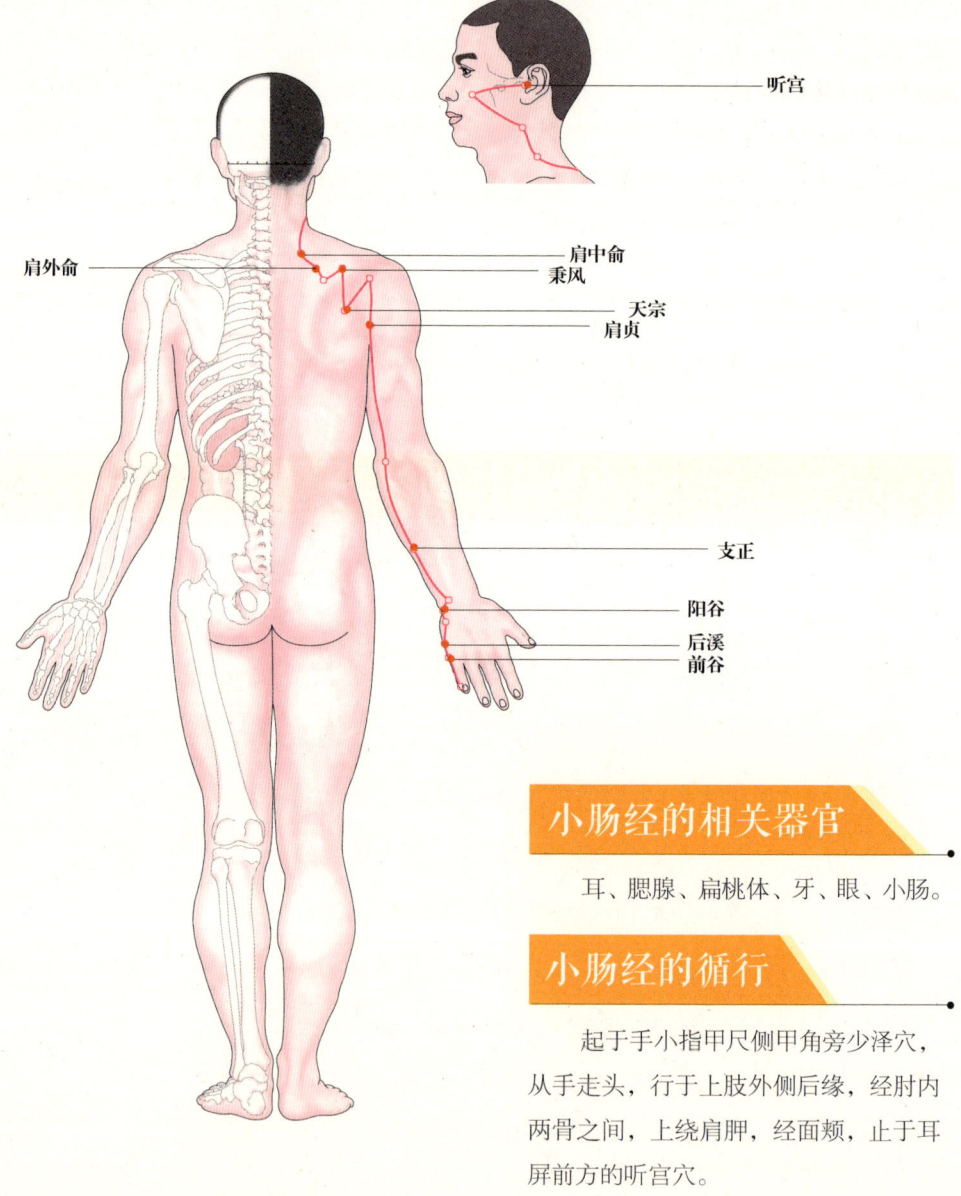

小肠经的相关器官

耳、腮腺、扁桃体、牙、眼、小肠。

小肠经的循行

起于手小指甲尺侧甲角旁少泽穴，从手走头，行于上肢外侧后缘，经肘内两骨之间，上绕肩胛，经面颊，止于耳屏前方的听宫穴。

中医推拿入门简单学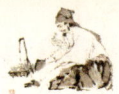

小肠经的警告信号

▶ **经络症状**：耳聋，目黄，口疮，咽痛，下颌和颈部肿痛，以及沿经脉所过的手肩疼痛。

▶ **脏腑症状**：绕脐痛，心烦胸闷，头顶痛坠，腰脊痛引，睾丸疝气，小便赤涩，尿闭，血尿，小肠气绝则自汗不止。

▶ **亢进热证时症状**：颈、后脑、太阳穴至耳疼痛，肚脐与下腹部疼痛，便秘，后肩胛至臂外后廉疼痛。

▶ **衰弱寒证时症状**：颌、颈浮肿，耳鸣，听力减退，呕吐，腹泻，手足怕冷，身体虚弱等。

小肠经的保养

手太阳小肠经在未时循行，即我们现在说的下午13：00-15：00，此时小肠经气最旺。在这个时段多喝水、喝茶有利于小肠排毒降火。在13：00之前吃完午餐有助于胃肠消化和吸收营养物质。心经与小肠经相为表里，小肠经若保养不当而引发相关疾病，则心经也会受到影响。在日常生活中，按摩、刮痧、艾灸等方法对小肠经循行路线进行刺激，有助于强化小肠功能，加强吸收营养。

小肠经的常用穴位

穴位	主治病症
前谷	癫痫、热病、颈项强痛、乳痈、乳少、鼻塞、头痛、耳鸣、咽喉肿痛
后溪	落枕、颈项强痛、腰背痛、鼻塞、耳聋、目赤、癫痫、疟疾、盗汗
阳谷	手腕痛、牙痛、肩痛、头痛、目眩、耳鸣、耳聋、癫痫、颈颌肿
支正	前臂疼痛、头痛、颈项痛、项强、热病、癫痫
肩贞	耳鸣、耳聋、肩周炎、肩臂疼痛、上肢不遂、手臂麻痛、瘰疬
天宗	肩背疼痛、肩胛痛、咳喘、乳痈
秉风	肩背疼痛、肩胛痛、手臂酸麻、咳喘
肩外俞	颈项强痛、前臂冷痛、颈椎病
肩中俞	颈项强痛、肩背疼痛、咳嗽、气喘、唾血、目视不明
听宫	耳聋、耳鸣、牙痛、头痛、癫痫

足太阳膀胱经，人体排毒的主干道

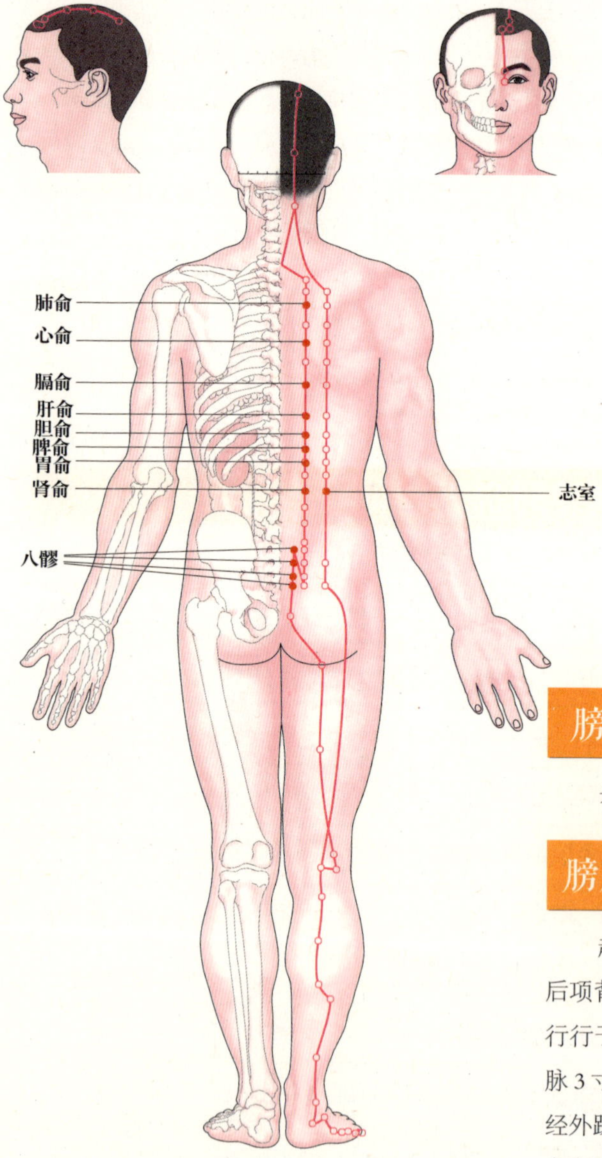

肺俞
心俞
膈俞
肝俞
胆俞
脾俞
胃俞
肾俞
志室
八髎

膀胱经的相关器官

头、鼻、眼、脑、脊椎关节、膀胱。

膀胱经的循行

起于目内眦的睛明穴，行于头项，后项背部，在背部分为两支下行，第一行行于距督脉1.5寸，第二行行于距督脉3寸，至下肢，行于下肢后侧正中线，经外踝后至足外侧，止于足小趾外侧甲角旁的至阴穴。

中医推拿入门简单学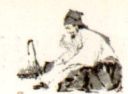

膀胱经的警告信号

▶▶ **经络症状**：本经虚寒则容易怕风怕冷、流鼻涕、喷嚏，并沿经脉循行所过的项、背、腰、小腿疼痛及运动障碍。

▶▶ **脏腑症状**：小便不利，遗尿，尿浊，尿血，膀胱气绝则遗尿，翻白眼。

▶▶ **亢进热证时症状**：尿频，泌尿生殖器疾病，前列腺炎，后背肌肉强直酸痛，脊椎部酸痛，下肢痉挛疼痛，前头与后头痛。

▶▶ **衰弱寒证时症状**：尿液少，生殖器肿胀，后头与背部肌肉胀痛，四肢倦重无力，眩晕，腰背无力。

膀胱经的保养

膀胱经在申时循行，即我们现在所说的下午15:00-17:00，此时膀胱经气最旺。膀胱经负责贮藏水液和津液，水液排出体外，津液循环在体内，此时宜适时饮水，适当运动，有助于体内津液循环，喝滋阴泻火的茶水对阴虚的人最有效。膀胱经从头顶循行到足部，平时可用双手拇指和食指捏住脊柱两旁肌肉（或手掌根），尽可能从颈椎一直推到尾骨，然后十指并拢，按住脊柱向上推回到开始的位置；腿部的膀胱经穴位可用点揉或敲打的方式充分刺激。每日一次，每次反复推几遍，有助于预防和治疗膀胱经疾病。

膀胱经的常用穴位

穴位	主治病症
肺俞	肩背疼痛、胸闷、咳嗽、气喘、咯血、骨蒸潮热、盗汗、瘙痒、瘾疹
心俞	心痛、心悸、失眠、健忘、癫痫、咳嗽、咯血、盗汗、遗精
膈俞	鼻出血、牙龈出血、吐血、便血、胃脘痛、呕吐、咳嗽、气喘、瘾疹
肝俞	咳嗽、口苦、黄疸、胁痛、脊背痛、目赤、目视不明、夜盲、眩晕
胆俞	黄疸、口苦、呕吐、食不化、胁痛、潮热
脾俞	腹胀、腹痛、呕吐、泄泻、纳呆、痢疾、便血、水肿、多食善饥、背痛
胃俞	胃炎、消化不良、呕吐、胃脘痛、腹胀、肠鸣、多食善饥、身体消瘦
肾俞	小便不利、水肿、月经不调、阳痿、遗精、腰膝酸软、头晕、耳鸣
八髎	月经不调、痛经、带下病、阳痿、小便不利、便秘、疝气、腰骶痛
志室	阳痿、遗精、遗尿、小便不利、水肿、腰脊强痛、腹痛、月经不调

足少阴肾经，幸福长寿的不老泉

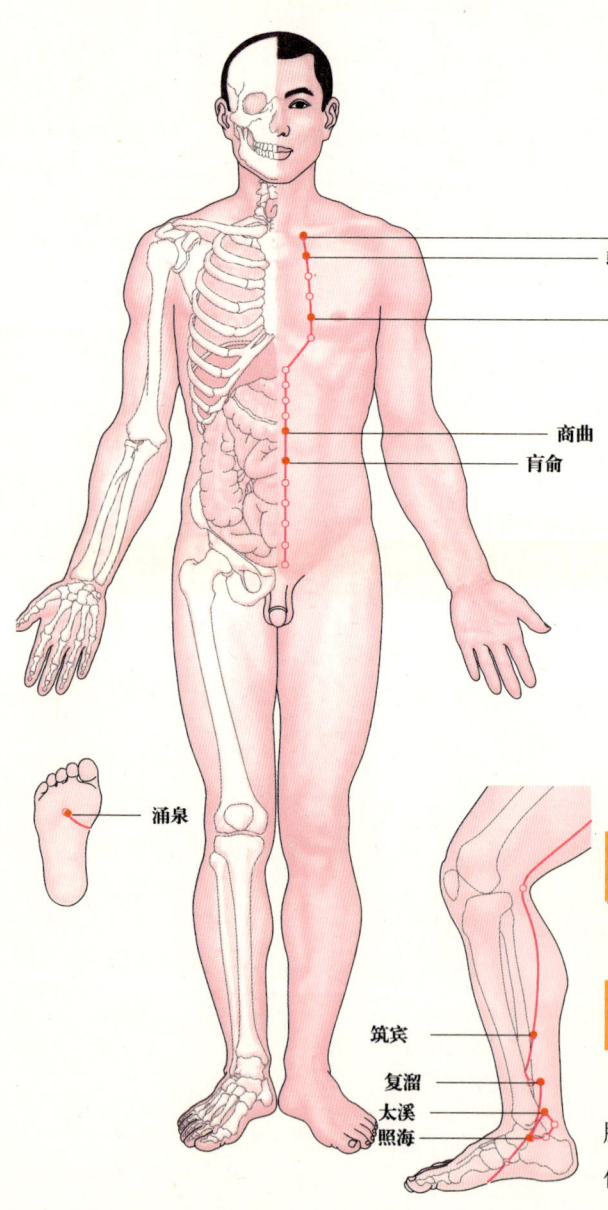

肾经的相关器官

耳、腰椎、关节、肾上腺、肾。

肾经的循行

起于足底涌泉穴，绕过足跟，在下肢行于内侧后缘上行至腹，在股部行于任脉旁开0.5寸，在胸部行于任脉旁2寸，止于锁骨下的俞府穴。

中医推拿入门简单学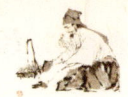

肾经的警告信号

▶ **经络症状**：肾阴不足，则以怕热为主，容易口干舌燥，慢性咽喉炎，气短喘促，心烦心痛，失眠多梦，五心发热等；肾阳不足，则以怕冷为主，容易手足冰冷，面色晦滞，神疲嗜睡，头晕目眩，腰膝酸软等；如果两种症状都存在，甚至有些人冬天怕冷，热天怕热，有些人上热（咽喉痛）下寒（手脚冷），则说明肾已经阴阳两虚。

▶ **脏腑症状**：水肿，小便不利，遗精，阳痿，心悸，恐惧，耳鸣，眼花，骨质疏松，肌肉萎缩，齿松发枯，面色无华。

▶ **亢进热证时症状**：尿黄，尿少，口干，倦怠，足下热，大腿内侧疼痛，劳热，性欲增强，月经异常。

▶ **衰弱寒证时症状**：尿频，尿清，肿胀，腿冷，足下冷，下肢麻木萎弱，容易受凉、犹豫不决，性欲减退，肠功能减弱。

肾经的保养

肾经在酉时循行，即我们现在所说的下午17:00-19:00，此时肾经气最旺。肾经是人体协调阴阳能量的经脉，也是维持体内水液平衡的主要经络，人体经过申时泻火排毒，在酉时进入储藏精华的阶段。肾经循行于人体上身内侧，以及腿部内侧和脚底。休息时可用手掌或按摩槌等对肾经循行路线上的穴位进行拍打刺激，对于重点穴位，如涌泉穴和太溪穴等，可进行按摩和艾灸，每次拍打5～10分钟即可。

肾经的常用穴位

穴位	主治病症
涌泉	头晕、昏厥、中暑、小儿惊风、癫痫、目眩、小便不利、咯血、失音
太溪	耳鸣、头痛、眩晕、失眠、健忘、遗精、咽喉肿痛、咳嗽、咯血、胸痛
照海	目赤肿痛、赤白带下、痛经、月经不调、失眠、癫痫、咽喉干痛、癃闭
复溜	水肿、腹胀、盗汗、腹泻、淋证、肠鸣、腰脊强痛、下肢痿痹
筑宾	癫痫、水肿、疝气、小腿内侧痛、呕吐涎沫、吐舌
肓俞	疝气、月经不调、脐痛、呕吐、腹胀、腹泻、便秘、腰脊痛
商曲	腹痛、冷痛、便秘、胃痛、腹胀、腹泻、腹中积聚
神封	胸胁胀痛、气喘、咳嗽、乳痈、呕吐、不嗜食
彧中	咳嗽、胸痛、气喘、胸胁支满、痰涌
俞府	心痛、咳嗽、气喘、胸痛、呕吐

手厥阴心包经，心神交汇的核心地带

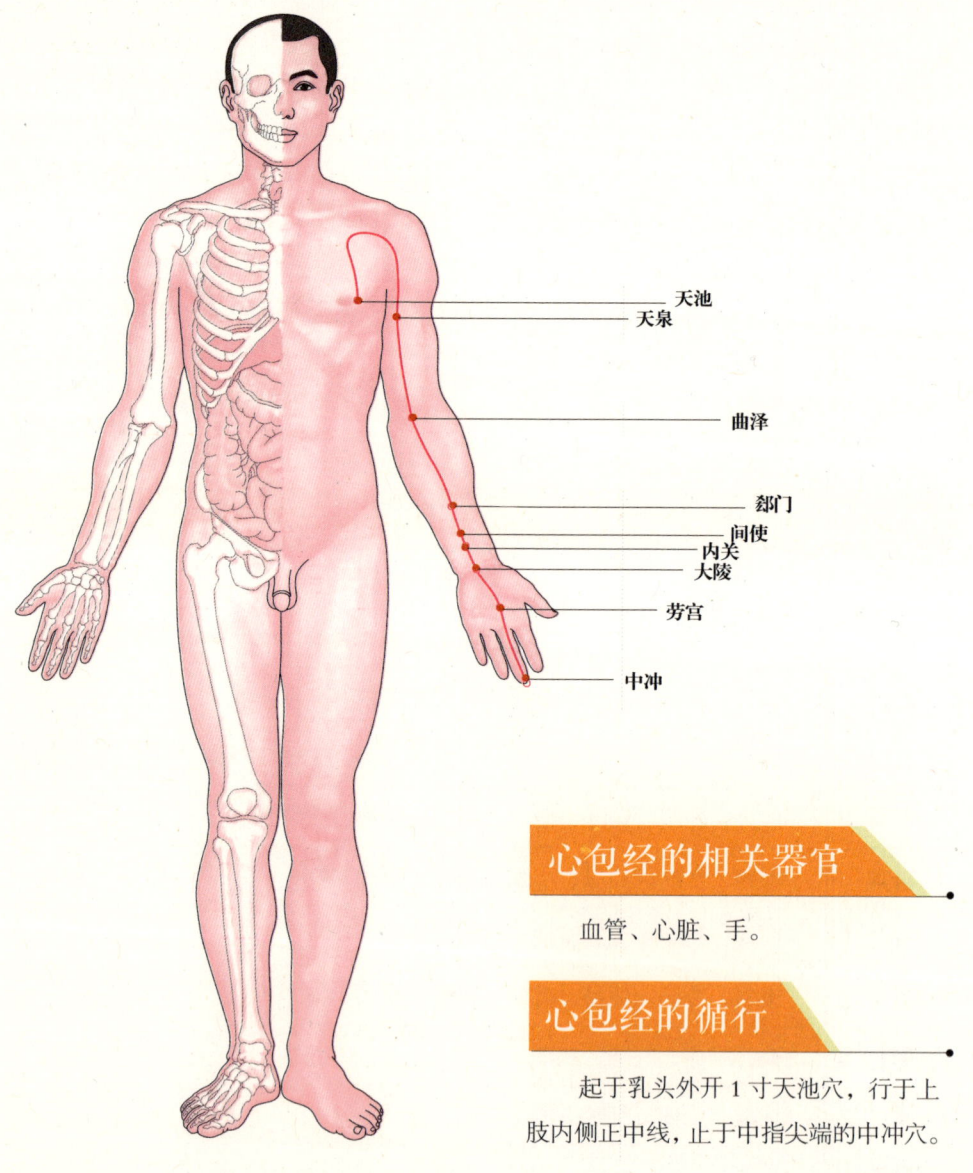

心包经的相关器官

血管、心脏、手。

心包经的循行

起于乳头外开1寸天池穴，行于上肢内侧正中线，止于中指尖端的中冲穴。

中医推拿入门简单学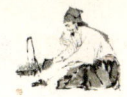

心包经的警告信号

心包，是心脏外面的包膜。中医认为，心包有保护心脏的作用，亦视之为心脏的一部分。心包像内臣，负责传达君主的一切情志变化，所以心包是最能反映出心脏的一切早期变化的。

▶ **经络症状：** 失眠，多梦，易醒，难入睡，健忘，口疮，口臭，全身痛痒等。

▶ **脏腑症状：** 心烦，心悸，心痛，心闷，神志失常等。心包气绝则眼大无神直视，形体萎黄如烟熏。

▶ **亢进热证时症状：** 心烦，易怒，失眠多梦，胸痛，头痛，上肢痛，目赤肿痛，便秘。

▶ **衰弱寒证时症状：** 容易心悸，心动过缓，晕眩，呼吸困难，上肢无力，胸痛，目黄，易醒，难入睡。

心包经的保养

在《黄帝内经》中，手厥阴心包经循行于戌时，即现在的19：00-21：00，此时心包经气最旺，是保养心包经的最好时段。在这个时段切忌晚餐油腻，否则易产生亢热而导致胸中产生烦闷、恶心症状。在日常生活中，按摩、刮痧、艾灸等方法对心包经循行路线进行刺激，有助于强化心脏功能，养心安神，可以使之心情愉悦，从而释放压力。

心包经的常用穴位

穴位	主治病症
天池	心痛、咳嗽、胸闷、胸痛、痰多、气喘、腋下肿痛、乳痈、瘰疬
天泉	心悸、心痛、失眠、咳嗽、胸胁胀满、胸背痛、上臂内侧痛
曲泽	心悸、心痛、烦躁、胃痛、呕血、呕吐、肘臂挛痛、上肢颤动、泄泻
郄门	心痛、心悸、呕血、心烦、胸痛、咯血、疔疮、癫痫
间使	心痛、心悸、癫痫、烦躁、胃痛、呕吐、疟疾、腋肿、肘挛、臂痛
内关	呕吐、晕车、心痛、心悸、胸闷、胃痛、呃逆、中风、偏瘫、失眠
大陵	心绞痛、癫痫、呕吐、心悸、胸胁满痛、胃痛、口臭、手腕麻痛
劳宫	心绞痛、癫痫、吐血、中风、昏迷、中暑、口疮、口臭、鹅掌风
中冲	中风昏迷、热病、心痛、惊风、舌强不语、中暑、昏厥、舌下肿痛

手少阳三焦经，气血运行的王牌统帅

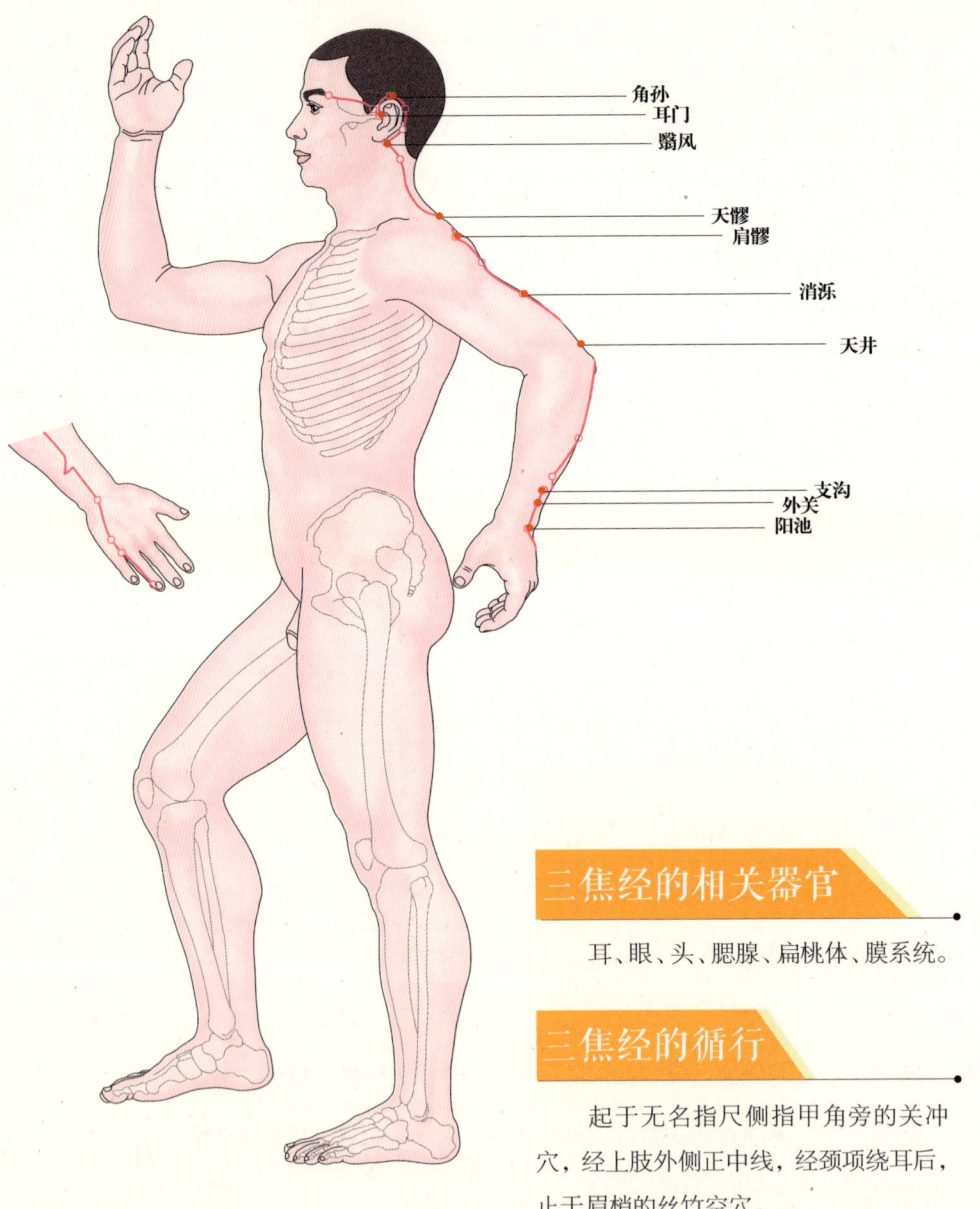

三焦经的相关器官

耳、眼、头、腮腺、扁桃体、膜系统。

三焦经的循行

起于无名指尺侧指甲角旁的关冲穴，经上肢外侧正中线，经颈项绕耳后，止于眉梢的丝竹空穴。

中医推拿入门简单学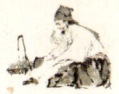

三焦经的警告信号

▶ **经络症状**：偏头痛，耳鸣耳聋，咽喉肿痛，眼痛等头面五官症状，以及沿经络所过的颈项痛，肩背痛，肘臂痛等运动障碍。

▶ **脏腑症状**：上焦容易心烦胸闷，心悸咳喘；中焦容易脾胃胀痛，不思饮食；下焦容易水肿，遗尿，大小便异常等。上焦气绝则喜叹息，中焦气绝则不能食，下焦气绝则二便失禁。

▶ **亢进热证时症状**：耳鸣，耳痛，头剧痛，上肢痛，肩、颈无力，缺乏食欲，失眠，发怒。

▶ **衰弱寒证时症状**：上肢无力麻木，面色白，呼吸浅表，发冷，尿少，精神与身体倦怠，忧郁，肌肉松弛无力，听力障碍。

三焦经的保养

在经络子午流注中，晚上9点至晚上11点是三焦经运行的的时间，是人体内分泌系统最活跃的时候，此时休息是对三焦经最好的保养。但现在夜生活遍及的时代，晚上11点前入睡的人是少之又少了。沿经络循行拍打，刮痧，拔罐，按摩等方法可以帮助我们保养三焦经。

三焦经的常用穴位

穴位	主治病症
阳池	肩背痛、手腕痛、糖尿病、目赤肿痛、耳聋、喉痹、口干、疟疾
外关	便秘、头痛、耳鸣、热病、耳聋、瘰疬、胁肋痛、上肢痿痹不遂
支沟	偏头痛、耳鸣、耳聋、热病、暴喑、胁肋痛、便秘、瘰疬、落枕
天井	偏头痛、耳鸣、耳聋、癫痫、瘰疬、瘿气、胁肋痛、颈项肩臂痛
消泺	头痛、臂痛、牙痛、项背痛
肩髎	肩臂痛、肋间神经痛、肩重不能举
天髎	肩臂痛、落枕、上肢痹痛、颈项强急、目痛、耳聋、瘰疬、面肿
翳风	面瘫、口噤不开、耳鸣、耳聋、口眼㖞斜、颊肿、瘰疬
角孙	头项痛、眩晕、耳鸣、牙痛、目翳、痄腮、目赤肿痛、偏头痛
耳门	牙痛、耳鸣、耳聋、颈颌痛、聍耳

足少阳胆经，中精之府的首席管家

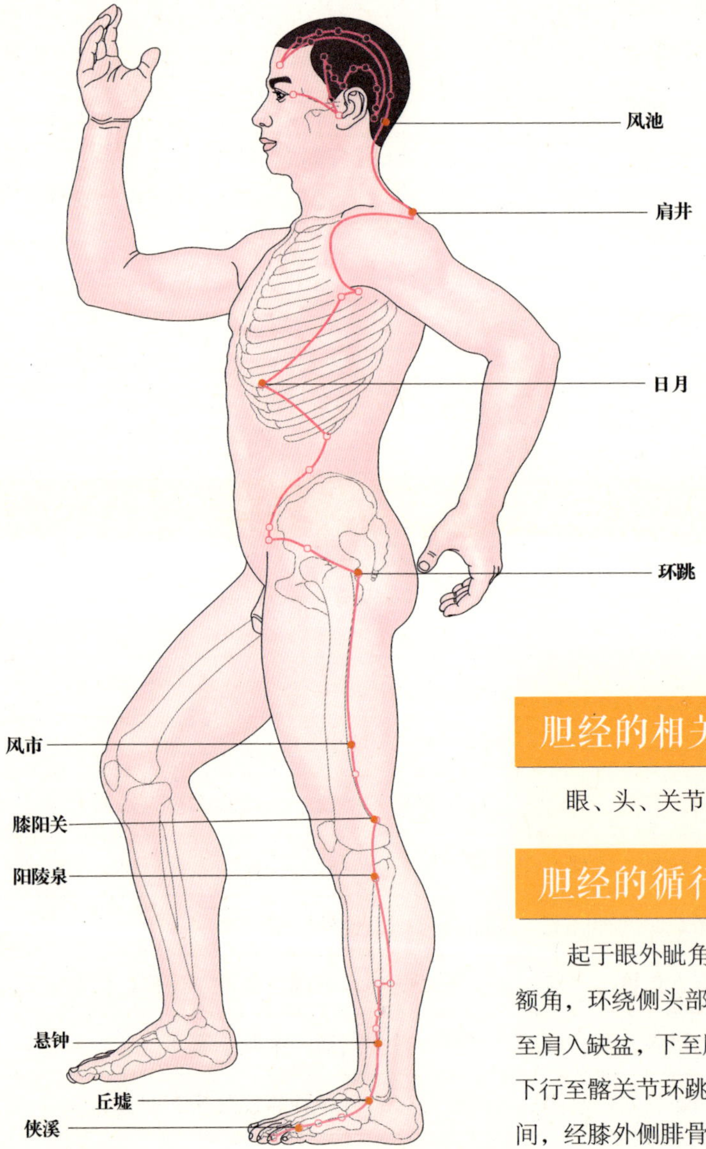

- 风池
- 肩井
- 日月
- 环跳
- 风市
- 膝阳关
- 阳陵泉
- 悬钟
- 丘墟
- 侠溪

胆经的相关器官

眼、头、关节、脖子、微血管、胆。

胆经的循行

起于眼外眦角的瞳子髎穴，上行至额角，环绕侧头部，向下循行于耳后，至肩入缺盆，下至腋窝，过胸部到季肋，下行至髂关节环跳穴，再沿下肢外侧中间，经膝外侧腓骨前缘，外踝前方到足背，止于第四趾外侧端的足窍阴穴。

中医推拿入门简单学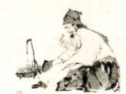

胆经的警告信号

▶ **经络症状**：口苦口干，偏头痛，白发，脱发，怕冷怕热，沿经脉所过的缺盆和腋下肿痛，膝、踝关节痛，坐骨神经痛。

▶ **脏腑症状**：胸胁苦满，胆怯易惊，不欲饮食，善叹息，失眠、易怒，皮肤萎黄、便秘等，胆气绝则眉倾毛落。

▶ **亢进热证时症状**：口苦，胸胁胀，颈、下颌、喉咙不适，失眠，头痛，便秘，髀或腿膝胫踝外侧痉挛疼痛，足下热。

▶ **衰弱寒证时症状**：虚弱，关节肿胀，下肢无力，目黄，吐苦水，嗜睡，盗汗，惊悸叹息，呼吸沉闷，便溏。

胆经的保养

人体经络运行是有时间顺序的，古代养生家制定了"十二时辰养生法"。睡眠的黄金时间是在夜晚11点至凌晨1点，也就是胆经在运行的时间，此时胆经气最旺。"凡十一藏皆取于胆"，胆气生发起来，则全身的气血随之而起。如果此时不能入睡，胆汁的新陈代谢就无法完成，体内的毒素也不能及时代谢，因此对人体造成的危害很大。日常生活中保养胆经可用刮痧、敲打、按摩等方法对胆经循行路线进行刺激。

胆经的常用穴位

穴位	主治病症
风池	头痛、眩晕、耳聋、中风、颈痛、口眼㖞斜、癫痫、感冒、鼻塞、目赤
肩井	肩部酸痛、肩周炎、高血压、中风、落枕、颈项强痛、难产、乳痈
日月	胸胁痛、胃痛、呕吐、肝炎、黄疸、吞酸、呃逆
环跳	下肢麻痹、坐骨神经痛、脚气、感冒、风疹、腰胯疼痛、半身不遂
风市	下肢痿痹、腰腿疼痛、坐骨神经痛、偏瘫、头痛、遍身瘙痒、脚气
膝阳关	膝关节炎、膝腘肿痛、小腿麻木、坐骨神经痛、脚气
阳陵泉	下肢痿痹、膝关节炎、小儿惊风、半身不遂、黄疸、胁痛、口苦、呕吐
悬钟	头痛、腰痛、胸腹胀满、半身不遂、痴呆、中风、胁肋满痛、下肢痿痹
丘墟	头痛、疝气、中风偏瘫、下肢痿痹、目赤肿痛、颈项痛、腋下肿
侠溪	头痛、眩晕、目赤肿痛、脑卒中、高血压、惊悸、耳鸣、乳痈、耳聋

足厥阴肝经，体内调理的金钥匙

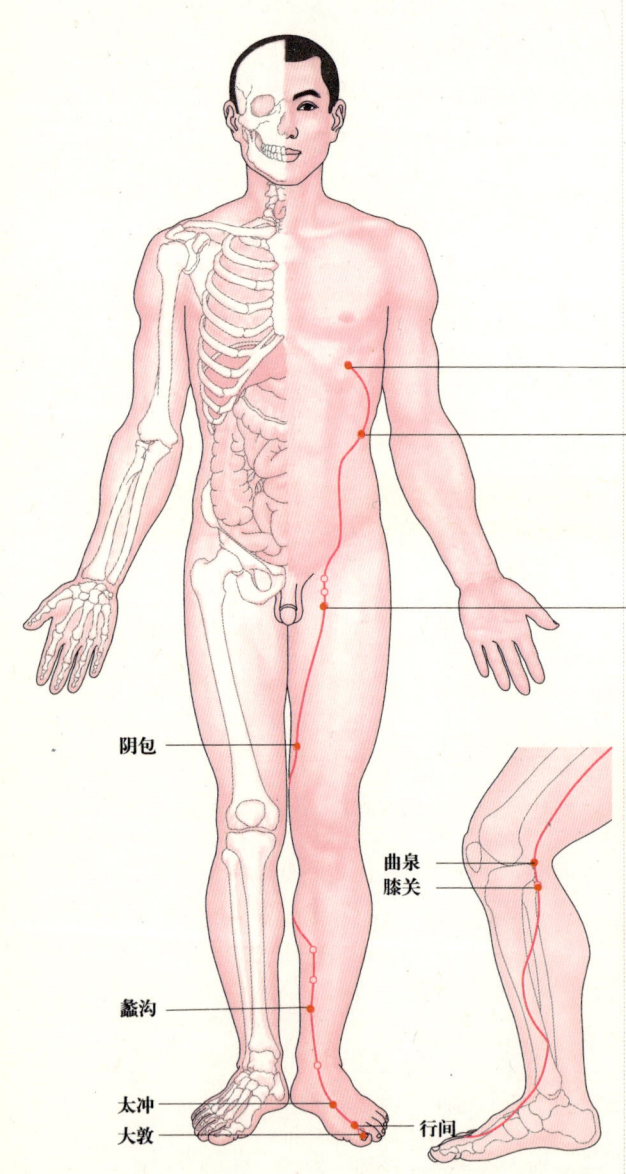

肝经的相关器官

生殖器官、眼、肝、胆、消化系统。

肝经的循行

起于足大趾外侧甲角旁 0.1 寸的大敦穴，经足背，在下肢内踝上 8 寸之前行于下肢内侧前缘，内踝 8 寸以上行于下肢内侧中线，绕阴器，抵小腹，行于侧腹胸部，止于乳下第二肋的期门穴。

中医推拿入门简单学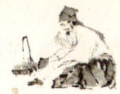

肝经的警告信号

▶ **经络症状：** 口干口苦，头晕目眩，头顶重坠，眼睛干涩，胸胁胀痛，肋间神经痛，小腹胀痛及沿经脉所过的疾病。

▶ **脏腑症状：** 胸胁苦满，情志抑郁，脂肪肝，月经不调，乳腺增生，子宫肌瘤，前列腺肥大，疝气等。

▶ **亢进热证时症状：** 头痛，肤黄，腰痛，小便困难疼痛，经痛，易怒，兴奋易冲动。

▶ **衰弱寒证时症状：** 眩晕，面色白，性冷淡，大腿与骨盆疼痛，下肢无力，易倦，视力模糊，压迫，惊恐。

肝经的保养

一天当中，人的睡眠最重要的两个时辰是凌晨的1点至3点，而肝经的运行时间是在晚上的11点至凌晨1点，只要把握这几个时辰好好休息，就能有效排出身体毒素，缓解疲劳，预防各种疾病的发生。十二条经脉中肝经与肿瘤相关，肿瘤的发生被称为癥瘕积聚，意思就是说有形物质积聚引发的疾病和无形的郁气积聚引发的疾病。当无形的郁气和有形的毒素一起恶化就形成了癌。日常生活中保养肝经可用刮痧、敲打、按摩等方法对肝经循行路线进行刺激，然后保持好平常的心态。

肝经的常用穴位

穴位	主治病症
大敦	疝气、崩漏、阴挺、闭经、少腹痛、遗尿、癃闭、阴缩、癫痫、善寐
行间	耳鸣、耳聋、眩晕、阳痿、中风、癫痫、头痛、目眩、痛经、崩漏
太冲	头晕、眩晕、遗尿、月经不调、痛经、中风、癫痫、腹胀、下肢痿痹
蠡沟	下肢痹痛、月经不调、崩漏、赤白带下、阴挺、阴痒、小便不利、疝气
膝关	膝痛、下肢痹痛
曲泉	膝痛、下肢痹痛、月经不调、阴挺、遗精、阳痿、小便不利
阴包	月经不调、小便不利、遗尿、腰骶痛引少腹
足五里	腹痛、小便不通、阴挺、睾丸肿痛、阴囊湿痒、遗尿、瘰疬
章门	腹痛、腹胀、胸胁痛、吞酸、肠鸣、腹泻、呕吐、黄疸、痞块
期门	胸胁痛、吞酸、呕吐、呃逆、腹胀、腹泻、乳痈、郁闷

督脉，阳脉之海

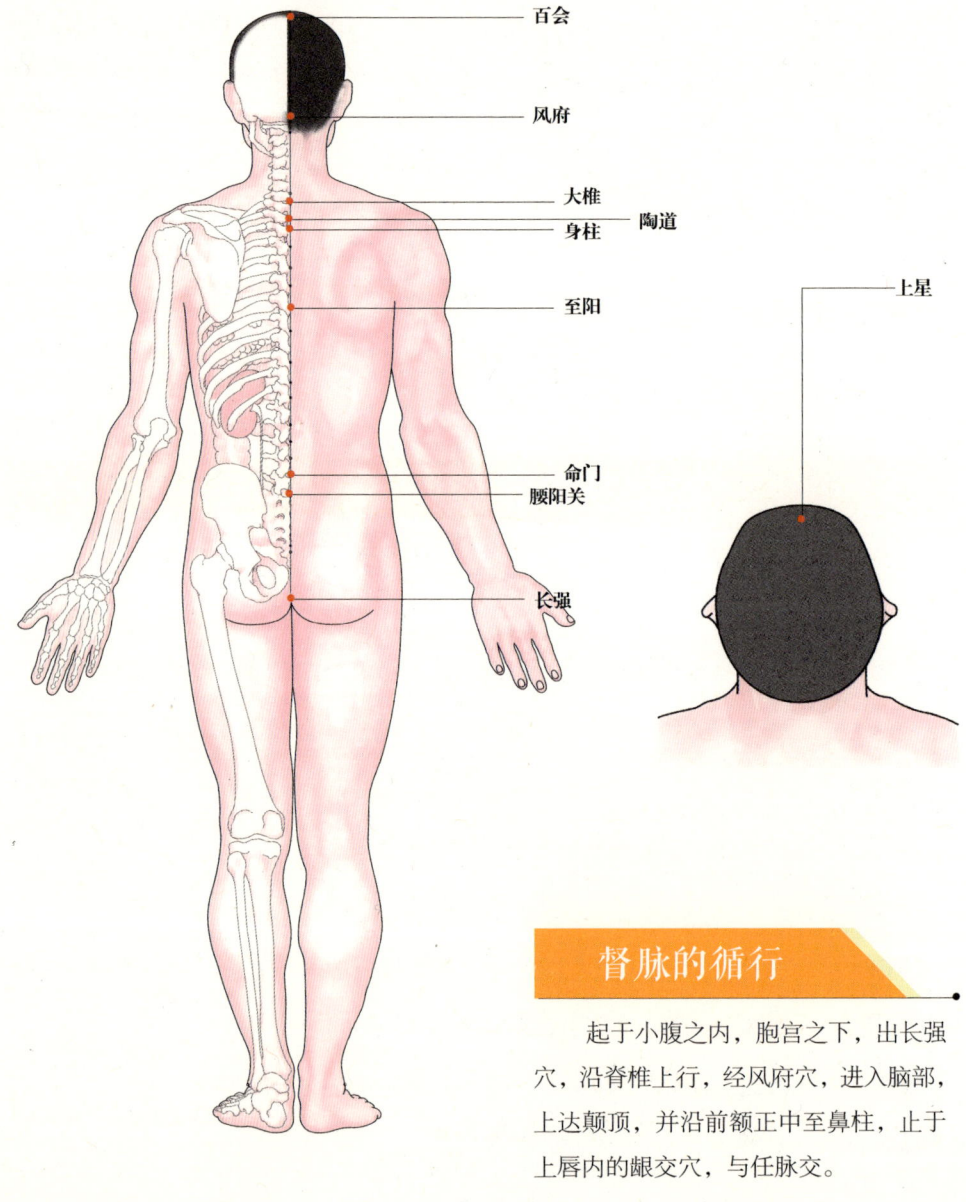

督脉的循行

起于小腹之内，胞宫之下，出长强穴，沿脊椎上行，经风府穴，进入脑部，上达颠顶，并沿前额正中至鼻柱，止于上唇内的龈交穴，与任脉交。

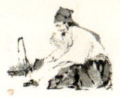

督脉的警告信号

督脉的功能主要可概括为"总督诸阳",为"阳脉之海",或称"阳脉之都纲"。督脉有督领全身阳气,统率诸阳经的作用。

▶▶ **邪犯督脉:** 牙关紧闭,头痛,四肢抽搐,甚则神志昏迷、发热,苔白或黄,脉弦或数。

▶▶ **督脉虚寒:** 畏寒肢冷,走路摇摆不定,头晕目眩,神经衰弱,健忘,痴呆,精神分裂等以及经脉所过部位的痔疮,脱肛,子宫脱垂等。

▶▶ **督脉阳气过盛:** 角弓反张,项背腰痛,烦躁易怒,失眠多梦。

督脉的保养

督脉保养没有特定的时间,可随时进行。用艾条温和灸督脉上的命门、腰阳关,每次10~15分钟,可以对督脉起到很好的保养作用,还可以提升人体阳气,增强抵抗力。用刮痧板沿督脉进行刮痧,可以缓解头痛、热病、颈背腰痛。

督脉的常用穴位

穴位	主治病症
长强	痔疮、泄泻、便秘、腰脊痛、尾骶骨痛、腰神经痛
腰阳关	坐骨神经痛、腰腿痛、下肢痿痹
命门	遗尿、尿频、赤白带下、胎屡坠、腰痛、脊强反折、手足逆冷
至阳	胃痉挛、膈肌痉挛、胸闷、咳嗽、气喘、黄疸
身柱	咳嗽、哮喘、肺炎、头痛、感冒、多梦
陶道	头痛、恶寒发热、咳嗽、角弓反张
大椎	风疹、热病、呃逆、项强、骨蒸潮热、疟疾、咳嗽、气喘、脊痛、痤疮
风府	失音、癫痫、中风、头痛、头晕、失眠
百会	脱发、中风失语、头痛、鼻塞、眩晕
上星	头痛、目赤肿痛、癫痫、热病

任脉，阴脉之海

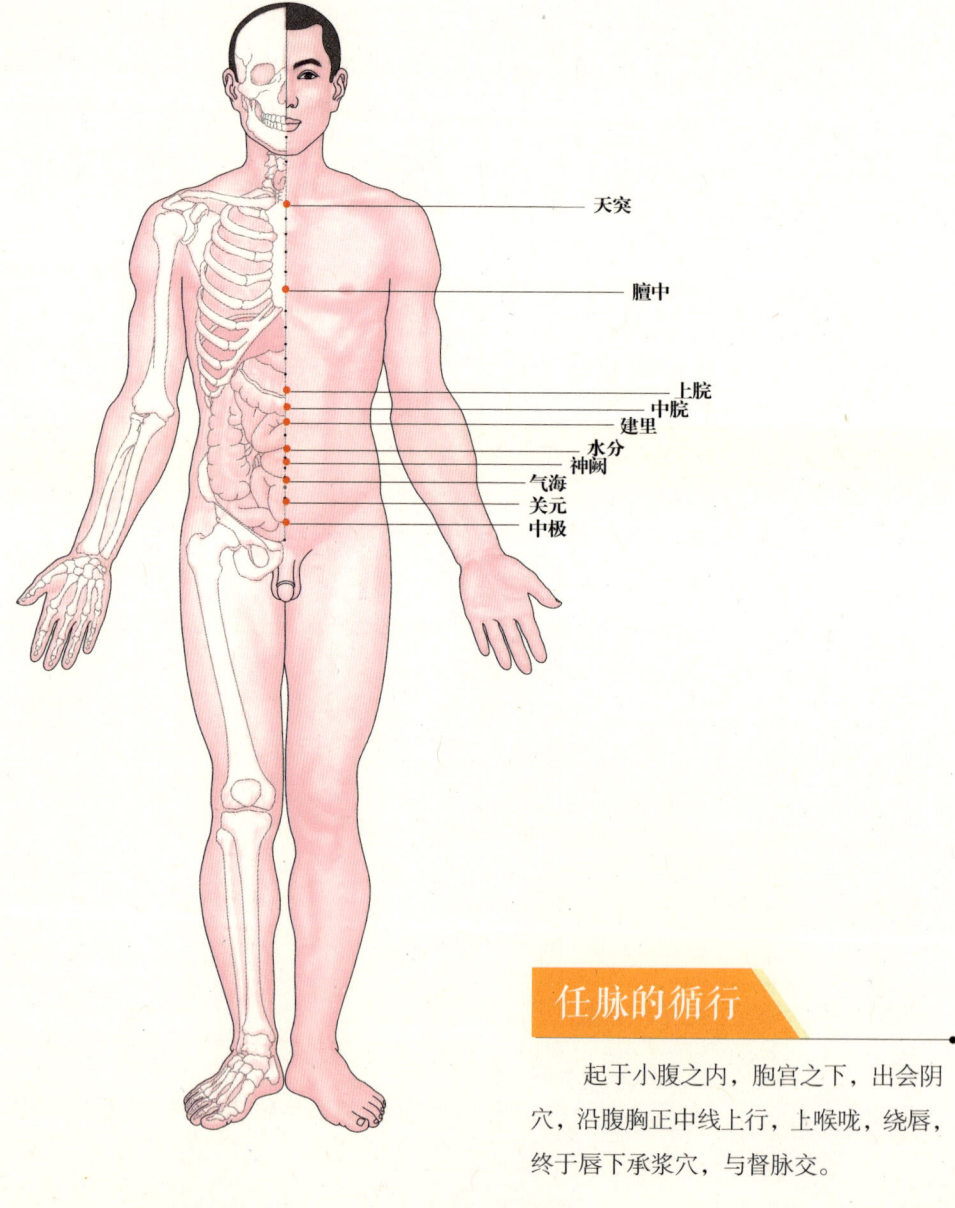

天突
膻中
上脘
中脘
建里
水分
神阙
气海
关元
中极

任脉的循行

起于小腹之内，胞宫之下，出会阴穴，沿腹胸正中线上行，上喉咙，绕唇，终于唇下承浆穴，与督脉交。

中医推拿入门简单学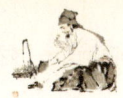

任脉的警告信号

任脉的主要功能可概括为"阴脉之海"。任脉的另一功能是"主胞胎",即与生育功能有关。

▶ **经络症状**:任脉失调,容易汗多怕热,并可发生前阴诸病,如月经不调,不育不孕,白带异常,小便不利,疝气等。沿经脉所过的下腹部生殖泌尿系统,上腹部消化系统及胸部呼吸系统等疾病。

▶ **任脉虚衰**:任脉虚衰不能妊养胞胎,则胎动不安,少腹坠胀,阴道下血,甚或滑胎;任脉虚衰,不能调节月经则月经延迟或经闭,或淋漓不尽;任脉虚衰,气血失于濡养,则头晕目花,腰膝酸软,舌淡,脉细无力。

任脉的保养

任脉保养没有特定的时间,可随时进行。选取中脘、气海、关元三个穴位,用中指指腹进行按摩,每次3～5分钟,以有微微的麻胀感为宜。也可用艾条温和灸这三穴,每次10～15分钟,对于女性生殖系统有良好的保健养生作用,能保养整个生殖系统,预防早衰。

任脉的常用穴位

穴位	主治病症
中极	精力不济、遗精、膀胱炎、遗尿、小便不利、不育、月经不调、不孕
关元	痛经、失眠、脱肛、中风、少腹疼痛、疝气、尿血、尿频、遗精、阳痿
气海	四肢无力、大便不通、遗尿、下腹疼痛、虚脱、乏力、小便不利、痛经
神阙	四肢冰冷、脱肛、腹痛、脐周痛、便秘、中风、腹胀、腹泻、痢疾
水分	反胃、胃下垂、腹胀、腹痛、胃炎、水肿、小便不利
中脘	疳积、便秘、腹胀、呕吐、胃痛、纳呆、吞酸、呃逆、癫痫、脏躁
建里	食欲不振、胃痛、胃下垂、腹胀、呕吐、水肿
上脘	消化不良、水肿、纳呆、腹泻、腹胀、胃痛、呕吐、呃逆、癫痫
膻中	呼吸困难、心悸、心绞痛、胸痛、咳嗽、气喘、胸闷、噎膈、乳痈
天突	哮喘、胸闷、胸中气逆、咳嗽、胸痛、咽喉肿痛、暴喑、瘿气

人体经络分布表

经络系统	经脉	十二经脉	手三阴经	手太阴肺经
				手厥阴心包经
				手少阴心经
			手三阳经	手阳明大肠经
				手少阳三焦经
				手太阳小肠经
			足三阳经	足阳明胃经
				足少阳胆经
				足太阳膀胱经
			足三阴经	足太阴脾经
				足厥阴肝经
				足少阴肾经
		奇经八脉	督脉	
			任脉	
			冲脉	
			带脉	
			阴维脉	
			阳维脉	
			阴跷脉	
			阳跷脉	
		十二经别	分手足三阴三阳与十二经脉相同	
		十二经筋		
		十二皮部		
		十五别络	从十二经脉及任脉、督脉各分出一支别络,再加上脾之大络。有加强表里两经在体表的联系和渗灌气血的作用	
	络脉	孙络	遍布全身	

第三章 九种体质
——推拿各式

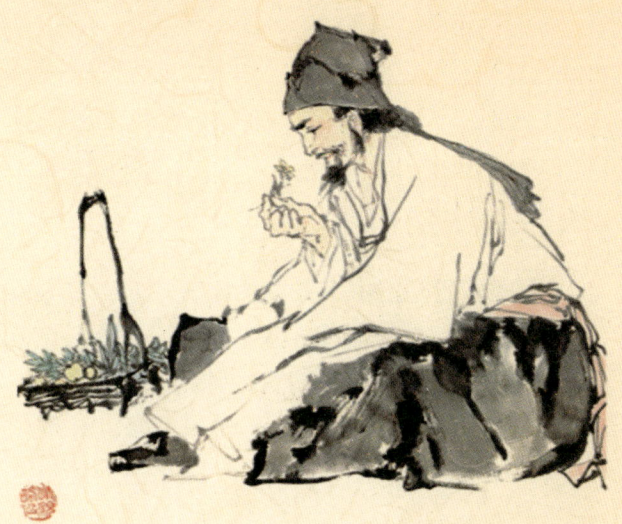

体质,是指人体秉承先天遗传、受后天多种因素影响,所形成的与自然、社会环境相适应的功能和形态上相对稳定的固有特性。体质反映机体内阴阳运动形式的特殊性,这种特殊性由脏腑盛衰所决定,并以气血为基础。本章将详细介绍九种不同体质的按摩养生法,找准穴位,改善体质。

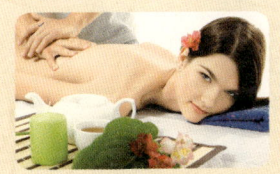 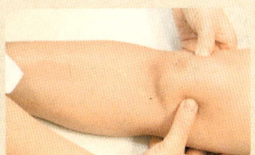 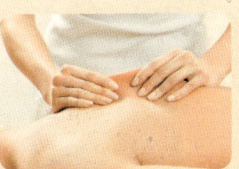 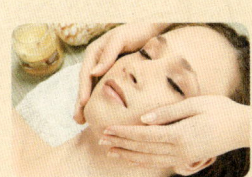

阳虚体质

阳虚体质是指由于人体的阳气不足，导致身体出现一系列的阳虚症状。其主要特征为：畏寒怕冷，手足不温，肌肉松软不实，喜热饮食，精神不振，舌淡胖嫩，脉沉迟，易患痰饮、肿胀、泄泻等病，感邪易从寒化。此外，性格多沉静、内向，耐夏不耐冬，易感风、寒、湿邪。

选取穴位

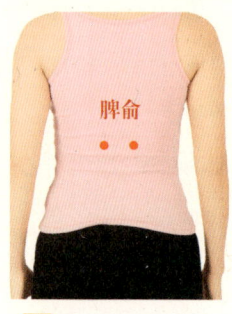
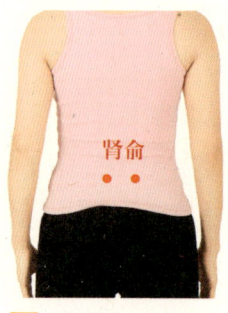
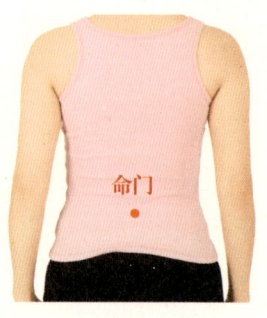

▼ 脾俞健脾和胃且利湿升清，主治腹胀、泄泻、呕吐。

▼ 肾俞益肾助阳，主治水肿、月经不调、阳痿等。

▼ 命门补肾壮阳，主治遗尿、阳痿、早泄、月经不调、泄泻等。

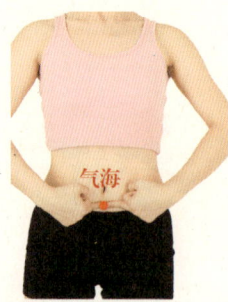
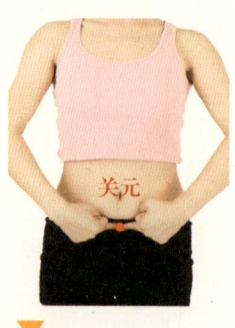
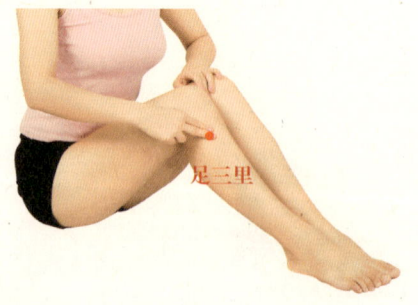

▼ 气海益气助阳，改善阳虚症状。

▼ 关元固本培元，导赤通淋。

▼ 足三里生发胃气、燥化脾湿，主治胃痛、呕吐、腹胀、便秘等。

基础推拿手法

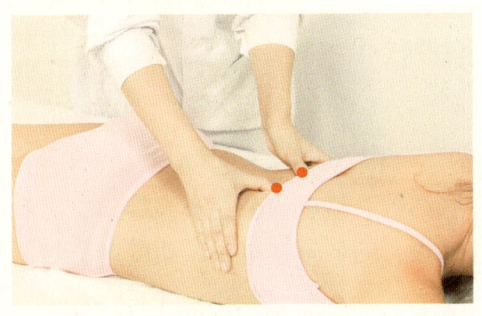

点揉脾俞： 将拇指指腹放在脾俞穴上，每穴适当点揉1分钟，以酸胀为佳。

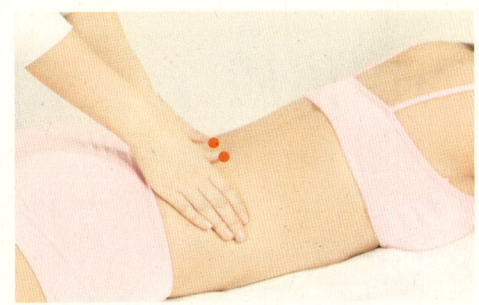

点揉肾俞： 将拇指指腹放在肾俞穴上，每穴适当点揉1分钟，以酸胀为佳。

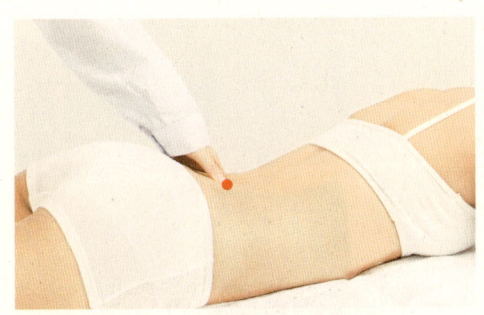

揉按命门： 用拇指指腹揉按命门穴，以有酸麻胀痛感为佳，揉按1～3分钟。

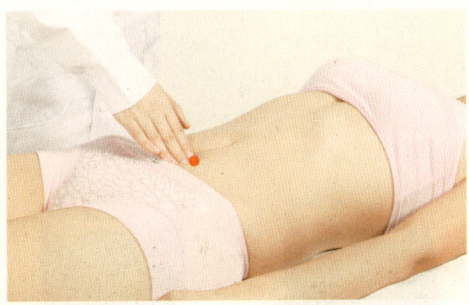

点按气海： 用手指指腹垂直点按气海穴，并向两侧拨动，力道略重，按揉1～3分钟。

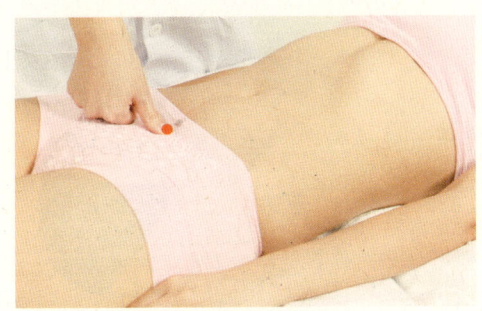

点按关元： 用拇指指腹点按关元穴，并向两侧拨动，力道略重，按揉1～3分钟。

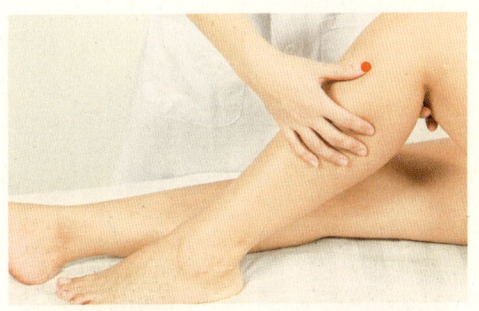

掐按足三里： 用拇指指尖垂直掐按足三里穴，力道稍重，有酸胀感即可，左右各掐按1～3分钟。

阴虚体质

阴虚是指精血或津液亏损。其主要特征为：口燥咽干，手足心热，体形偏瘦，鼻微干，喜冷饮，大便干燥，舌红少津，脉细数，易患虚劳、不寐等病，感邪易从热化。此外，性情急躁，外向好动、活泼，耐冬不耐夏，不耐受暑、热、燥邪。

选取穴位

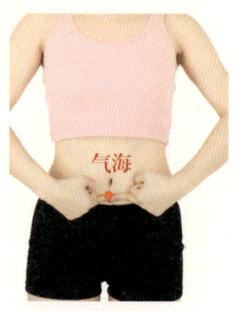 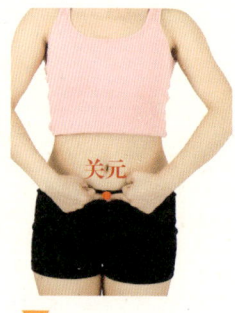 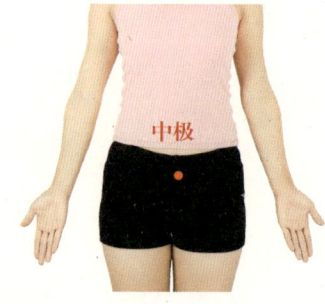

▼ 气海滋阴补肾、调经固经，主治气喘、大便不通等。

▼ 关元固本培元、导赤通淋，主治虚劳、腹泻、尿频等。

▼ 中极滋阴降火，主治阳痿、不孕、遗精、膀胱炎、月经不调。

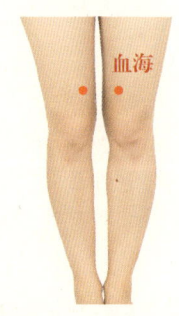 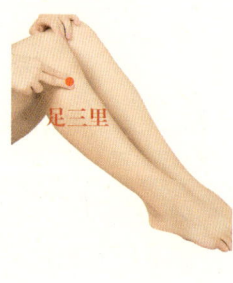 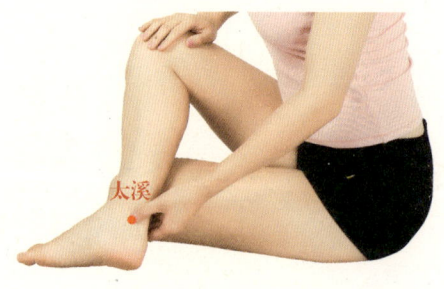

▼ 血海健脾化湿且调经统血。

▼ 足三里生发胃气且燥化脾湿。

▼ 太溪补益肾气，主治头痛、眩晕、牙痛、耳鸣、耳聋、咳嗽、气喘、胸痛等。

中医推拿入门简单学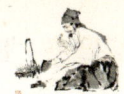

基础推拿手法

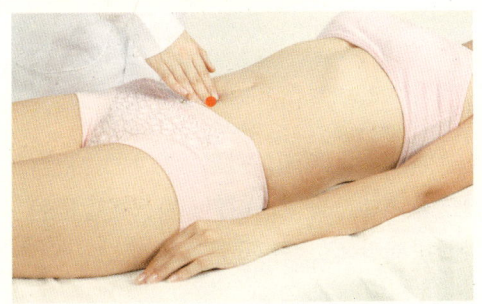
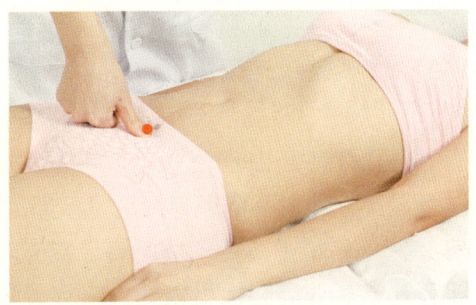

点按气海： 用手指指腹垂直点按气海穴，并向两侧拨动，力道略重，按揉1～3分钟。

点按关元： 用拇指指腹垂直点按关元穴，并向两侧拨动，力道略重，按揉1～3分钟。

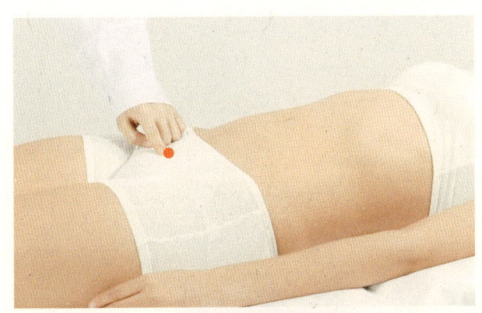
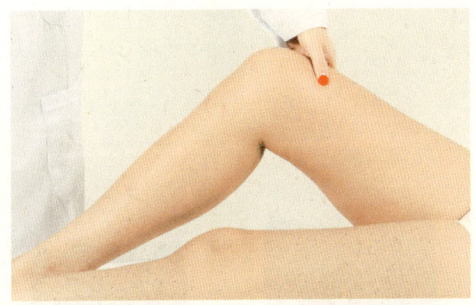

点按中极： 用手指指腹垂直点按中极穴，并向两侧拨动，力道略重，按揉1～3分钟。

按揉血海： 用拇指指腹垂直按揉血海穴，有酸胀痛感为宜，先左后右，也可两侧同时进行，按揉1～3分钟。

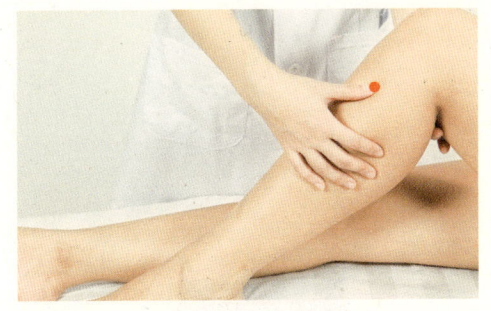
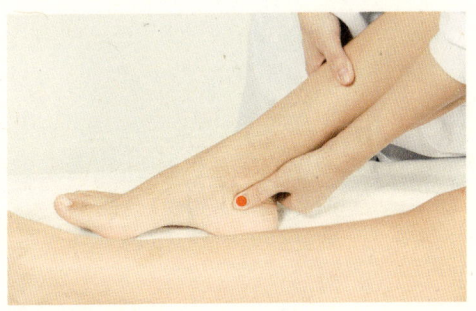

按揉足三里： 用拇指按揉足三里穴1～3分钟，力量柔和，以感觉酸胀为度，不可力量过大伤及皮肤。

按揉太溪： 用拇指按揉太溪穴1～3分钟，力量柔和，以感觉酸胀为度，不可力量过大伤及皮肤。

气虚体质

气虚体质是由于一身之气不足,以气虚体弱、脏腑功能低下为主要特征的体质状态。其主要特征为:元气不足,肌肉松软不实,平素语音低弱,气短懒言,容易疲乏,精神不振,易出汗,舌淡红,舌边有齿痕,脉弱,易患感冒、内脏下垂等病。此外,性格内向,不喜冒险,不耐受风、寒、暑、湿邪。

选取穴位

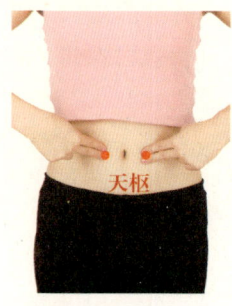
▼ 天枢补气健脾,主治便秘、消化不良、腹泻等。

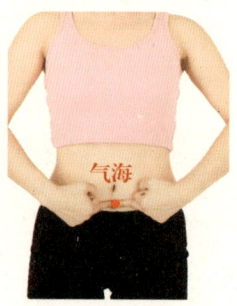
▼ 气海益气助阳,主治气喘、大便不通等。

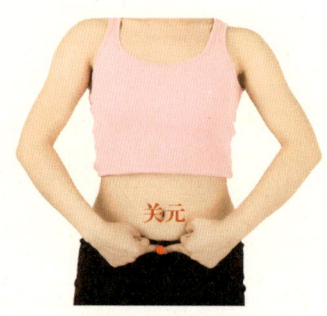
▼ 关元固本培元,主治虚劳、腹泻、尿频、痢疾、脱肛、失眠等。

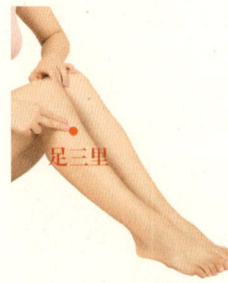
▼ 足三里生发胃气,主治胃痛。

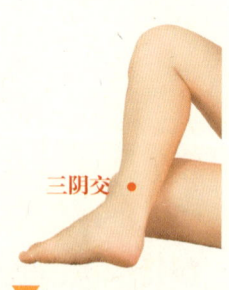
▼ 三阴交补益肝肾,主治失眠等。

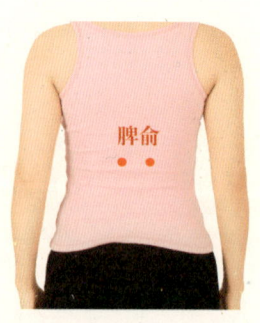
▼ 脾俞健脾和胃、利湿升清,主治腹胀、泄泻、呕吐等。

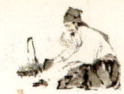

基础推拿手法

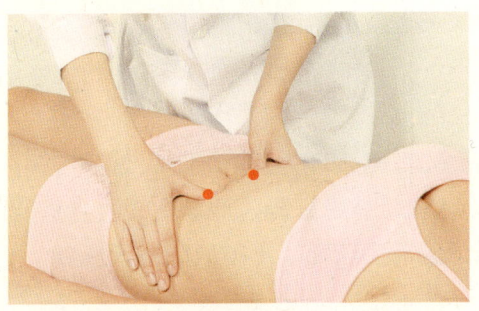

按揉天枢： 用拇指指腹垂直按揉天枢穴，有酸胀痛感为宜，两侧同时进行，按揉1~3分钟。

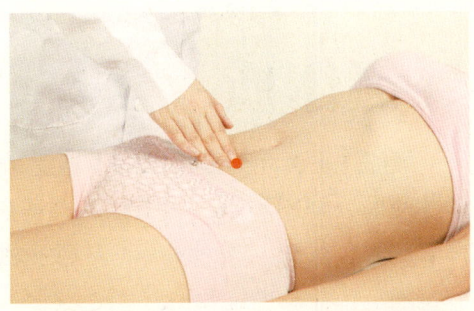

点按气海： 用手指指腹垂直点按气海穴，并向两侧拨动，力道略重，按揉1~3分钟。

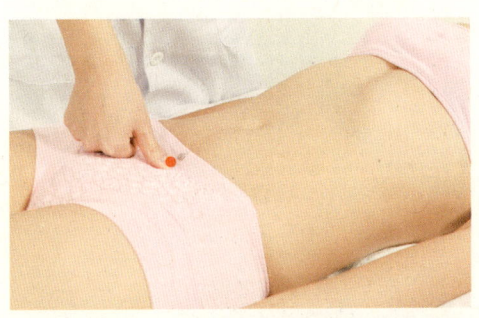

点按关元： 用拇指指腹垂直点按关元穴，并向两侧拨动，力道略重，按揉1~3分钟。

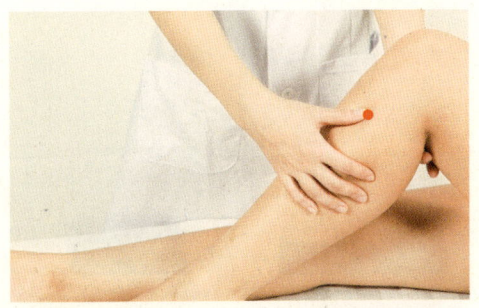

掐按足三里： 用拇指指尖垂直掐按足三里穴，力道稍重，有酸胀感即可，左右各掐按1~3分钟。

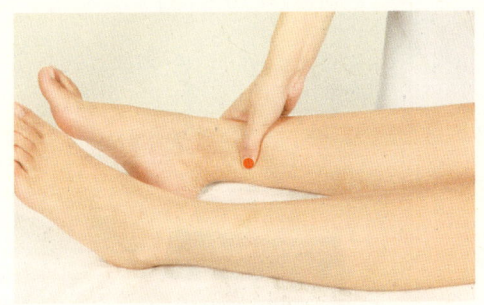

掐按三阴交： 用手指指尖垂直掐按三阴交穴，力道稍重，有酸胀感即可，左右各掐按1~3分钟。

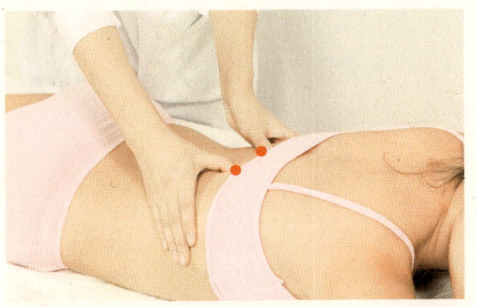

点揉脾俞： 将拇指指腹放在脾俞穴上，点揉1分钟，以酸胀为佳。

气郁体质

气郁体质者大都性格内向不稳定,敏感多虑。常表现为:神情抑郁,忧虑脆弱,形体瘦弱,烦闷不乐,舌淡红,苔薄白,脉弦,易患脏躁、梅核气、百合病及抑郁症等。此外,气郁体质者对精神刺激适应能力较差,不适应阴雨天气。

选取穴位

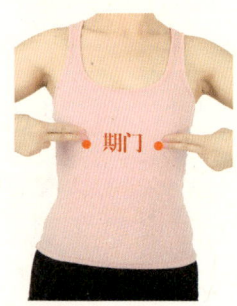
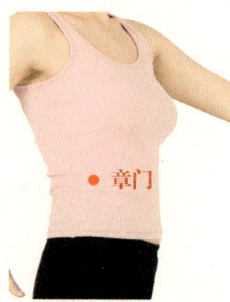
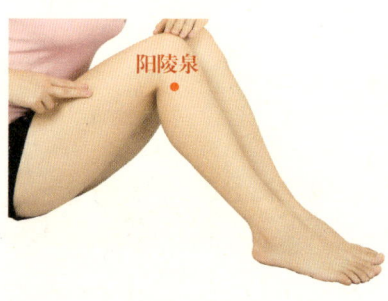

▼ 期门疏肝健脾、理气活血,主治胁肋痛、吞酸、呕吐。

▼ 章门疏肝健脾、理气散结,主治腹痛、胸胁痛等。

▼ 阳陵泉疏肝解郁,主治下肢痿痹、膝关节炎、踝扭伤、高血压。

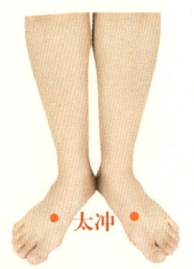
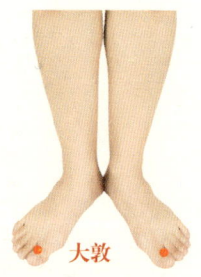
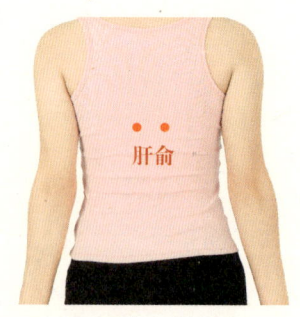

▼ 太冲疏肝养血、清利下焦,主治头晕、眩晕、遗尿等。

▼ 大敦回阳救逆,主治子宫脱垂、疝气、闭经、遗尿等。

▼ 肝俞疏肝利胆、降火止痉,主治咳嗽、口苦、眼疾、急慢性肝炎。

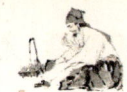

中医推拿入门简单学

基础推拿手法

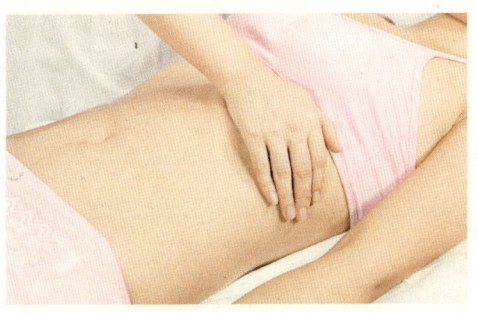

按揉期门： 掌心向下，指尖相对放于双乳下肋骨上，用手掌鱼际按揉期门穴，有胀痛的感觉，左右各按揉1～3分钟。

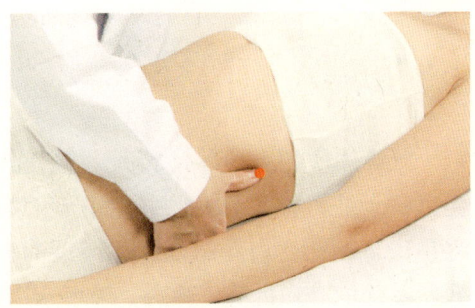

按揉章门： 用拇指指腹按揉章门穴，有胀痛的感觉，左右各按揉1～3分钟，也可同侧进行。

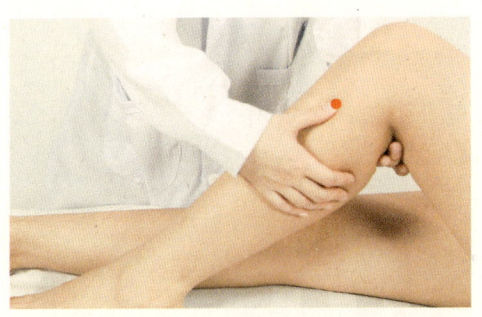

掐按阳陵泉： 用拇指指尖掐按阳陵泉穴，力度略重，有酸胀感即可，左右各掐按1～3分钟。

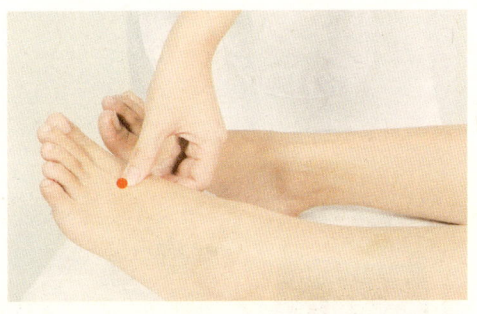

按揉太冲： 用拇指指尖从上到下垂直按揉太冲穴，有刺痛感即可，先左后右，各按揉1～3分钟。

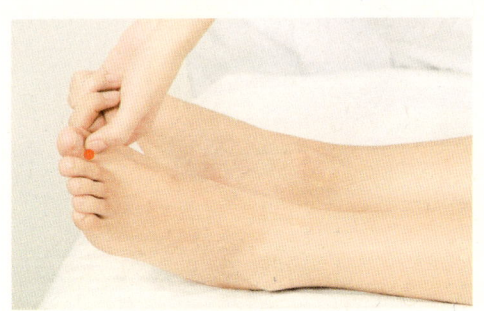

掐按大敦： 用拇指指尖从上到下垂直掐按大敦穴，有刺痛感即可，先左后右，各掐按1～3分钟。

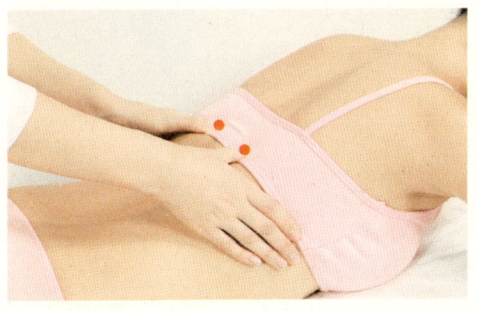

推按肝俞： 用拇指指腹推按肝俞穴，有酸胀感为宜，操作1～3分钟。

075

血瘀体质

血瘀体质的人血脉运行不通畅，不能及时排出和消散离经之血，久之，就会瘀积于脏腑器官组织之中，而产生疼痛。其主要特征为：肤色晦暗，色素沉着，容易出现瘀斑，口唇暗淡，舌暗或有瘀点，舌下络脉紫暗或增粗，脉涩，易患癥瘕及痛证、血证等。此外，血瘀体质者易烦、健忘，不耐受寒邪。

选取穴位

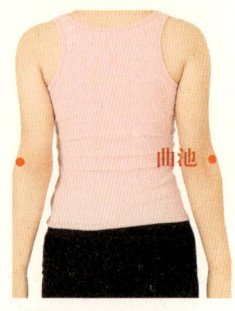
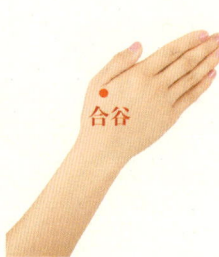
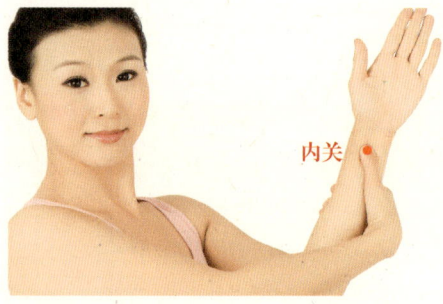

▼ 曲池清热和营、降逆活络，主治头痛、便秘、腹痛等。

▼ 合谷通经活络，主治头痛、头晕、目赤肿痛。

▼ 内关宁心安神，主治心悸、呕吐、晕车、痛经等。

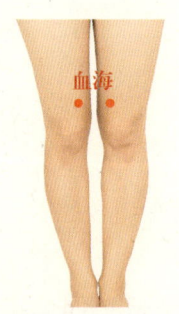
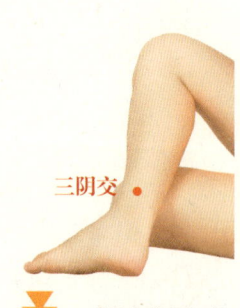
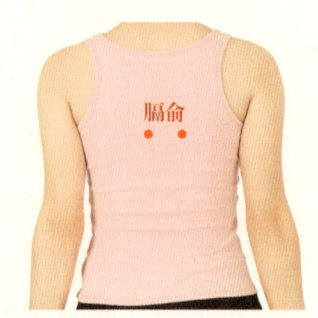

▼ 血海调经统血，主治月经不调等。

▼ 三阴交活血化瘀、健脾利湿。

▼ 膈俞养血和营，主治鼻出血、牙龈出血、吐血等血证。

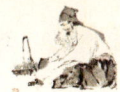 中医推拿入门简单学

基础推拿手法

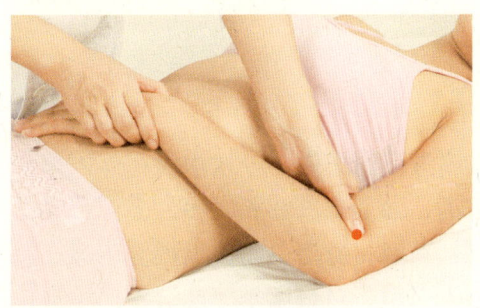

揉按曲池： 用拇指指腹揉按曲池穴，以穴位有酸胀感为宜，操作1分钟。

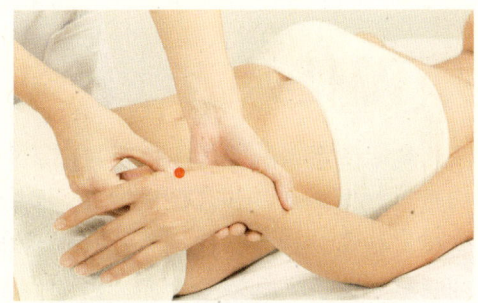

掐按合谷： 用拇指指尖掐按合谷穴，以穴位有酸胀感为宜，操作1分钟。

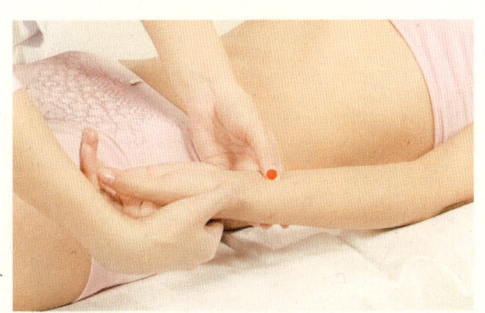

揉按内关： 用拇指指腹揉按内关穴，以穴位有酸胀感为宜，操作1分钟。

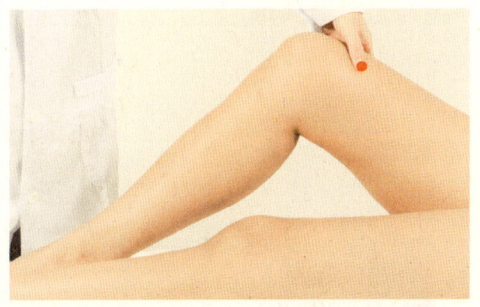

按揉血海： 用拇指指腹垂直按揉血海穴，有酸胀、痛感为度，先左后右，也可两侧同时进行，按揉1～3分钟。

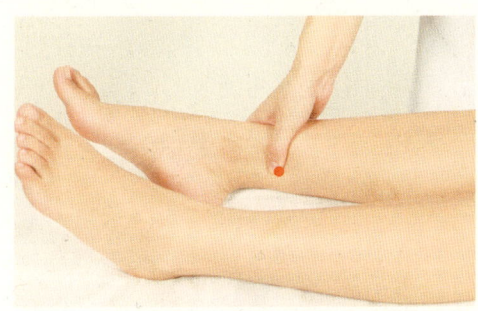

按揉三阴交： 用指腹指腹按揉三阴交穴50次，按摩过程中以有酸麻胀痛感为佳。

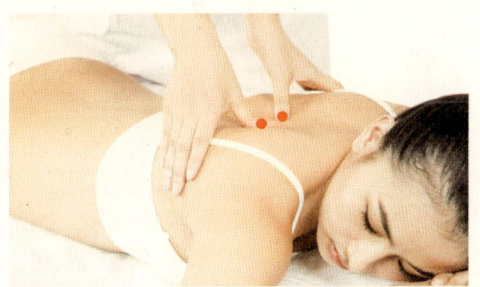

点按膈俞： 用拇指或食指点按膈俞穴，以顺时针方向揉按1分钟，力度由轻至重，再由重至轻。

痰湿体质

痰湿体质者脾胃功能相对较弱,气血津液运行失调,导致水湿在体内聚积成痰。其主要特征为:体形肥胖,腹部肥满,面部皮肤油脂较多,多汗且黏,胸闷,痰多,口黏腻或甜,喜食肥甘甜黏,苔腻,脉滑,易患消渴、中风、胸痹等病。此外,性格偏温和、稳重,多善于忍耐,对梅雨季节及湿重环境适应能力差。

选取穴位

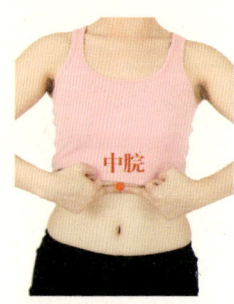
▼ 中脘健脾化湿,主治腹胀、纳呆、黄疸等。

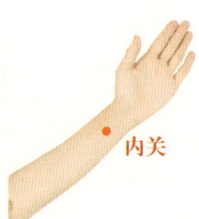
▼ 内关宁心安神,主治呕吐、心悸等。

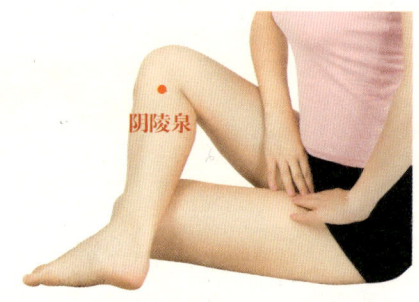
▼ 阴陵泉清脾理热、宣泄水液,主治小便不利、水肿、腹泻、黄疸等。

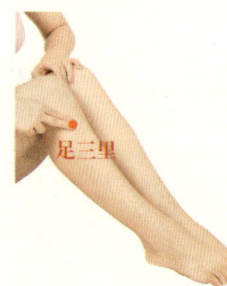
▼ 足三里生发胃气、燥化脾湿。

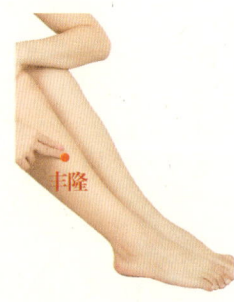
▼ 丰隆健脾祛湿、化痰。

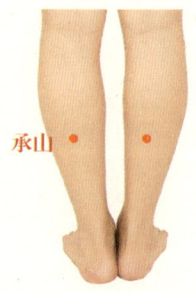
▼ 承山舒经活络,主治腹痛、便秘、小腿疼痛、腰肌劳损等。

中医推拿入门简单学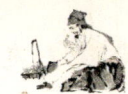

基础推拿手法

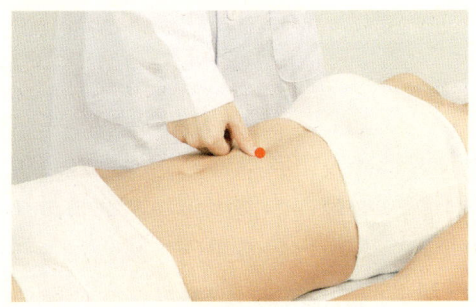

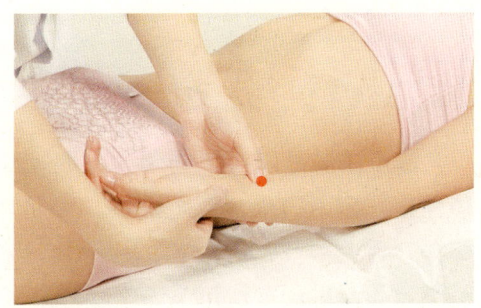

按揉中脘： 用拇指指腹按揉中脘穴，力道略轻，做环状运动，按揉1~3分钟。

揉按内关： 将拇指指腹放于内关穴上，力度由轻渐重，揉按1~2分钟。

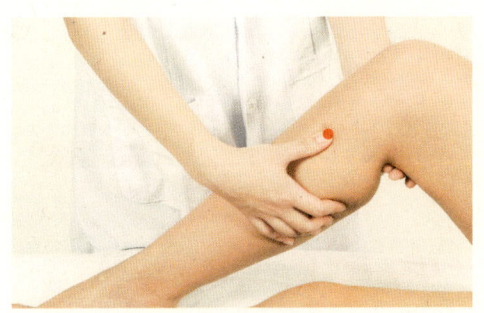

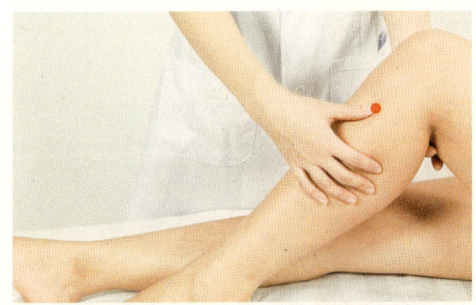

揉按阴陵泉： 将拇指指腹放于阴陵泉穴上，揉按3~5分钟，以局部有酸痛感为宜。

揉按足三里： 将拇指指腹放于足三里穴上，揉按3~5分钟，以局部有酸痛感为宜。

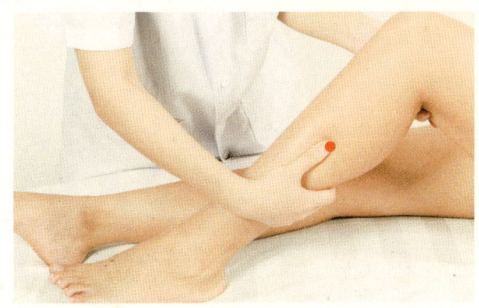

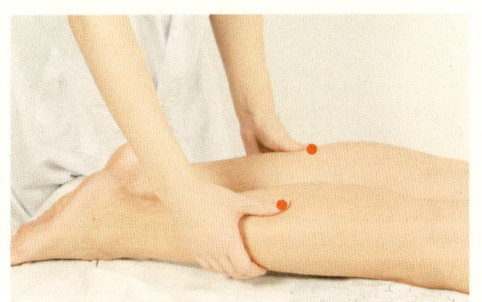

揉按丰隆： 将拇指指腹放于丰隆穴上，揉按5分钟，以局部有酸痛感为宜。

揉捏承山： 将手指相对成钳状，揉捏承山穴3分钟，以穴位有酸胀感为宜。

第三章 九种体质——推拿各式

湿热体质

　　湿热体质是以湿热内蕴为主要特征的体质状态。常表现为：面垢油光，易生痤疮，口苦口干，身重困倦，大便黏滞不畅或燥结，小便短黄，女性易带下增多，舌质偏红，苔黄腻，脉滑数，易患疮疖、黄疸、热淋等病。此外，容易心烦急躁，对夏末秋初湿热气候，湿重或气温偏高环境较难适应。

选取穴位

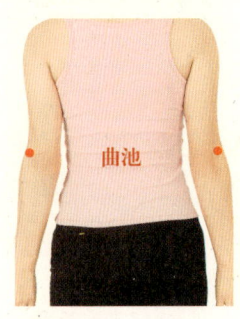

▼ 曲池清热和营、降逆活络，主治咽喉肿痛、便秘等。

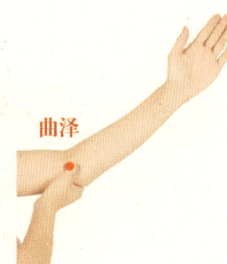

▼ 曲泽清暑泻热、清热解毒，主治呕吐、暑热病等。

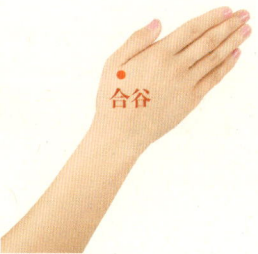

▼ 合谷通经活经，主治头痛、头晕、目赤肿瘤等头面部疾病。

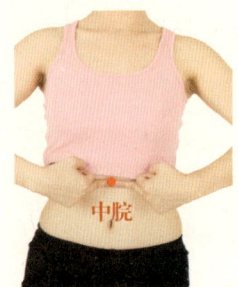

▼ 中脘健脾化湿，主治黄疸、吞酸等。

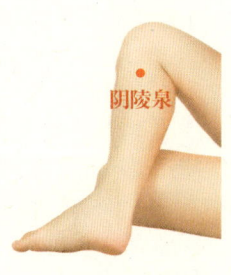

▼ 阴陵泉清脾理热、宣泄水液。

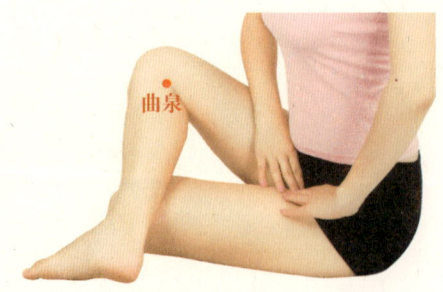

▼ 曲泉清利湿热、通调下焦，主治月经不调、遗精、阳痿等。

中医推拿入门简单学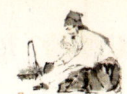

基础推拿手法

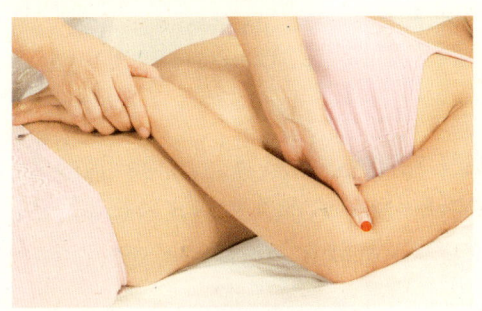

揉按曲池： 用拇指揉按曲池穴 50 次，先左后右，以潮红发热为佳。

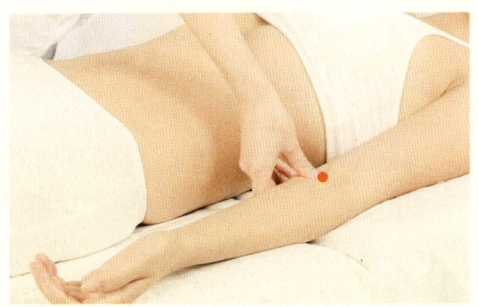

揉按曲泽： 用拇指揉按曲泽穴 50 次，先左后右，以潮红发热为佳。

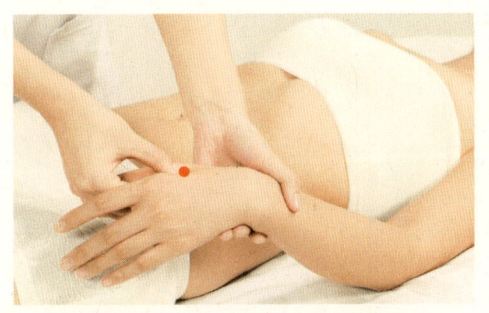

掐按合谷： 用拇指指尖垂直掐按合谷穴，有酸胀、痛感为宜，先左后右，掐按 1～3 分钟。

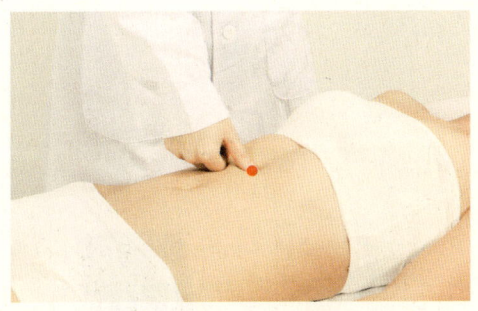

按揉中脘： 用拇指指腹按揉中脘穴，力道略轻，做环状运动，按揉 1～3 分钟。

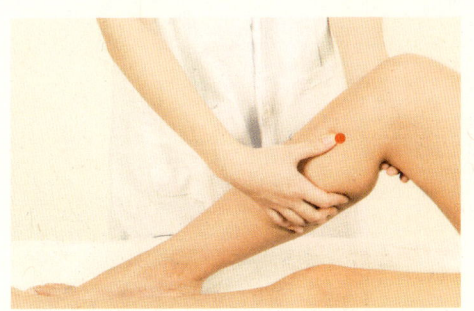

按压阴陵泉： 用拇指指腹按揉阴陵泉穴 1～3 分钟，力度宜重。

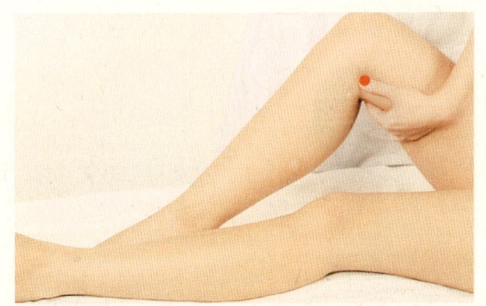

按压曲泉： 用拇指指腹按压曲泉穴 1～3 分钟，力度宜重。

特禀体质

特禀体质有多种表现,比如有的人即使不感冒也经常鼻塞、打喷嚏、流鼻涕,容易患哮喘,容易对药物、食物、气味、花粉等过敏;有的人皮肤容易起荨麻疹,皮肤常因过敏出现紫红色瘀点、瘀斑,皮肤常一抓就红,与西医所说的过敏体质有些相像。

选取穴位

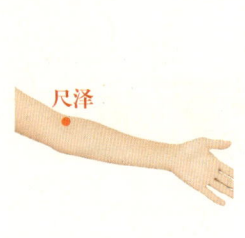
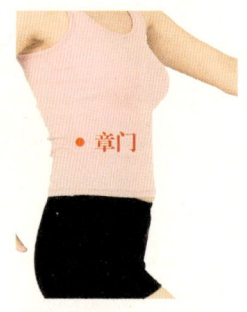
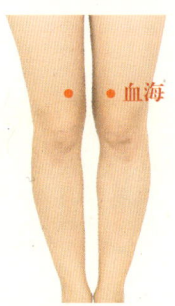

▼ 尺泽清肺热、平喘咳,主治气管炎、咳喘等。

▼ 章门理气散结、清利湿热,主治腹痛、泄泻等。

▼ 血海健脾化湿、调经统血,主治湿疹、丹毒等皮肤病。

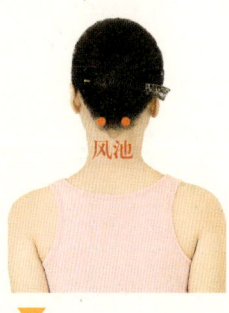
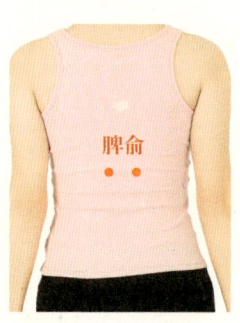
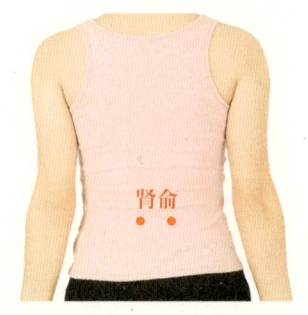

▼ 风池平肝熄风、通利官窍。

▼ 脾俞利湿升清,主治泄泻等。

▼ 肾俞益肾助阳,主治小便不利、水肿、月经不调等。

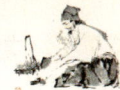

基础推拿手法

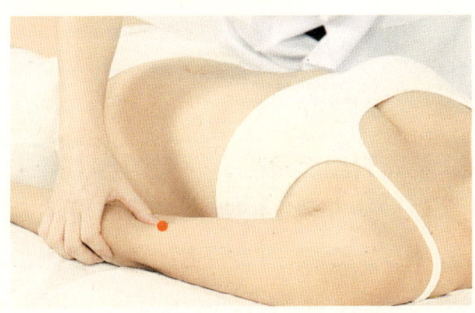

按揉尺泽： 用拇指指腹按揉尺泽穴，力度稍重，以穴位有酸胀感为宜，操作1~3分钟。

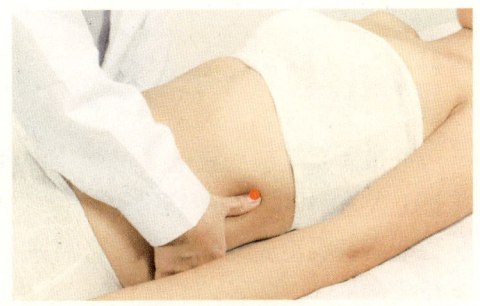

推章门： 用两手拇指由内而外推章门穴，以穴位有酸胀感为宜，操作1~3分钟。

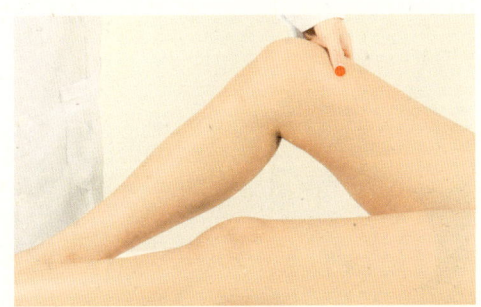

揉捏血海： 用拇指揉捏血海穴，左右各1~3分钟，以穴位有酸胀感为宜。

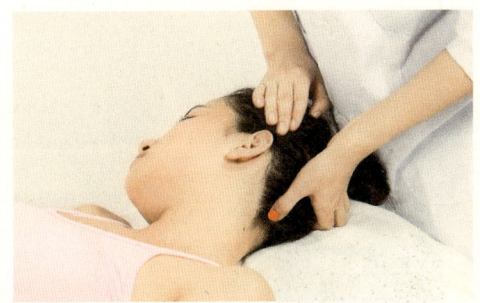

揉按风池： 用拇指指腹揉按风池穴1分钟，以穴位有酸胀感为宜。

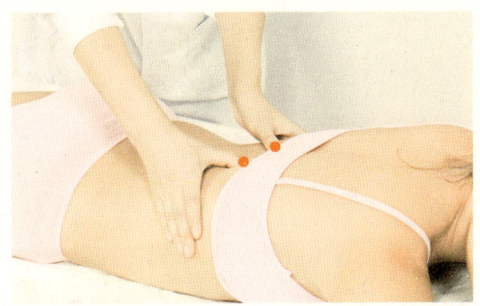

揉按脾俞： 用拇指指腹揉按脾俞穴1分钟，以穴位有酸胀感为宜。

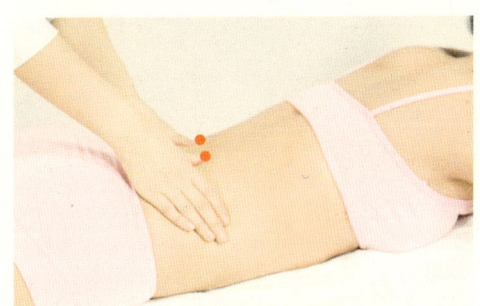

揉按肾俞： 用拇指指腹揉按肾俞穴1分钟，以穴位有酸胀感为宜。

第三章 九种体质——推拿各式

平和体质

　　平和体质是最稳定的、最健康的体质，是先天禀赋良好，后天调养得当才能拥有平和体质。主要特征有面色、肤色润泽，头发稠密有光泽，目光有神，鼻色明润，嗅觉通利，味觉正常，唇色红润，精力充沛，不易疲劳，耐受寒热，睡眠安和，胃口良好，两便正常，舌色淡红，苔薄白，脉和有神。平时较少生病。

选取穴位

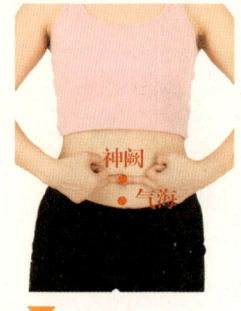
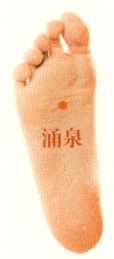
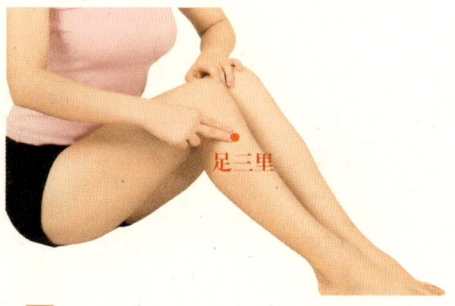

▼ 神阙、气海通经行气、温阳救逆。

▼ 涌泉散热、利咽、清头目，常按可以增强体质。

▼ 足三里强身健体、生发胃气，是养生保健常用穴。

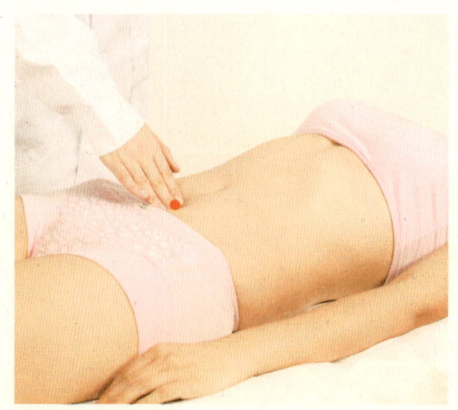

基础推拿手法

摩神阙、气海： 将手掌搓热，覆盖在神阙穴、气海穴上，轻摩腹部，再用手指点按，以穴位有温热感为宜，操作5分钟。

推足三里： 将拇指指腹按在足三里穴上，由下而上推，操作3分钟。

擦涌泉： 将手掌搓热，覆盖在涌泉穴上，快速而有力的擦拭1分钟，以穴位发热为宜。

第四章 病痛渐消，清福自来
——排解小病小痛

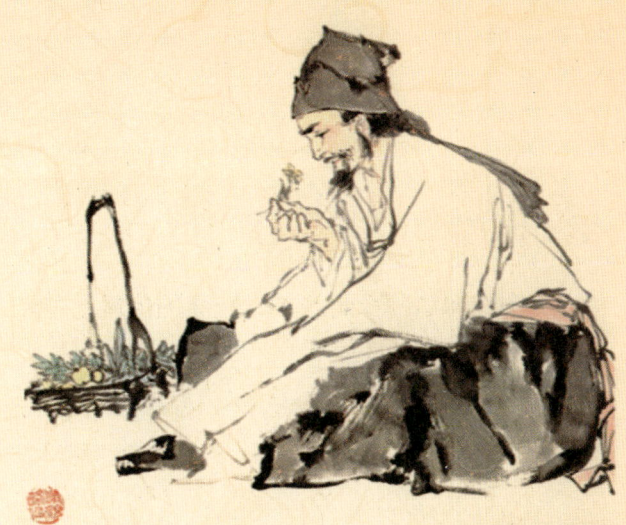

每个人都会有出现小病小痛的时候，对待小病小痛，除了求医问药之外，我们还可以选择推拿穴位来防治小病小痛。现代医药虽能治愈部分疾病，却不能使身体恢复到未生病时的健康状态，而且"是药三分毒"，药物会产生很多不良反应，甚至引发某些新的疾病。自己在家动动手按按穴位，让小病小痛无处可藏。

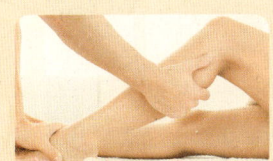 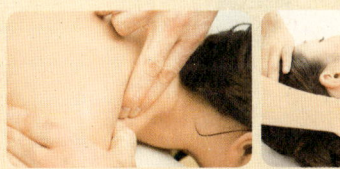 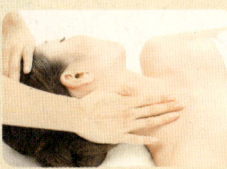 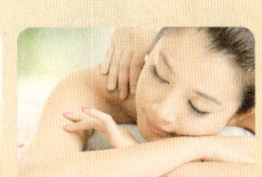

感冒——辨证治疗，解表祛邪

小医生断症

感冒起病时鼻内有干燥感及痒感、打喷嚏、全身不适或有低热，以后渐有鼻塞、嗅觉减退、流大量清水鼻涕、鼻黏膜充血、水肿、有大量清水样或脓性分泌物等。

小叮咛

感冒是四季常见的外感病，冬春季较多见，气候异常时风邪会乘虚而入。若无并发症，病程约为7～10天。

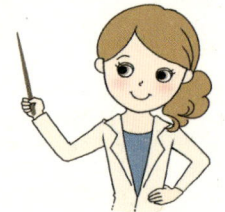

选取穴位

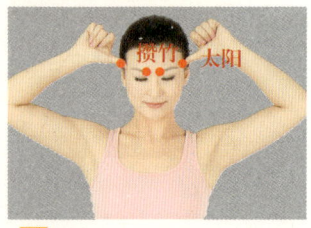

▼ 攒竹、太阳清热明目、祛风通络，治疗外感头痛。

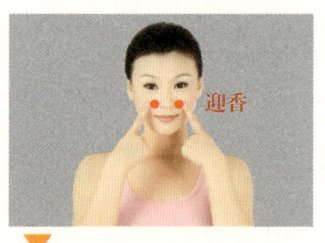

▼ 迎香祛风通窍、理气止痛，有效改善鼻塞症状。

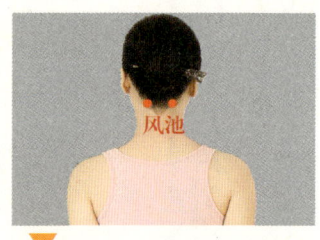

▼ 风池平肝熄风、通利官窍，可缓解鼻塞症状。

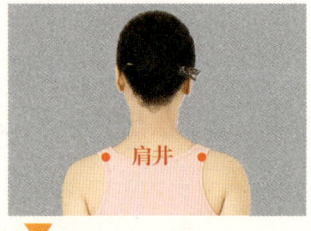

▼ 肩井祛风解毒，用于治疗风邪引起的感冒。

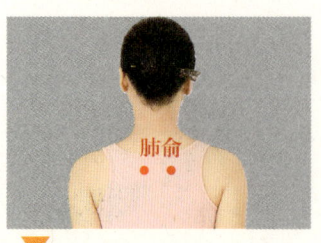

▼ 肺俞调补肺气、祛风止痛，提高机体免疫力。

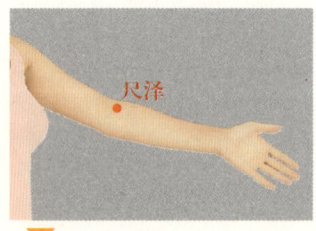

▼ 尺泽清宣肺气、泻火降逆。

中医推拿入门简单学

基础推拿手法

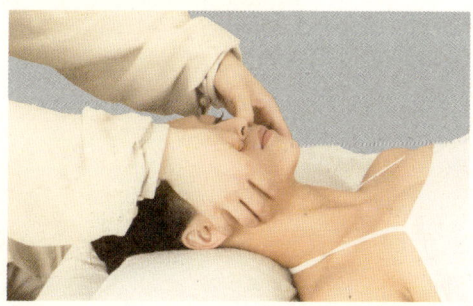

按揉面部： 用拇指指腹揉按攒竹、迎香、太阳等穴位，每穴1分钟。

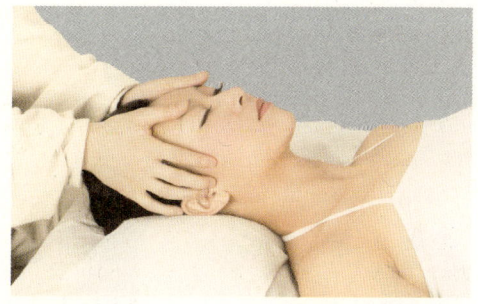

分推前额： 用分推法在前额、眼眶上下及两侧鼻翼，反复推5～8遍。

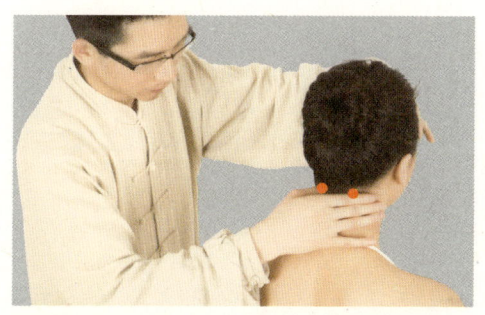

拿风池： 用拇指、食指指面在风池穴上做拿法，再缓慢向下移动拿颈项两侧直至颈项根部，由上而下反复8～10遍。

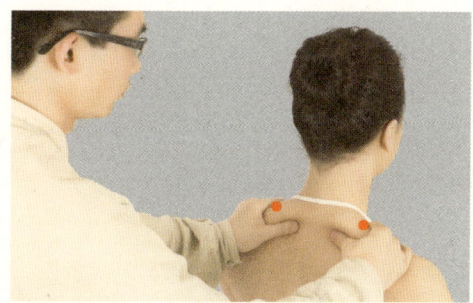

拿肩井： 双手相对成钳状，稍用力拿捏肩井穴，以有酸胀感为度，反复8～10遍。

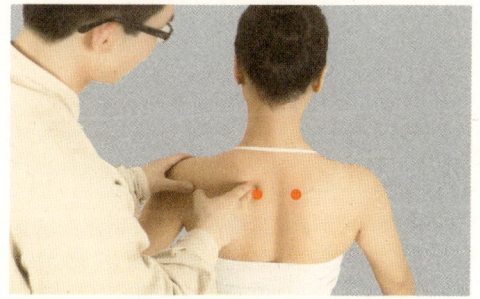

按揉肺俞： 一指禅推法结合按揉法，在双侧肺俞穴操作，每侧3分钟。

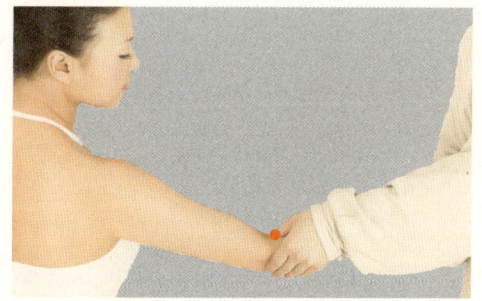

按揉尺泽： 用拇指指腹按揉尺泽穴约1分钟，以局部酸胀为度。

第四章 病痛渐消,清福自来——排解小病小痛

依症状探疾病

风寒侵袭型

症状: 恶寒重,发热轻,无汗,头痛,肢节酸疼,鼻塞声重,时流清涕,喉痒,咳嗽,痰吐稀薄色白。

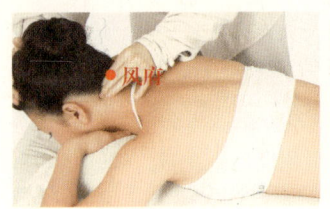
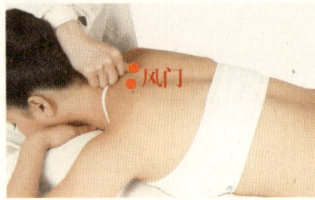

加减:
按揉风府 + 按揉风门
操作2~3分钟

体虚气弱型

症状: 年老或体质素虚,或病后、产后体弱,气虚阴亏,卫外不固,容易反复感冒,或感冒后缠绵不愈。

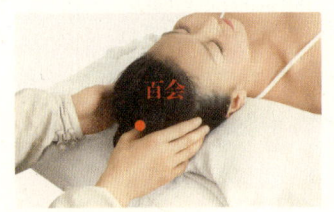
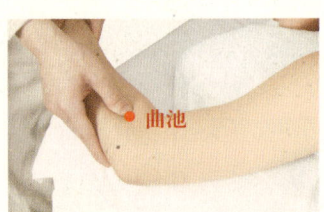

加减:
点按百会 + 按揉曲池
操作2~3分钟

预防护理

1. 双手掌大鱼际紧贴在一起,用力相互摩擦2分钟,使双手发热,对感冒有很好的预防作用。
2. 每天早晚餐后用淡盐水漱口,以清除口腔病菌。在冬春季节感冒流行的时候更应注意盐水漱口,仰头含漱使盐水充分冲洗咽部,效果更佳。
3. 感冒期间,少去公共场所,饮食要清淡一些,多喝温开水,忌食辛辣、腥膻及烟酒等刺激性食物。多休息,避免熬夜。

中医推拿入门简单学

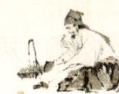

咳嗽——推揉肺俞，顺气宽胸

小医生断症

咳嗽是人体清除呼吸道内的分泌物或异物的保护性呼吸反射动作，喉部或气管的黏膜受到刺激时迅速吸气，随即强烈地呼气，声带振动发声，伴或不伴咳痰。

小叮咛

咳嗽能有效清除呼吸道内的分泌物或进入气道的异物。但剧烈咳嗽可导致呼吸道出血，如长期频繁剧烈咳嗽影响工作休息，甚至引起喉痛。

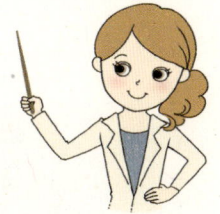

选取穴位

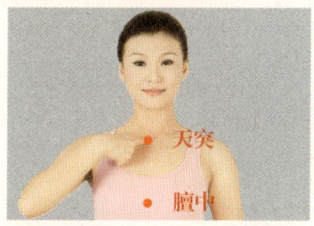

▼ 天突、膻中理气平喘，主治咳嗽、气喘等肺系疾患。

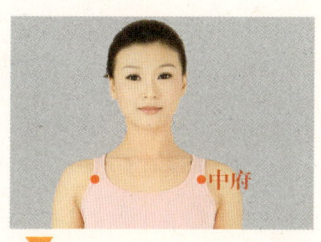

▼ 中府清泻肺热、止咳平喘，用于治疗肺热咳嗽。

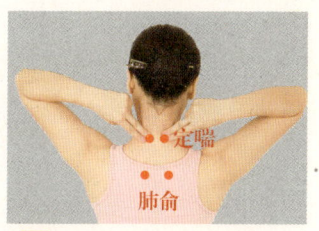

▼ 定喘、肺俞调补肺气，提高机体免疫力。

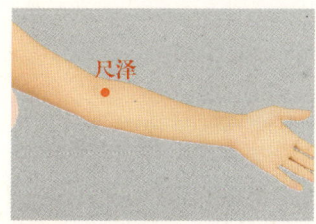

▼ 尺泽清肺热、平喘咳，常用于治疗肺热咳嗽。

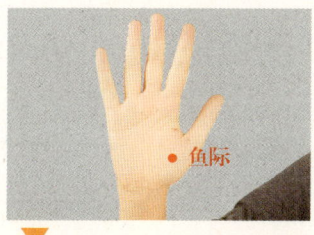

▼ 鱼际泻火开窍、利咽止痉。

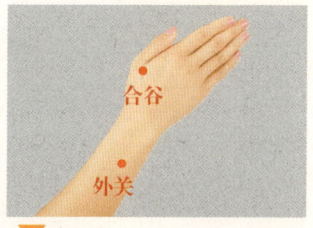

▼ 外关、合谷镇静止痛、通经活经。

第四章 病痛渐消，清福自来——排解小病小痛

基础推拿手法

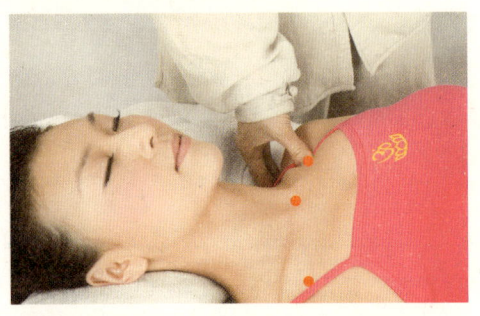

按揉前胸： 患者取坐位或仰卧位，操作者以一指禅推法结合中指揉法，在天突穴、膻中穴、中府穴操作，每穴2分钟。

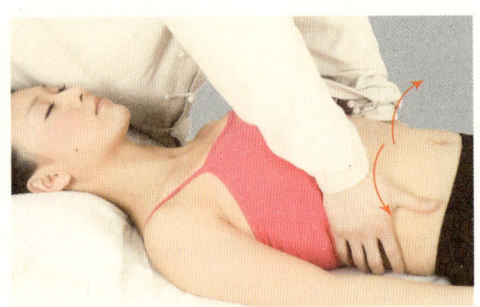

分推两肋： 以两拇指由胸骨剑突沿肋弓分推两胁肋部，推5～10遍。

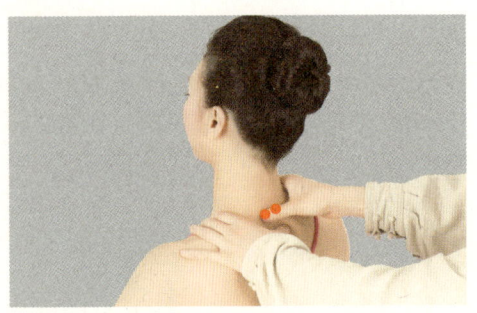

推揉背部： 用一指禅推法结合中指揉法，在定喘穴、肺俞穴操作，每穴3分钟。

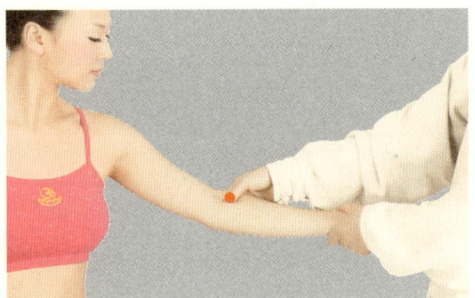

推揉手部： 以一指禅推法结合指按法、指揉法在尺泽、外关等穴操作，每穴2～3分钟。

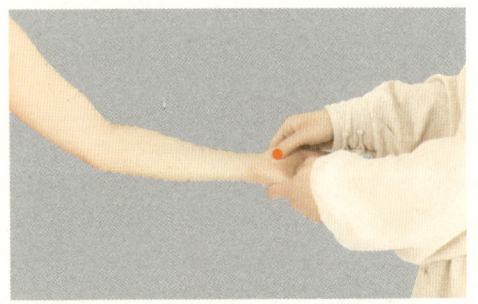

揉按鱼际： 用拇指指腹揉按鱼际穴2～3分钟。

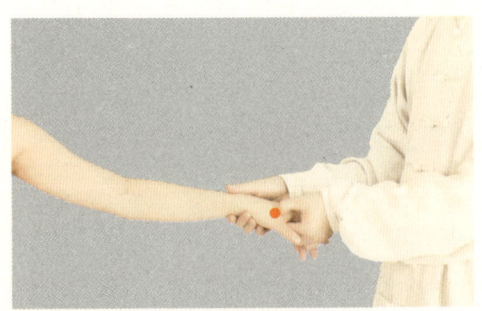

掐按合谷： 用拇指指腹掐按合谷穴1～2分钟，有刺痛感为宜。

中医推拿入门简单学

依症状探疾病

风寒袭肺型

症状：咳声重浊，气急，喉痒，咯痰稀薄色白，常伴鼻塞，流清涕，头痛，肢体酸楚，恶寒发热，无汗。

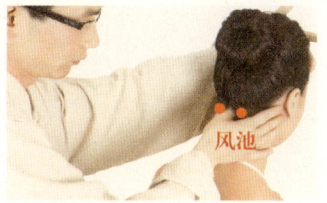
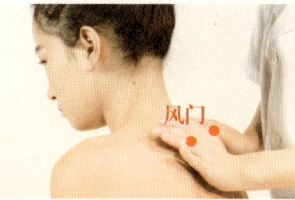

加减：
点按风池 + 按压风门
操作 2～3 分钟

痰湿蕴肺型

症状：咳嗽反复发作，尤以晨起咳甚，咳声重浊，痰多，痰黏腻或稠厚成块，色白或灰，胸闷气憋，常伴体倦，脘痞，腹胀。

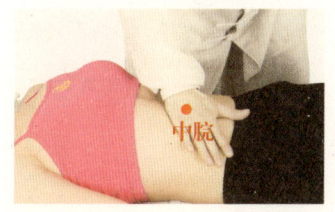
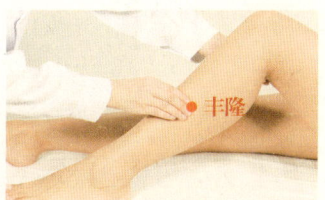

加减：
推揉中脘 + 推擦丰隆
操作 2～3 分钟

预防护理

1. 生活有规律，起居有节，劳逸结合，注意个人卫生，保持心情舒畅，避免郁怒化火伤肺，引起咳嗽。
2. 注意环境卫生，消除烟尘和有害废气的危害，保持室内空气清新。
3. 饮食宜清淡，忌食辛辣、油腻食物，不宜吃太咸或太甜的食物，忌烟酒，以防止刺激上呼吸道。

第四章 病痛渐消，清福自来——排解小病小痛

头痛——寻根溯源，疏经止痛

小医生断症

头痛程度有轻有重，疼痛时间有长有短。疼痛形式多种多样，常见胀痛、闷痛、撕裂样痛、电击样疼痛、针刺样痛，部分伴有血管搏动感及头部紧箍感，以及恶心、呕吐、头晕等症状。

小叮咛

头痛的防治应减少可能引发头痛的病因，包括避免头颈部的软组织损伤、感染、避免情绪波动等，及时诊断及治疗继发头痛的原发性疾病。

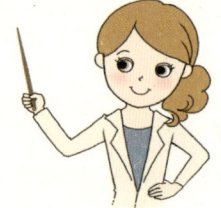

选取穴位

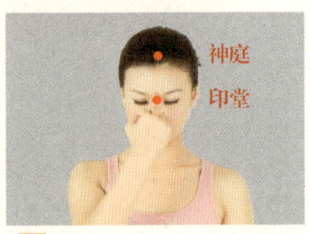

▼ 印堂、神庭安神定惊、醒脑开窍，缓解头痛，提神。

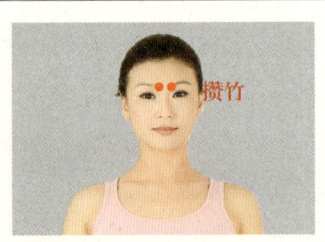

▼ 攒竹清热明目、祛风通络，可治疗头痛、眼疾。

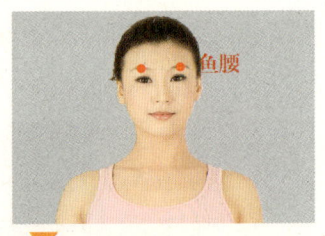

▼ 鱼腰疏风通络、清热明目，改善头痛。

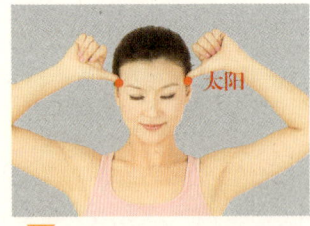

▼ 太阳清肝明目、通络止痛，可治疗头痛、眼疾。

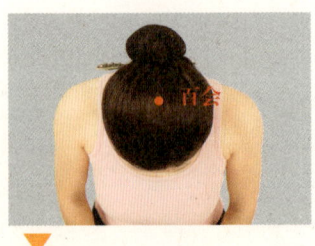

▼ 百会提神醒脑，缓解疼痛。

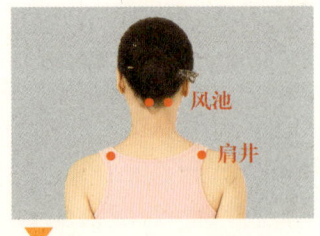

▼ 风池、肩井平肝熄风、通利官窍。

中医推拿入门简单学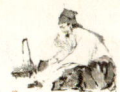

基础推拿手法

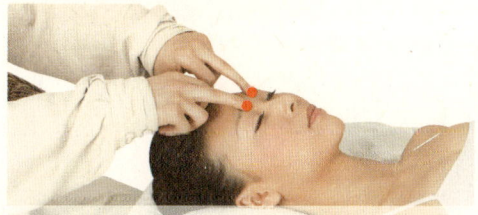

按揉面部： 用中指指腹揉按印堂、神庭、攒竹、鱼腰、太阳等穴，每个穴位2分钟。

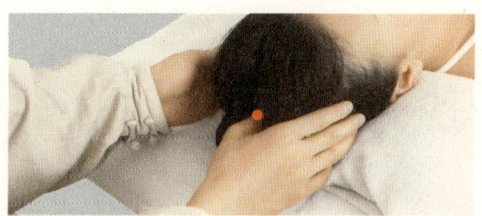

揉按头部： 用拇指指腹揉按百会、太阳等穴，每个穴位3分钟。

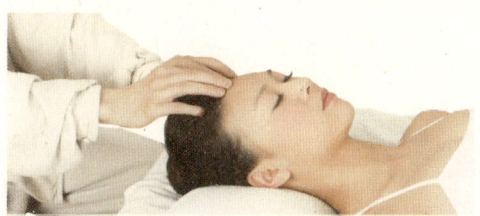

击打头部： 食指、中指、无名指指尖击前额部至头顶，反复3~6遍。

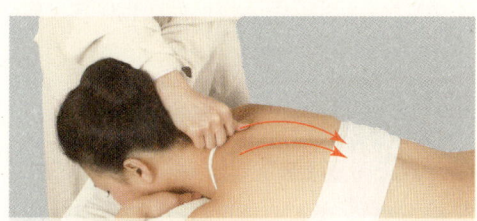

一指禅推背部： 用一指禅推法沿颈项部膀胱经、督脉往返操作3~5分钟。

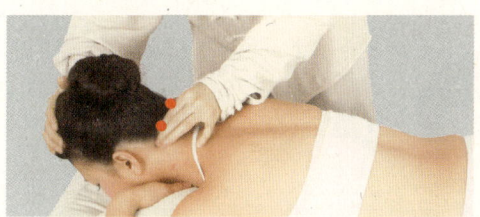

拿捏风池： 手指相对成钳状，拿捏风池穴，以穴位有酸胀感为宜，操作1分钟。

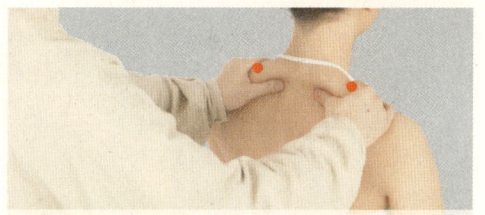

拿捏肩井： 手指相对成钳状，拿捏肩井穴，以穴位有酸胀感为宜，操作1分钟。

预防护理

1. 保持心情舒畅，防止情绪紧张、焦虑、愤怒。注意劳逸结合，避免过度疲劳，保证充足的睡眠时间，避免熬夜。
2. 不要在过强或者太弱的灯光下阅读，长时间用眼后，要让眼睛得到休息。戴眼镜者要经常验光，以确保眼镜度数合适。
3. 保持正确的睡姿和坐姿，积极预防颈椎病、落枕。
4. 饮食宜清淡，不可过食辛辣刺激性食物，不可过量喝咖啡、饮茶，戒烟戒酒。
5. 注意防寒保暖，加强体育锻炼。睡觉时头部避免吹风，避免在头发未干时睡觉。

第四章 病痛渐消，清福自来——排解小病小痛

牙痛——星状放散，合谷止痛

小医生断症

牙痛是多种牙齿疾病和牙周疾病常见症状之一，其特点表现为以牙痛为主，牙龈肿胀，咀嚼困难，口渴口臭，或时痛时止，遇冷热刺激疼痛加剧，面颊部肿胀等。

小叮咛

刷牙时要求牙刷运动的方向与牙缝方向一致，这样既可达到按摩牙龈的目的，又可改善牙周组织的血液循环，减少牙病的发生。

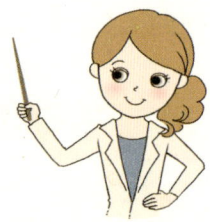

选取穴位

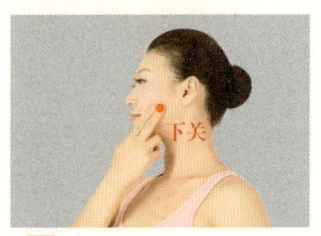

▼ 下关消肿止痛、益气聪耳，治疗牙痛、耳部疾患。

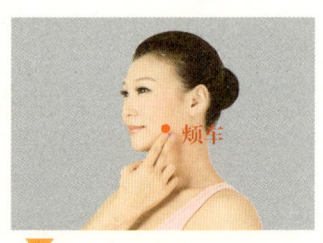

▼ 颊车活络止痛、祛风清热，通畅牙周血液循环。

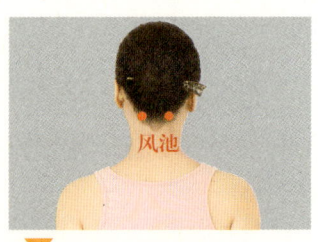

▼ 风池平肝熄风、通利官窍，消除牙龈肿胀。

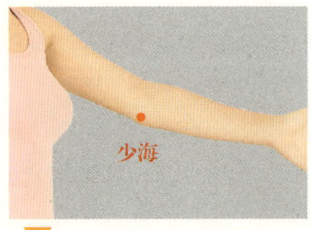

▼ 少海理气通络、益心安神，防治牙痛。

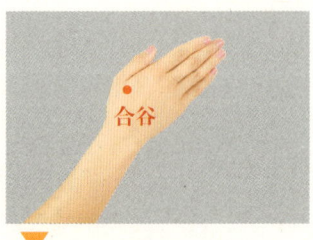

▼ 合谷镇静止痛、通经活经，缓解牙痛。

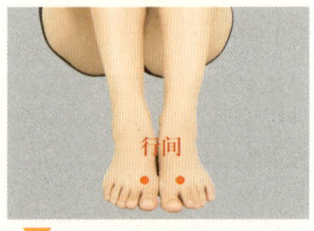

▼ 行间清热熄风、调经止痛，是治牙痛的特效穴。

中医推拿入门简单学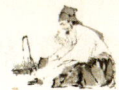

基础推拿手法

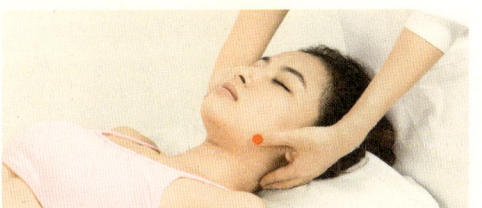

按揉面部： 用双手拇指指腹，分别按揉下关穴和颊车穴，分别按揉1分钟。

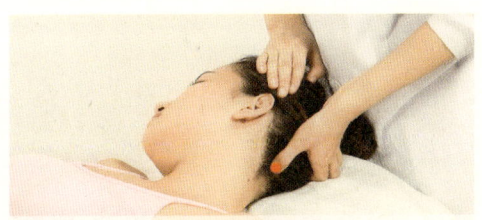

按揉风池： 用双手拇指指腹，分别按揉同侧风池穴，适当用力按揉1分钟。

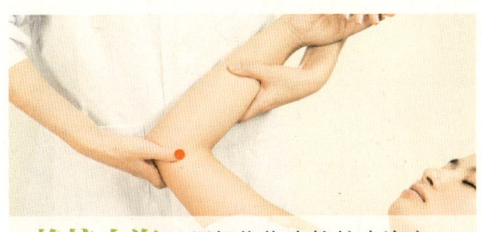

掐按少海： 用拇指指尖掐按少海穴，用力掐2分钟。

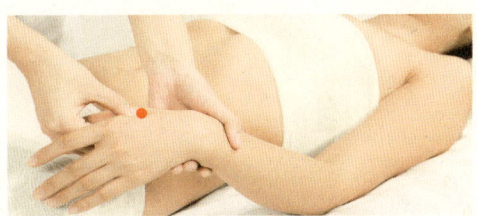

掐压合谷： 将拇指指尖按于合谷穴，适当用力掐压50次。

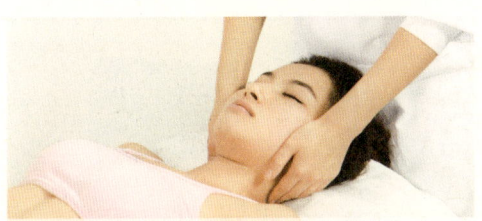

搓热面部： 搓热双手掌，分别放在同侧面颊部，适当用力搓揉5分钟。

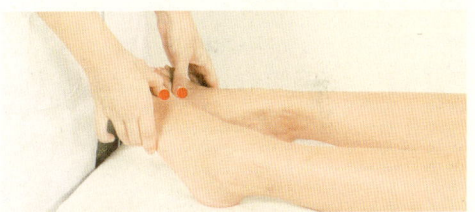

推动行间： 将拇指指腹放在行间穴上，适当用力上下推动1分钟。

预防护理

1. 注意口腔卫生，养成"早晚刷牙，饭后漱口"的良好习惯。
2. 睡前不宜吃糖或饼干、糕点等淀粉含量高的食物。
3. 脾气急躁、容易动怒会诱发牙痛，故宜心胸豁达，情绪宁静。
4. 勿吃过硬食物，少吃过酸、过冷、过热食物。

第四章 病痛渐消，清福自来——排解小病小痛

腰肌劳损——活动筋骨祛病痛

小医生断症

腰肌劳损患者多有腰背部或臀部弥漫性疼痛，以两侧腰部、椎旁及骶嵴上更为明显。其特点是晨起时痛剧，活动后缓解，但至傍晚时疼痛复现，休息后好转，患者多能用手指明确指出其痛点。

小叮咛

防治本病要保持良好的生活习惯，锻炼时压腿弯腰的幅度不要太大，否则不但达不到预期目的，还会加重病情。

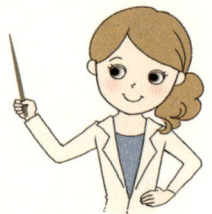

选取穴位

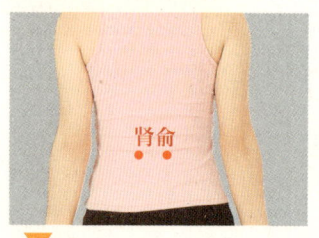

▼ 肾俞益肾助阳，可治疗脊柱强直、腰痛、腰肌劳损。

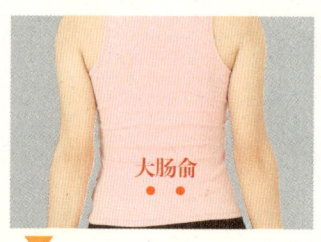

▼ 大肠俞理气降逆、调和肠胃。

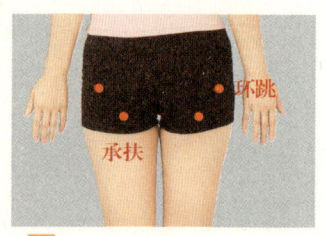

▼ 承扶舒经活络，缓解浊气冲撞引起的腰部胀痛。

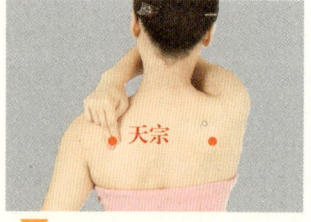

▼ 天宗活血通络、消炎止痛，改善腰部气血循环。

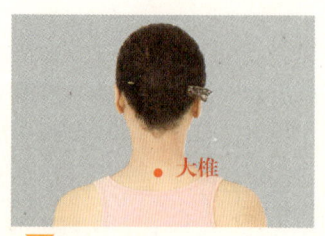

▼ 大椎祛风散寒、截疟止痛，祛除腰部外邪。

中医推拿入门简单学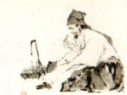

基础推拿手法

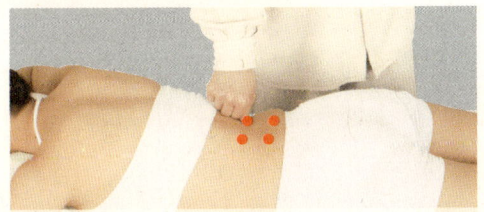

放松腰部： 用拇指指腹分别按压肾俞穴、大肠俞穴各5分钟。

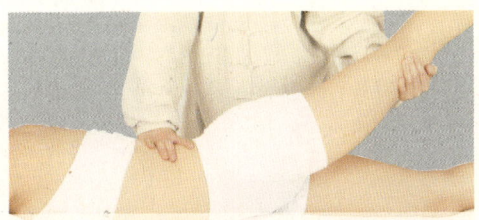

按揉腰骶部： 用手掌从上到下按揉腰骶部5分钟，以局部舒适为宜。

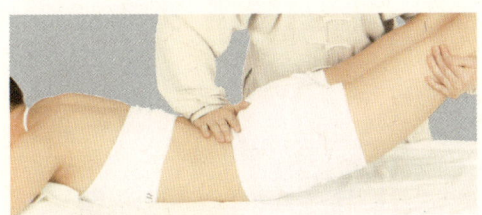

按压腰肌： 用手掌有节奏地按压腰部，使腰部震动。

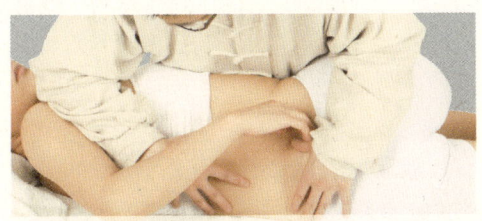

斜扳、旋转腰部： 分别用腰部斜扳法和旋转复位手法操作5分钟。

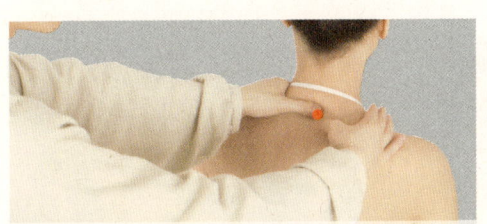

点按背部穴位： 点按天宗穴、大椎穴以及局部痛点，操作3~5分钟。

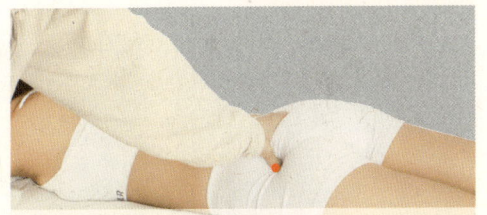

按摩臀部： 用拇指指腹重点按揉环跳穴、承扶穴5分钟。

预防护理

1. 保持良好坐姿，不要久坐在电脑前面，隔一段时间起来活动一下，如扭一扭腰，多走动。
2. 避免长时间保持同一姿势，时常将腰部转向不同的方向。
3. 注意劳动时腰部用力应适当，不可强力举重，不可负重久行，避免长时间弯腰工作。
4. 下班回家可以热敷，或在淋浴的时候用暖水喷射酸痛的部位。

第四章 病痛渐消，清福自来——排解小病小痛

肩周炎——揉捏肩部，缓解疼痛

小医生断症

肩周炎多因肩关节周围组织，如肌腱、滑囊等受冻、外伤、感染所致。不少患者是由风湿病引起的。其主要症状为颈肩持续疼痛，患侧上肢抬高、旋转、前后摆动受限，遇风遇冷有沉重隐痛。

小叮咛

如不及时治疗，拖延日久可使关节粘连，患侧上肢变细，无力甚至形成废用性萎缩。要注重关节的运动及运动量，以免造成肩关节相关损伤。

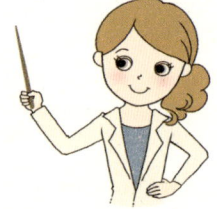

选取穴位

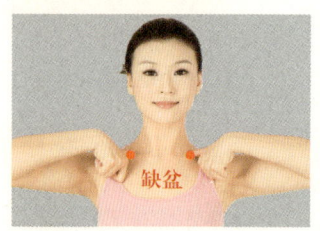

▼ 缺盆清咽止咳，也用于治疗肩部疾患。

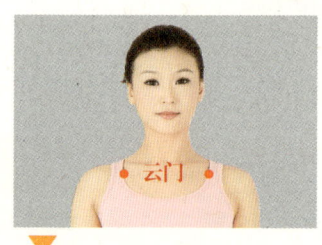

▼ 云门清肺理气，对肩周炎有一定疗效。

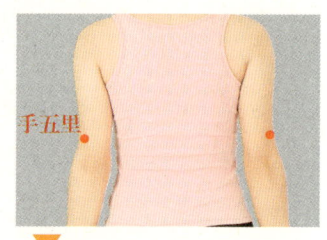

▼ 手五里理气散结、舒经活络，改善肩部气血。

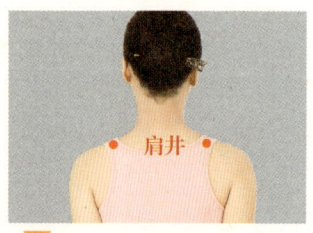

▼ 肩井消炎止痛、祛风解毒，可减轻肩周炎症状。

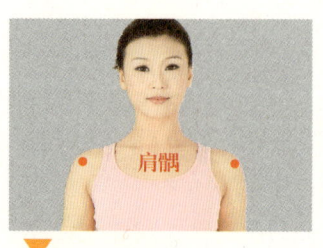

▼ 肩髃通经活络，可通畅肩部气血循环。

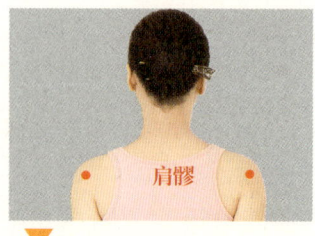

▼ 肩髎祛湿通络，可疏通肩部气血经络。

中医推拿入门简单学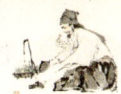

基础推拿手法

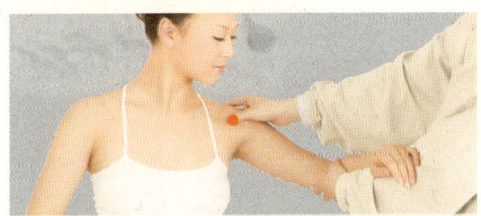

揉捏肩臂： 操作者一手握患肢腕部，另一手重点揉捏肩井、肩髃、肩髎等穴位。

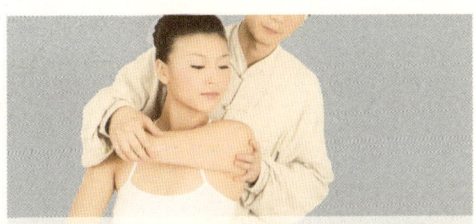

拉伸肩关节： 使用肩关节对抗拔伸法，牵引力不可过大，以患者能够接受为度。

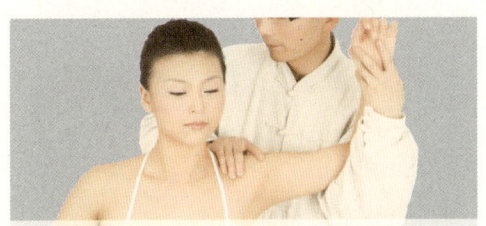

摇动肩关节： 采用托肘摇肩法或握腕摇肩法摇动肩关节，做6～8次。

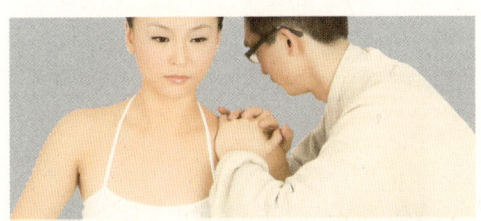

抱揉肩部： 操作者双手五指交叉相扣，掌心分别贴按患者肩前后，相对用力抱揉。

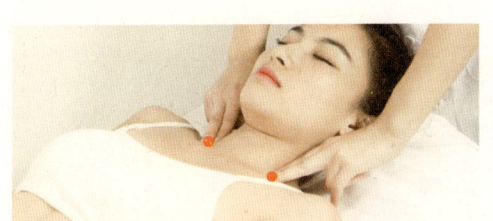

揉按前胸： 双手食指、中指紧并，放于缺盆穴、云门穴上，揉按2分钟。

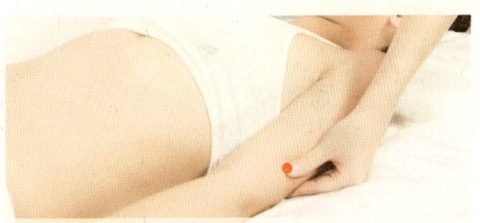

揉按手五里： 操作者双手拇指在患者的手五里穴上揉按，以局部酸胀为宜。

预防护理

1. 受凉是肩周炎的诱发因素，应注重保暖防寒，勿使肩部受凉。
2. 加强肩关节肌肉的锻炼可以预防肩周炎，减轻肩周炎的症状。进行运动锻炼前要做好运动前的热身准备，减少肩部损伤。
3. 治疗期间，避免提重物。应注意休息，避免过度疲劳。
4. 日常生活中注意保护肩部，避免长时间侧身躺着，避免单肩背重物或搬过重的东西。

第四章 病痛渐消，清福自来——排解小病小痛

落枕——推拿按揉，浑身轻松

小医生断症

落枕主要症状为颈部疼痛及活动受限，轻者为针刺痛，重者如刀割样或撕裂样疼痛。疼痛主要在颈部，也可以放射至头、背和上肢。皮肤无任何损伤，受损肌肉处有明显压痛。

小叮咛

本病局部轻度肿胀，病程不长，一般经数天的休息即可自愈。但有少数患者症状严重，需给予治疗。

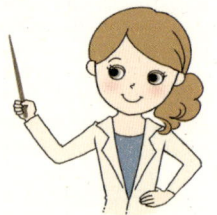

选取穴位

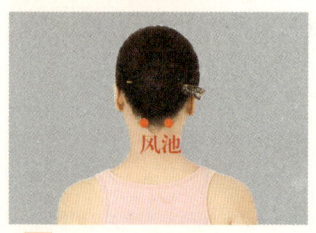

▼ 风池平肝熄风、通利官窍，缓解颈部疼痛。

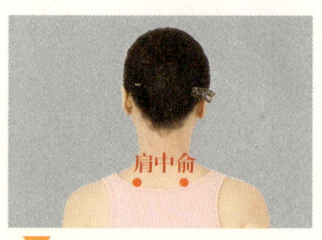

▼ 肩中俞解表宣肺，缓解治疗颈部疼痛。

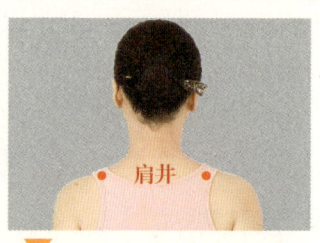

▼ 肩井消炎止痛、祛风解毒，减轻颈项部疼痛。

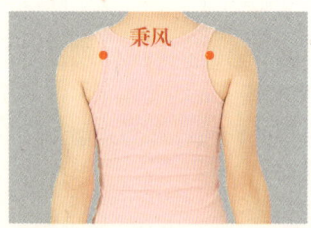

▼ 秉风散风活络，改善颈部血液循环。

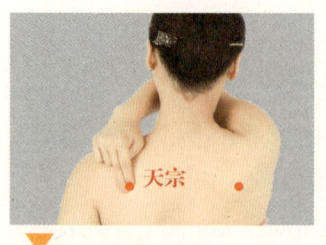

▼ 天宗活血通络、消炎止痛，常用于治疗落枕。

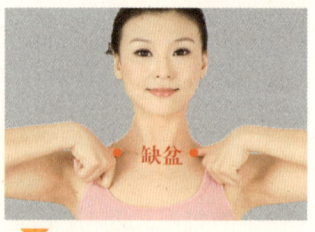

▼ 缺盆清咽止咳，可改善落枕引起的不适。

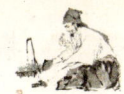

基础推拿手法

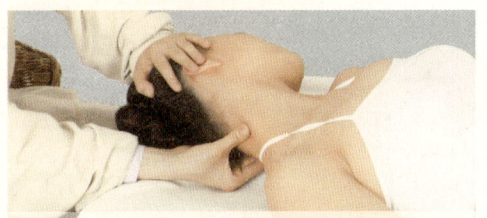

按摩颈项部： 用一指禅推法施于患侧颈项部2～3分钟。

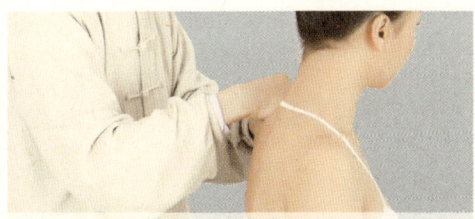

按揉背部穴位： 用拇指按揉风池、肩中俞、肩井、秉风、天宗等穴1～3分钟。

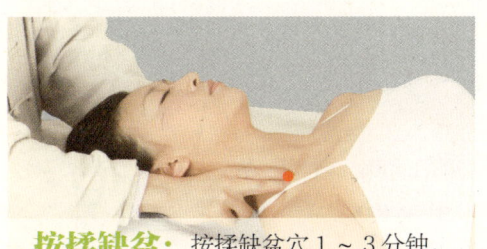

按揉缺盆： 按揉缺盆穴1～3分钟，以有酸胀感为度，并弹拨肌肉痉挛处。

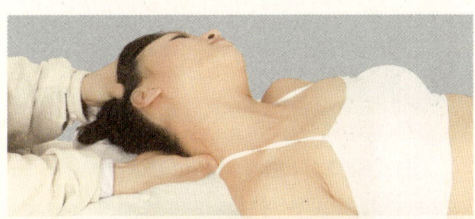

拔伸颈部： 用颈椎掌托拔伸法拔伸颈部，并做缓慢的屈伸和左右旋转运动数次。

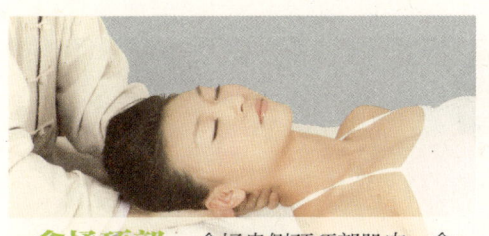

拿揉颈部： 拿揉患侧颈项部肌肉，拿肩井穴，用大鱼际揉肩胛内缘2～3分钟。

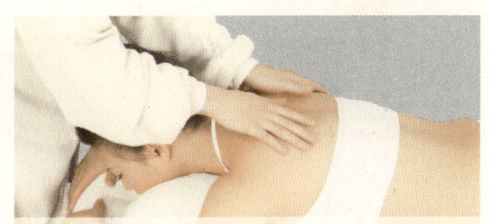

按摩肩背部： 用小鱼际轻叩肩背部，用擦法擦热颈项及肩背部，以酸胀为宜。

预防护理

1. 选择合适的枕头，一般枕头高度10～15厘米为宜，枕头的软硬要适当。
2. 避免不良的睡眠姿势，如俯卧把头颈弯向一侧；还没有摆正姿势就熟睡过去；头颈部过度屈曲或伸展等。
3. 避免受凉、吹风和淋雨，睡觉时尤其要注意颈部保暖。
4. 饮食要平衡，荤素合理搭配，多摄入富含维生素、微量元素、钙的食品，如新鲜的蔬菜、水果、奶制品及豆制品等。
5. 多锻炼身体，尤其要加强颈部功能锻炼。

第四章 病痛渐消，清福自来——排解小病小痛

颈椎病——松解粘连，舒缓疼痛

小医生断症

颈椎病主要表现为颈肩痛、头晕头痛、上肢麻木、肌肉萎缩，严重者双下肢痉挛、行走困难，甚至四肢麻痹，大小便障碍，出现瘫痪。

小叮咛

绝大多数颈椎病患者通过姿势调整，特别是睡姿调整，适当休息以及正确的颈肩背部肌肉锻炼就能恢复健康或是大幅度缓解症状。

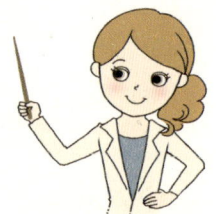

选取穴位

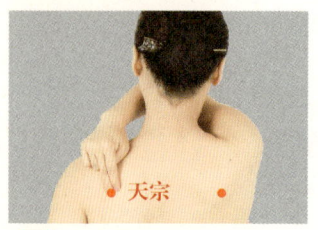

▼ 天宗养肺止咳、舒经活络，消除血气瘀滞。

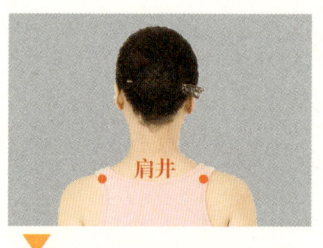

▼ 肩井消炎止痛、祛风解毒，治疗颈椎病。

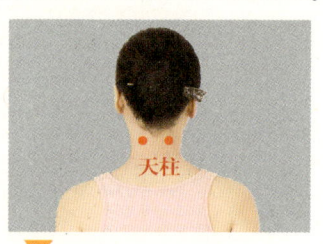

▼ 天柱解表宣肺，改善颈项部气血运行。

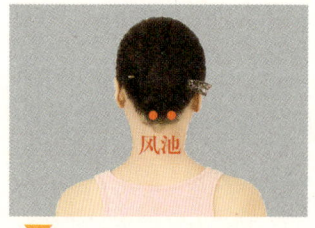

▼ 风池平肝熄风、通利官窍，缓解颈部疼痛。

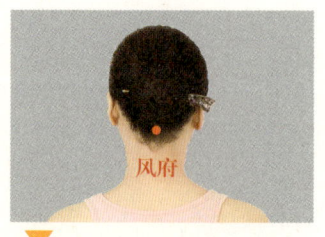

▼ 风府祛风散寒、截疟止痛，按摩可通畅经络。

中医推拿入门简单学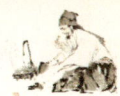

基础推拿手法

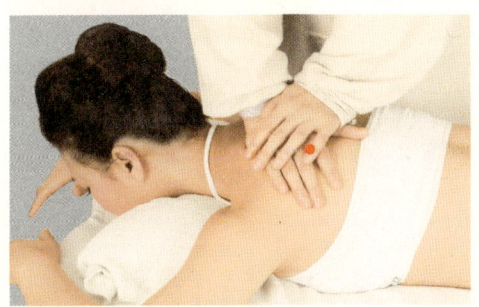

按揉肩膀： 双侧手掌置于患者双肩，重点压按天宗穴，施按揉手法1～3分钟。

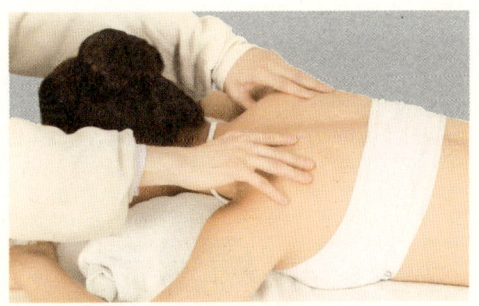

点按肩井： 操作者用拇指用力点按肩井穴1分钟，以局部酸胀为度。

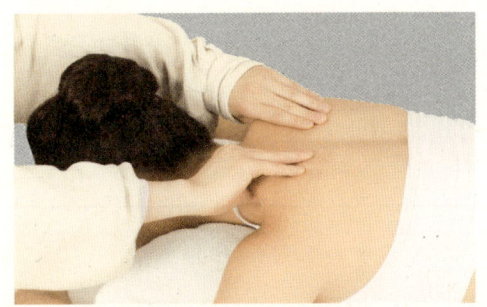

拿捏斜方肌： 双手拿捏双侧的斜方肌，反复进行5～8遍，使颈项部肌肉、肌腱、韧带尽量放松，缓解粘连。

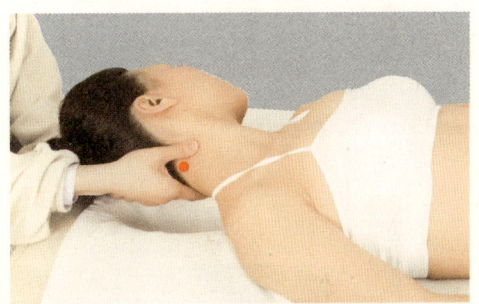

按揉颈部： 患者头部左倾转45度，操作者右手四指放在其右侧枕部，由上而下，施按揉手法，约1～3分钟，重点按揉天柱穴。

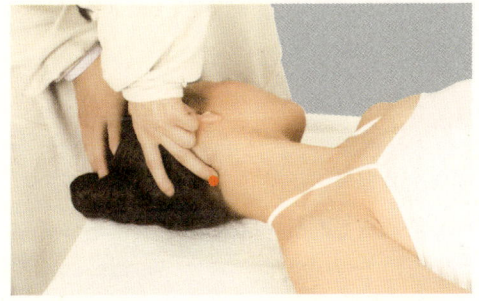

点按风池： 患者取仰卧位，操作者双手拇指扶于前额，中指点住风池穴、风府穴，分别操作20秒。

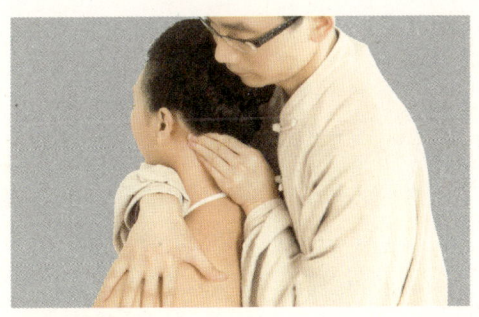

牵引颈椎： 身体向后倾，轻轻牵拉头部，使颈椎得到牵引，缓解压迫症状。

第四章 病痛渐消，清福自来——排解小病小痛

依症状探疾病

落枕型

症状： 发作时颈项疼痛，延及上背部，不能俯仰旋转，个别合并有眩晕或偏头痛者，每次发作三五天后，可有一段时间缓解，外感风寒湿则病情加重。

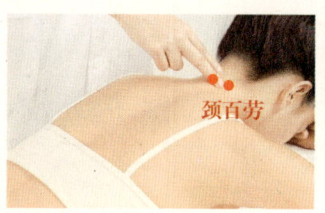
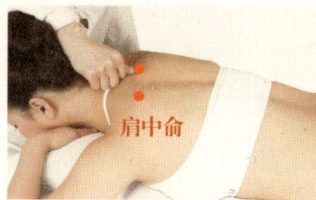

加减：
推揉颈百劳 + 推按肩中俞
操作 5 分钟

体虚气弱型

症状： 一侧肩臂放射到手的疼痛、麻木或肌肉萎缩，两臂麻痛较少见，头部微偏向患侧。风寒及劳累可加重症状，夜间症状加重。

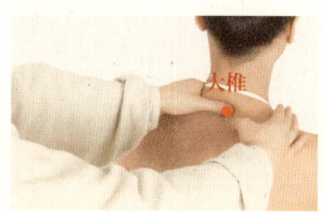
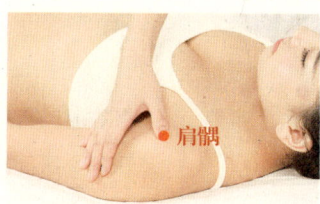

加减：
推按大椎 + 按揉肩髃
操作 5 分钟

预防护理

1. 保持正确的坐姿，使颈肩部放松，保持最舒适自然的姿势。长时间坐着的办公室工作者，应每隔一段时间站起来走动，活动一下颈肩部，使颈肩部的肌肉得到放松。
2. 注意睡眠姿势。睡觉时避免趴着睡，枕头不宜过高、过硬或过低。枕头中央应略凹进，颈部应充分接触枕头并保持略后仰，不要悬空。习惯侧卧位者，应使枕头与肩同高。睡觉时，不要躺着看书。
3. 注意肩颈部保暖。空调和电风扇不宜对着颈部吹，可以准备一件带领的外套，避免颈部受寒。

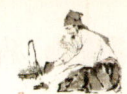

胃痛——点穴散痛，推揉腹部止痛

小医生断症

上腹胃脘部近心窝处发生疼痛，其疼痛有胀痛、刺痛、隐痛、剧痛等性质的不同，常伴食欲不振、恶心呕吐、嘈杂泛酸、嗳气吐腐等胃肠道症状。

小叮咛

本病发病特点以中青年居多，多有反复发作病史，发病前多有明显的诱因，如天气变化、饥饿等。本病在预防上要重视精神与饮食的调摄。

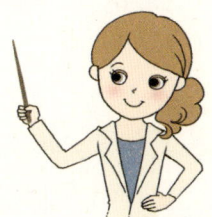

选取穴位

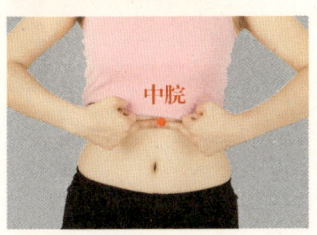

▼ 中脘健脾化湿、促消化，调理肠胃功能。

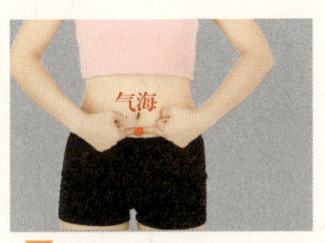

▼ 气海益气助阳、调畅胃部气机。

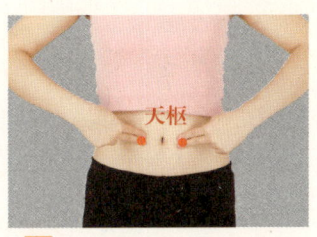

▼ 天枢调理胃肠、消炎止泻，减轻胃肠不适症状。

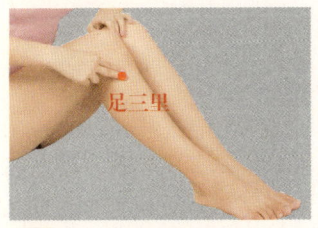

▼ 足三里生发胃气、燥化脾湿，增强胃动力。

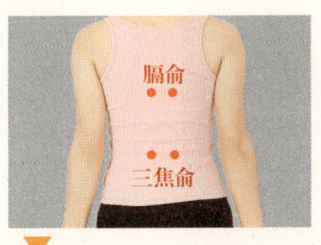

▼ 膈俞、三焦俞养血和营，调理肠胃功能。

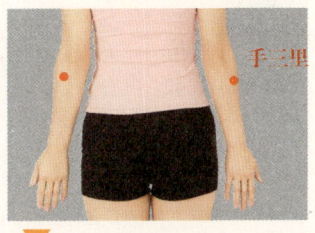

▼ 手三里健脾和胃，增强脾胃运化功能。

第四章 病痛渐消，清福自来——排解小病小痛

基础推拿手法

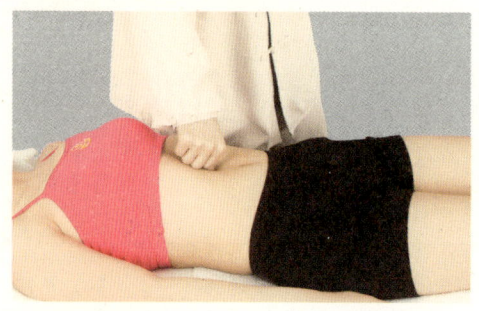

推按胃脘部： 用一指禅推法推胃脘部数十次，以腹部温热舒适为宜。

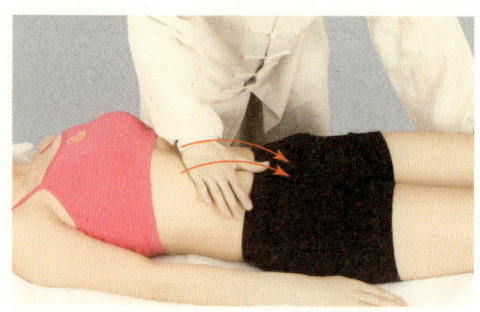

按揉胃脘部： 用大鱼际重点按揉中脘、气海、天枢等穴，每穴3分钟。

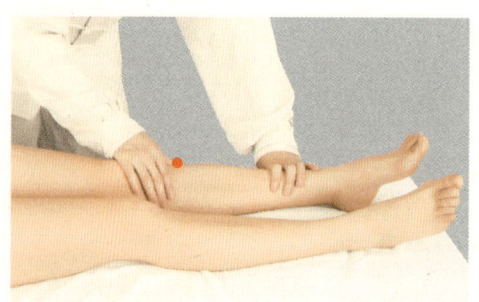

按揉足三里： 用一指禅推法结合按揉法在足三里穴上操作，常规操作10分钟。

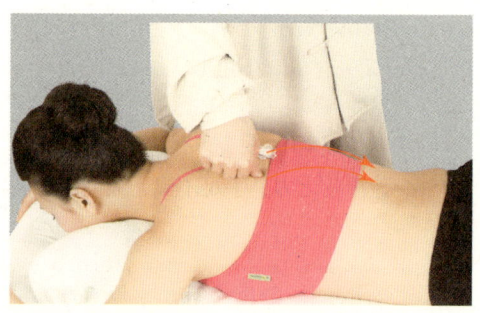

推揉背部腧穴： 用一指禅推法沿背部膀胱经自膈俞穴至三焦俞穴，往返操作5～10遍，以局部温热舒适为宜。

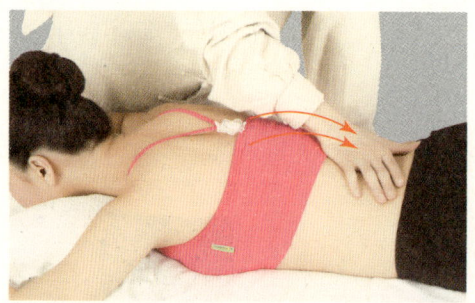

按揉背部穴位： 用较重的按揉法在膈俞、三焦俞等穴位操作，时间约5分钟。

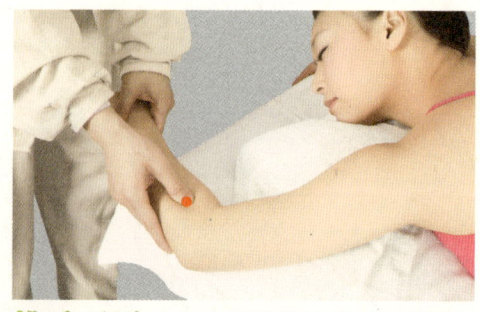

推手三里： 用一指禅推法推手三里穴2分钟，做较强刺激的操作。

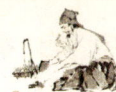

依症状探疾病

寒邪客胃型

症状： 胃痛暴作，甚则拘急作痛，得热痛减，遇寒痛增，口淡不渴，或喜热饮。

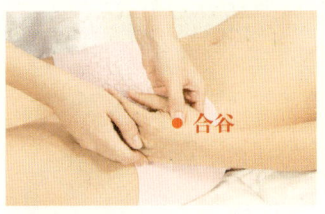
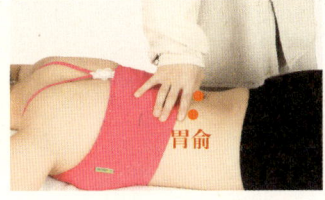

加减：
按揉合谷 + 按揉胃俞
操作 2～3 分钟

脾胃虚寒型

症状： 胃痛隐隐，冷痛不适，喜温喜按，劳累或食冷或受凉后疼痛发作或加重，泛吐清水，食少，神疲乏力，手足不温，大便溏薄。

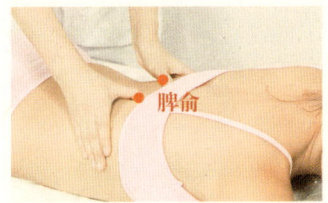
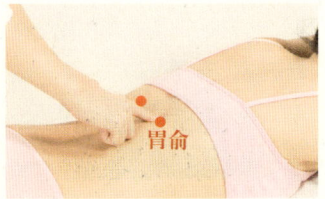

加减：
按揉脾俞 + 按揉胃俞
操作 2～3 分钟

预防护理

1. 养成有规律的生活和饮食习惯，切忌暴饮暴食，饥饱不均。
2. 不宜长期大量食用辛辣刺激性食品、生冷食品，禁止过度饮酒，防止损伤脾胃。
3. 天气寒冷的季节，应注意保暖，防止寒邪侵袭脾胃。
4. 注意调节生活节奏，避免精神紧张、焦虑、恐惧，防止过度疲劳。
5. 尽量少使用对胃有损害的药物，如阿司匹林、肾上腺皮质激素等西药。
6. 胃痛持续发作者，应进流质或半流质饮食，少食多餐，忌粗糙、多纤维的饮食，进食宜细嚼慢咽。

第四章 病痛渐消,清福自来——排解小病小痛

腹胀——舒畅气血,调理阴阳

小医生断症

腹胀可以是一种主观上的感觉,感到腹部的一部分或全腹部胀满,常伴有相关的症状,如呕吐、腹泻、嗳气等;也可以是一种客观上的检查所见,发现腹部一部分或全腹部膨隆。

小叮咛

胀气大部分是饮食所引起的,首先必须改变饮食习惯:吃东西时,细嚼慢咽,而且不要一次吃得太多、太撑,建议少食多餐。

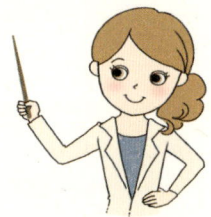

选取穴位

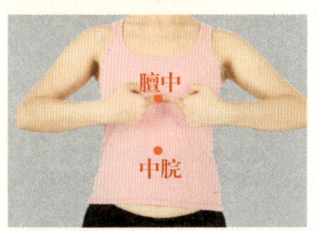

▼ 膻中、中脘活血通络,调理腹部气机升降。

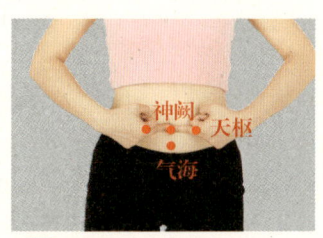

▼ 神阙、气海、天枢增强脾胃运化功能。

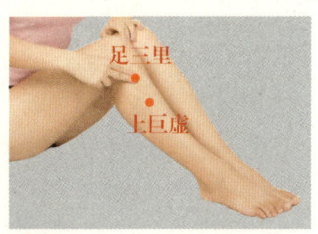

▼ 足三里、上巨虚生发胃气、燥化脾湿。

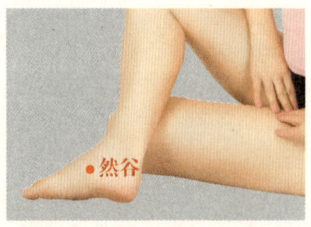

▼ 然谷益气固肾、消炎利尿,同调胀气。

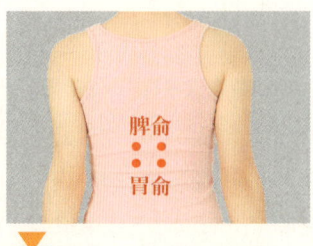

▼ 脾俞、胃俞调理胃肠、消炎止泻。

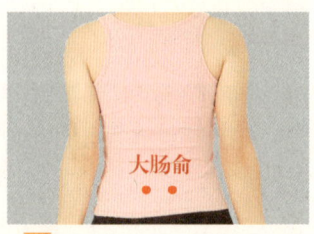

▼ 大肠俞理气降逆、调和肠胃。

中医推拿入门简单学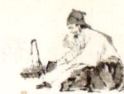

基础推拿手法

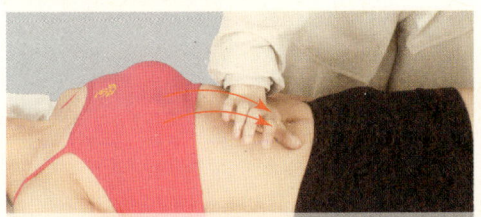

按摩腹部： 一指禅推膻中、中脘、神阙、气海、天枢等穴，用大鱼际揉中脘穴、气海穴。

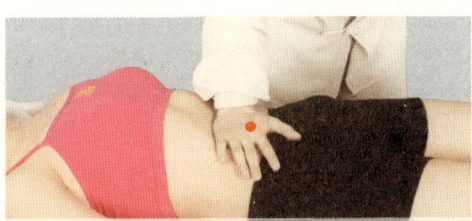

摩腹部： 搓热手掌置于神阙穴上，逆时针方向摩动，掌揉神阙穴，以热为度。

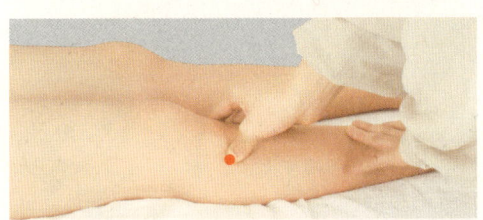

按揉下肢部穴位： 用拇指指腹按揉足三里、上巨虚、然谷等穴，以酸胀为度。

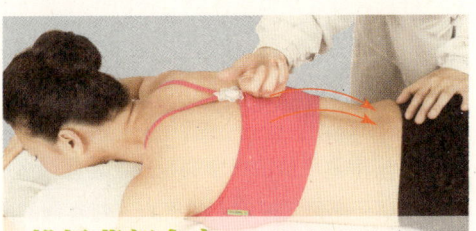

推揉背部俞穴： 一指禅推背部俞穴，重点推揉脾俞、胃俞、大肠俞等穴。

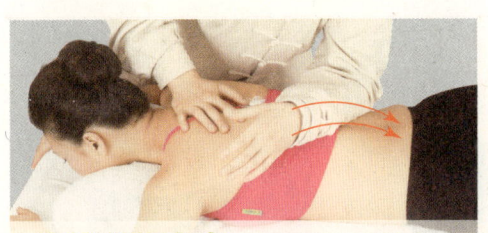

按揉背部俞穴： 用手肘按揉脾俞、胃俞、大肠俞等穴，以酸胀为度。

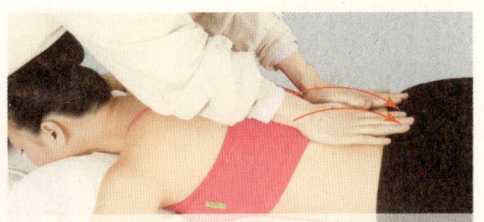

擦背部俞穴： 搓热手掌，掌擦背部俞穴，重点擦脾俞穴、胃俞穴，以透热为度。

预防护理

1. 治疗期间，限制或不吃产气过多的食物，例如蛋奶类，打起泡沫的奶油、加糖蛋白，还有汽水。有些人认为喝汽水能助人打嗝，打嗝虽能令人感觉舒畅，但大部分的气仍留在肠内。
2. 应避免消化不良，消化不良时可进行合理的饮食控制。腹胀时应在饮食中减少蔗糖量及牛奶等胀气食品。

第四章 病痛渐消,清福自来——排解小病小痛

食欲不振——轻点重压,胃口即开

小医生断症

食欲不振是指进食的欲望降低,见于急性、慢性胃炎,胃癌,肺结核,尿毒症,心力衰竭,肝炎,肝硬化,慢性肾上腺功能减退,神经性厌食,化疗药物的副作用等等。

小叮咛

除用推拿手法治疗本病以外,还应结合心理治疗,消除精神紧张,解除抑郁,充分缓解病人的压力,对本病的治疗效果有很大帮助。

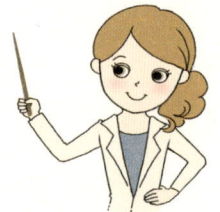

选取穴位

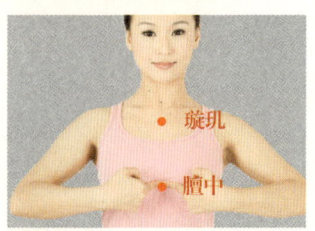

▼ 璇玑、膻中清热化痰,能生发清气,改善食欲。

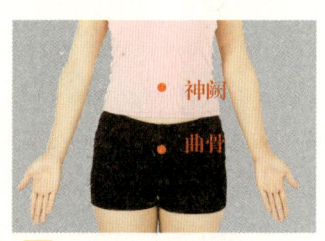

▼ 曲骨、神阙益肾壮阳、收降浊气,改善食欲。

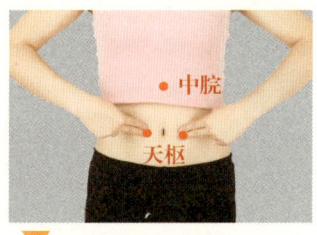

▼ 中脘、天枢活血通络,调理胃脘部气机。

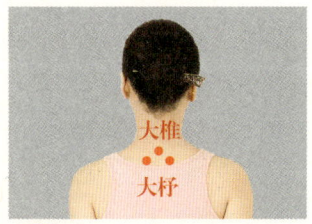

▼ 大椎、大杼祛风散寒,调理胃寒。

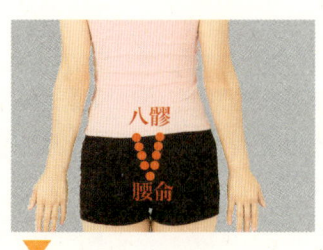

▼ 腰俞、八髎通经行气,增强腹部脏腑功能。

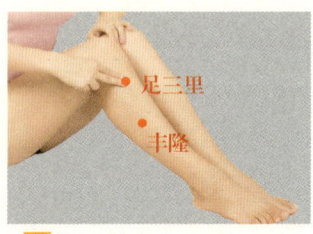

▼ 足三里、丰隆生发胃气,调理胃脘部气机。

中医推拿入门简单学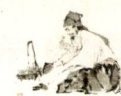

基础推拿手法

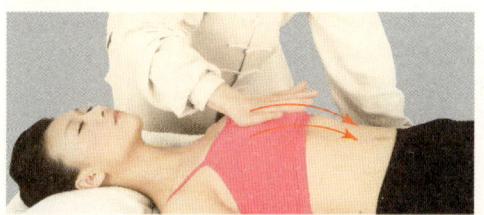

推揉胸腹： 用掌推法从璇玑穴至曲骨穴直推5遍。

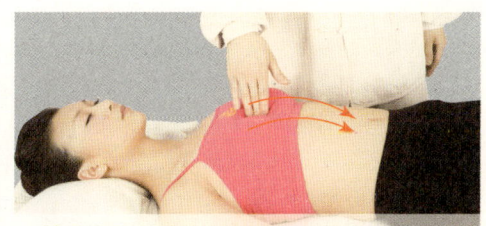

按揉胸腹： 用食指、中指、无名指按揉膻中、中脘、神阙、天枢等穴数次。

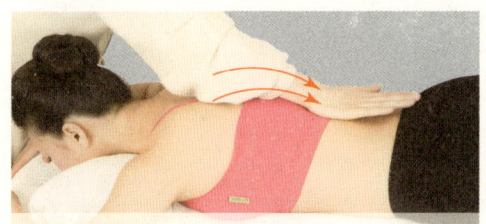

推揉背部： 患者取俯卧位，用掌推法从大椎穴至腰俞穴推至微热为度。

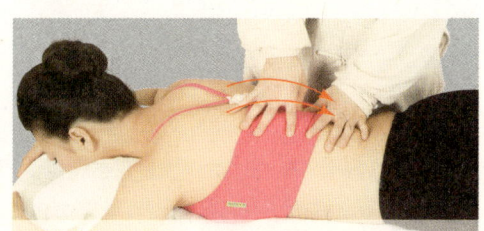

掌揉背部： 掌揉两侧大杼穴至八髎穴3～5遍。

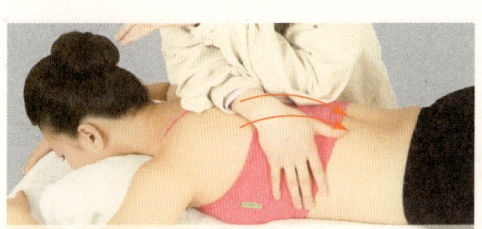

点按腰部： 在胸椎第七节至腰椎第四节两侧1寸左右，重点做拨法或点按。

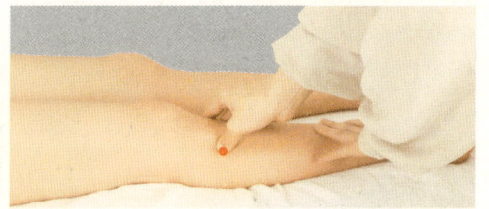

点按下肢穴位： 用拇指指腹点按足三里穴、丰隆穴，每穴各点按1分钟。

预防护理

1. 在进食上必须做到定时、定量、定质，合理的饮食制度，可成为机体的条件刺激。坚持定时进餐，到了进餐时间，就会产生食欲，分泌多种消化液，利于食物中各种营养素的吸收。
2. 科学的加工烹调食物有助于人体对食物的消化和利用。色彩美丽，香气扑鼻，味道鲜美，造型别致的食物，使人体产生条件反射，分泌出大量消化液，从而引起旺盛的食欲，利于食物消化吸收。

第四章 病痛渐消，清福自来——排解小病小痛

慢性腹泻——健脾和胃，调益脏腑

小医生断症

腹泻俗称"拉肚子"，是指排便次数明显超过平日习惯的频率，粪质稀薄，每日排便量超过200克，或含未消化食物或脓血、黏液，常伴有排便急迫感、肛门不适、失禁等症状。

小叮咛

慢性腹泻患者平时要养成良好的卫生习惯，居处冷暖适宜，并可结合食疗健脾益胃。一些急性腹泻病人可暂禁食，以利于病情的恢复。

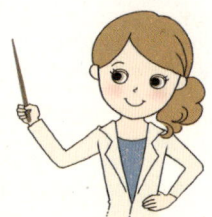

选取穴位

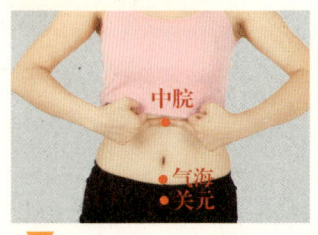

▼ 中脘、气海、关元健脾化湿，调理胃肠功能。

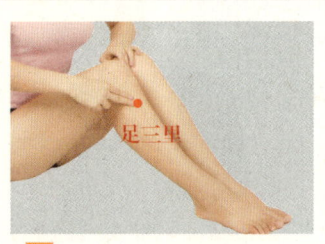

▼ 足三里生发胃气、燥化脾湿，补养一身气血。

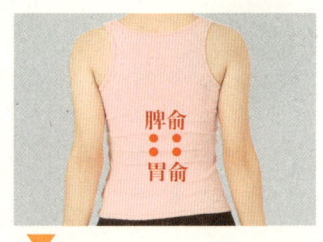

▼ 脾俞、胃俞健脾和胃、利湿升清，调理脾胃功能。

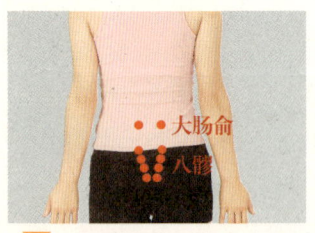

▼ 大肠俞、八髎和胃降逆、健脾助运。

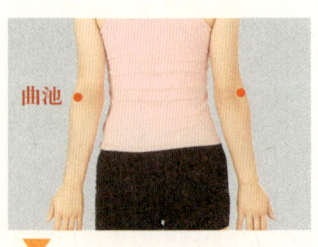

▼ 曲池清热和营、降逆活络，改善肠胃不适。

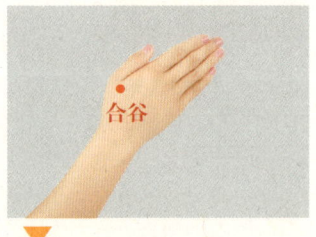

▼ 合谷镇静止痛、通经活络，改善肠道不适。

中医推拿入门简单学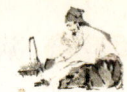

基础推拿手法

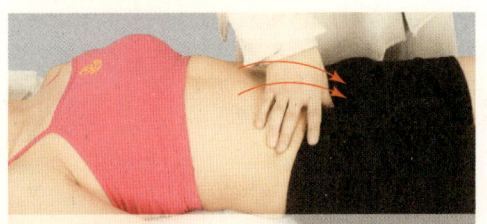

推按腹部： 用一指禅推法、摩法，由中脘穴慢慢向下至气海穴、关元穴往返数次。

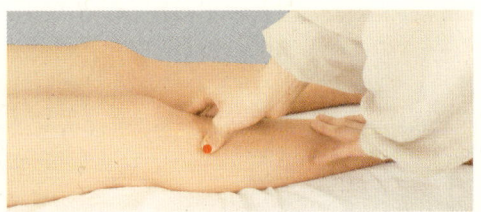

按揉足三里： 用拇指指腹按揉足三里穴1~3分钟。

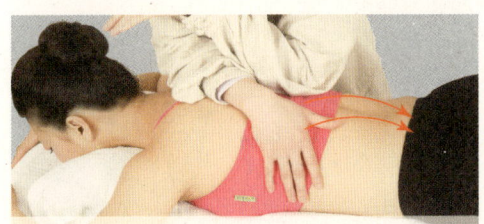

推揉背部穴位： 以肘按法作用于脾俞、胃俞、大肠俞、八髎等穴约5分钟。

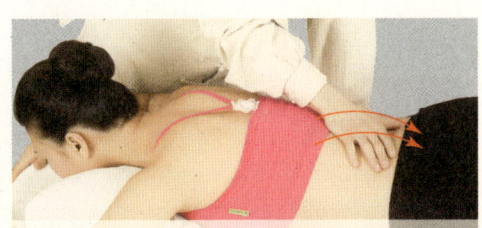

按揉背部穴位： 用按揉法作用于脾俞、胃俞、大肠俞、八髎等穴，操作5分钟。

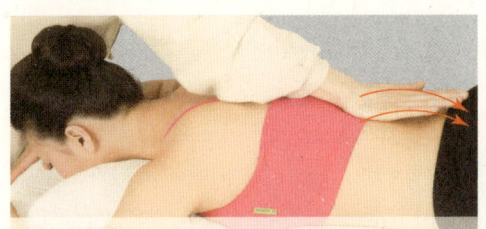

横擦背部穴位： 用擦法横擦大肠俞穴、八髎穴，以透热为度，操作3~5分钟。

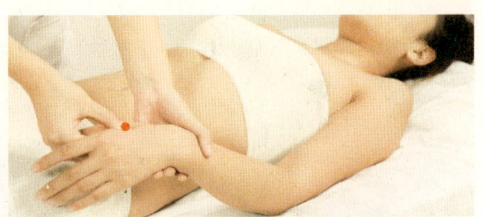

按揉上肢部穴位： 用拇指指腹按揉曲池穴、合谷穴，每穴操作1分钟。

预防护理

1. 养成良好的卫生习惯，不饮生水，忌食腐馊变质食物，饮食不过量，不能贪吃肥甘、辛辣、生冷的食物。
2. 注意保暖，防止受凉。保持情绪平稳，心情愉悦，避免忧郁恼怒，精神过度紧张。
3. 在夏季或梅雨季节，勿贪凉露宿，或久卧湿地，或冒雨涉水，以防湿邪侵袭，损伤脾胃，诱发腹泻。
4. 泄泻频繁有脱水症状者，应予以输液，补充丢失的水分和电解质。

第四章 病痛渐消,清福自来——排解小病小痛

便秘——疏导通肠,生活规律更健康

小医生断症

便秘是临床常见的复杂症状,主要是指排便次数减少、粪便量减少、粪便干结、排便费力等,必须结合粪便的性状、本人平时排便习惯和排便有无困难作出有无便秘的判断。

小叮咛

便秘的"报警"征象包括便血、贫血、消瘦、发热、黑便、腹痛等和肿瘤家族史。如果出现报警征象应马上去医院就诊,作进一步检查。

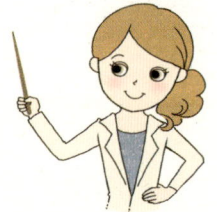

选取穴位

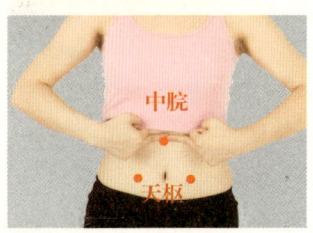

▼ 中脘、天枢健脾化湿、促消化,调理胃肠功能。

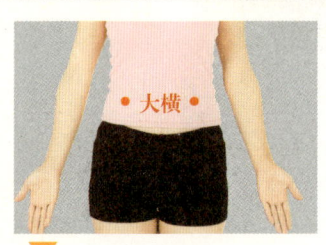

▼ 大横调理胃肠、消炎止泻,增强肠蠕动。

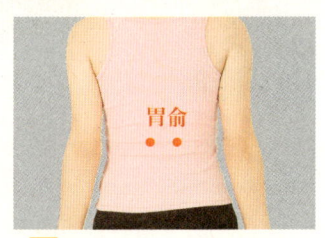

▼ 胃俞健脾和胃、利湿升清,增强脾胃运化功能。

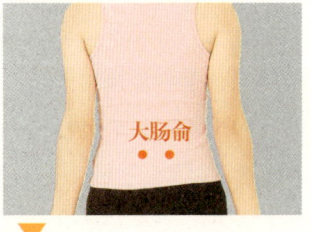

▼ 大肠俞理气降逆、调和肠胃,改善便秘。

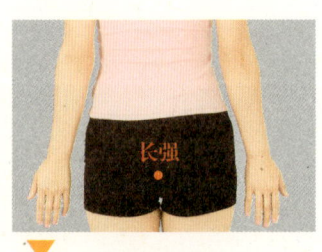

▼ 长强解痉止痛、调畅通淋,促进肠道蠕动。

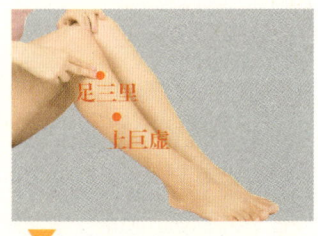

▼ 足三里、上巨虚生发胃气、调和肠道。

中医推拿入门简单学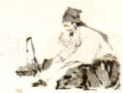

基础推拿手法

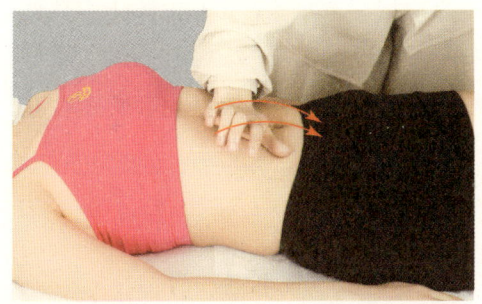

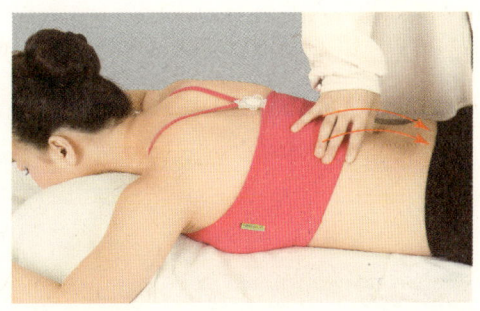

推揉腹部： 在中脘穴、天枢穴、大横穴处用一指禅推法、摩法操作，每穴操作1～3分钟。

推揉背部： 在背部胃俞穴、大肠俞穴用一指禅推法进行操作，操作1～3分钟。

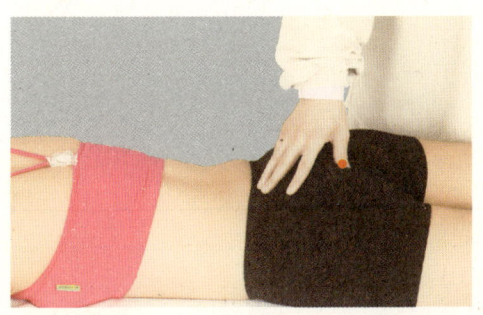

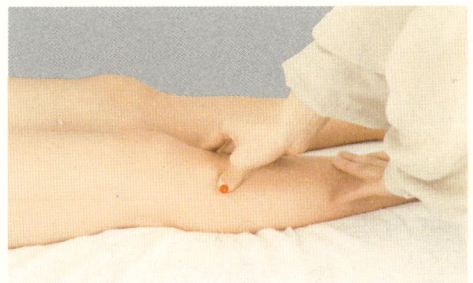

按揉长强： 用拇指指腹按揉长强穴1～3分钟，以局部酸胀为度。

按揉足三里： 用拇指指腹按揉足三里穴，以穴位有酸胀感为宜，操作1～3分钟。

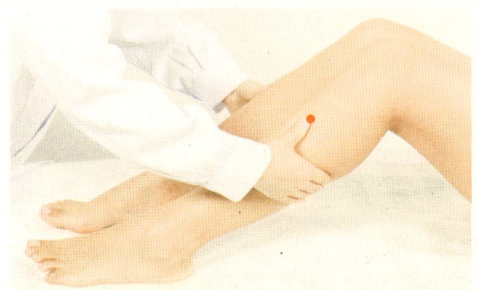

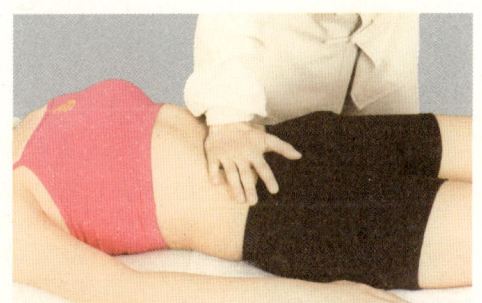

推揉上巨虚： 用拇指指腹推揉上巨虚穴，以穴位有酸胀感为宜，操作1～3分钟。

搓摩腹部： 将双掌搓热，覆盖在腹部上，搓摩腹部至腹部发热为宜，常规操作5分钟。

第四章 病痛渐消，清福自来——排解小病小痛

依症状探疾病

气机郁滞型

症状：大便干结，或不甚干结，欲便不得出，或便而不畅，肠鸣矢气，腹中胀痛，胸胁满闷，嗳气频作，饮食减少。

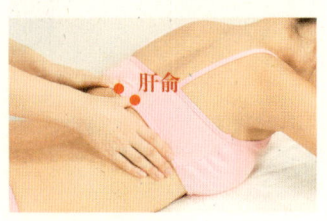
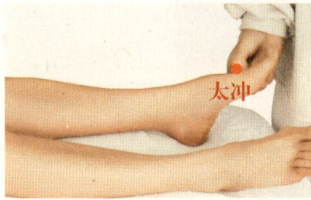

加减：
点按肝俞 + 掐按太冲
操作 3～5 分钟

阴寒积滞型

症状：大便艰涩，腹痛拘急，胀满拒按，胁下偏痛，手足不温，呃逆呕吐。

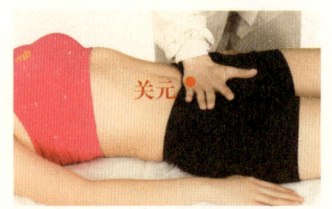
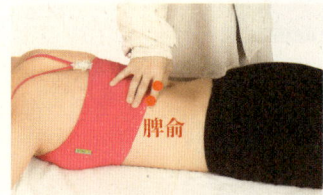

加减：
掌揉关元 + 推揉脾俞
操作 3～5 分钟

预防护理

1. 平时多锻炼身体，不要久坐、久卧，加强腹肌锻炼，多做下蹲、起立及仰卧、屈髋、压腹动作。
2. 饮食不能太精细，要适当补充膳食纤维，吃一些粗粮，多吃水果、蔬菜、奶制品和豆制品，少吃辛辣刺激性的食物。平时多喝开水或淡盐水。
3. 养成定时排便的习惯，排便时不要看书、看报，大便时间不宜过久。
4. 不能滥用泻药，以防引起或加重便秘。

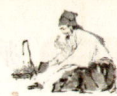

心悸——舒缓身心，稳定情绪

小医生断症

心悸是指病人自觉心中悸动，惊惕不安，不能自主的一种病症，常伴有气短、胸闷、失眠、健忘、眩晕、耳鸣、喘促等症状。

小叮咛

心悸多为阵发性，每因情志波动或劳累过度而发作，不发作时可无明显症状。心悸病势缠绵，应坚持长期治疗，并注意巩固治疗。

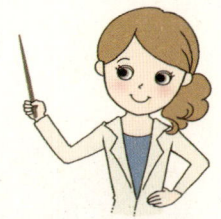

选取穴位

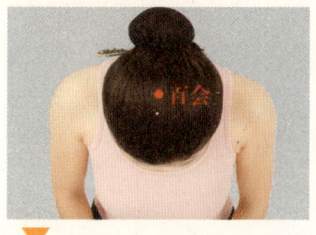

▼ 百会提神醒脑，用于治疗头痛、心悸、失眠等。

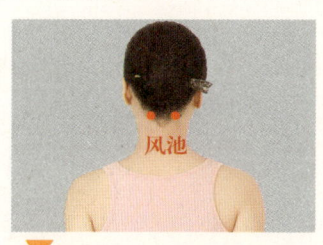

▼ 风池平肝熄风、通利官窍，可治疗头颈部疾病。

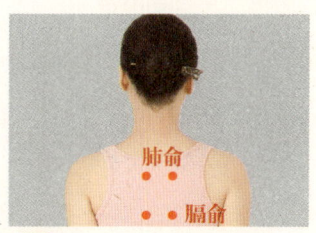

▼ 肺俞、膈俞调补肺气、祛风止痛，改善胸闷症状。

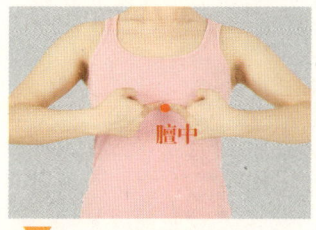

▼ 膻中养血和营、理气宽胸、活血通脉。

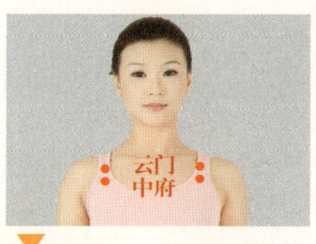

▼ 中府、云门宽胸理气，补益心经、胆经气血。

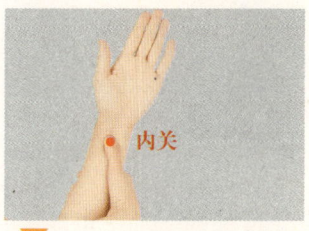

▼ 内关宁心安神、理气止痛。

第四章 病痛渐消，清福自来——排解小病小痛

基础推拿手法

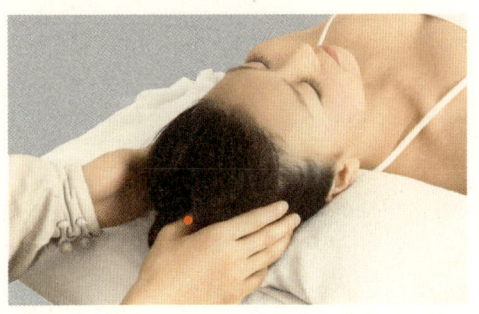

按摩百会： 一指禅推法结合抹法、揉法、按法，在百会穴上操作2~3分钟。

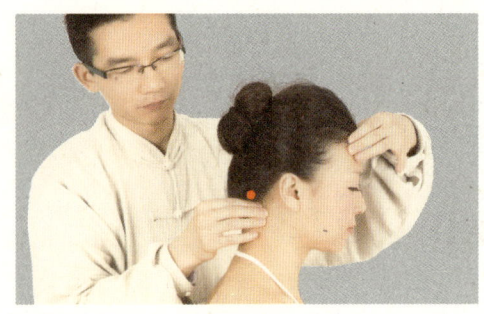

拿捏风池： 手指相对成钳状，拿捏风池穴1分钟。

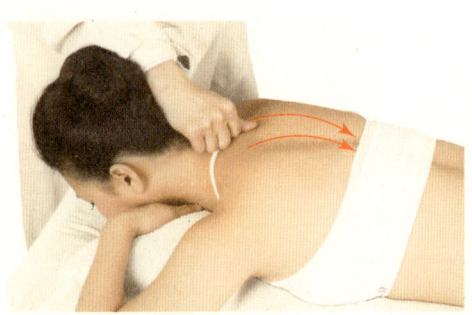

推揉背部： 一指禅推法重推肺俞穴、膈俞穴，每穴各2分钟。

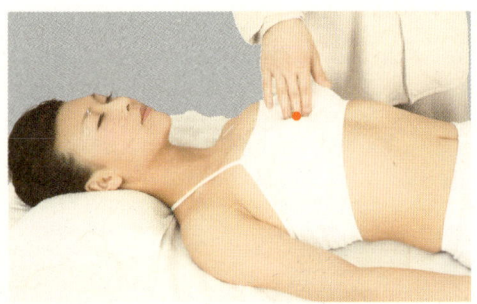

揉按膻中： 用食指、中指、无名指指腹揉按膻中穴1分钟。

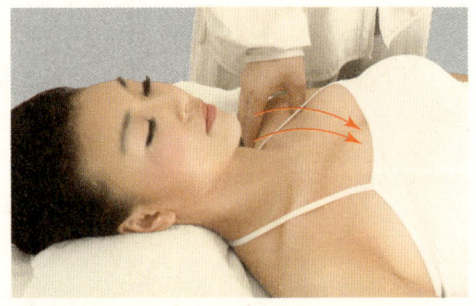

点按前胸穴位： 用拇指指腹点按中府穴、云门穴，各1分钟。

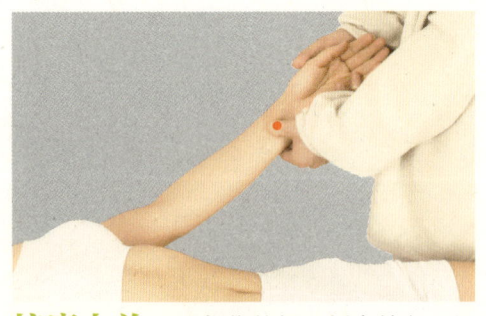

按摩内关： 用拇指按揉双侧内关穴，配合深呼吸，常规操作2~3分钟。

中医推拿入门简单学

依症状探疾病

心虚胆怯型

症状：心悸不宁，善惊易恐，坐卧不安，少寐多梦而易惊醒，食少纳呆，恶闻声响。

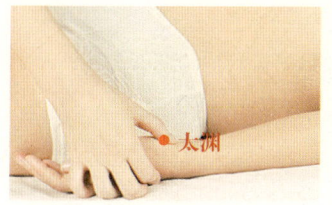
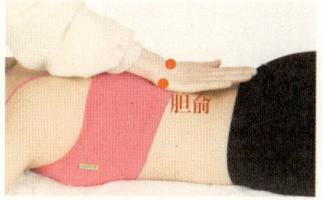

加减：
掐按太渊 + 揉按胆俞
操作1分钟

心脾两虚型

症状：心悸气短，头晕目眩，少寐多梦，健忘，面色无华，神疲乏力，纳呆食少，腹胀便溏。

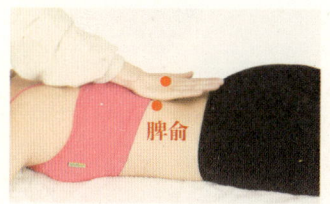
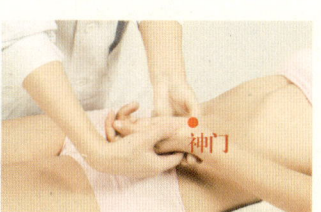

加减：
推擦脾俞 + 掐按神门
操作1分钟

预防护理

1. 心悸常因不良情绪诱发，保持心情愉快，精神乐观，情绪稳定，避免情志内伤，可大大减少发病。
2. 进食营养丰富而易消化吸收的食物，平素饮食忌过饱、过饥，戒烟酒、浓茶，宜低脂、低盐饮食。
3. 注意寒暑变化，避免外邪侵袭而诱发或加重心悸。注意劳逸结合，避免疲劳。

第四章 病痛渐消，清福自来——排解小病小痛

神经衰弱——舒经益气，放松神志

小医生断症

神经衰弱是由于大脑神经活动长期处于紧张状态，导致大脑兴奋与抑制功能失调而产生的一组以精神易兴奋、脑力易疲劳、情绪不稳定等症状为特点的神经功能性障碍。

小叮咛

精神因素是造成神经衰弱的主要原因。此病的治疗原则是在排除器质性疾病后，应用心理治疗、行为疗法、配合药物及物理治疗。

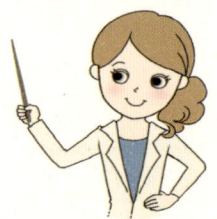

选取穴位

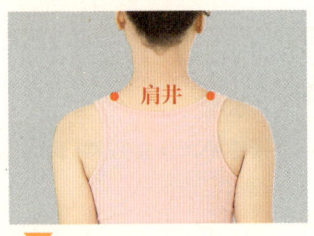 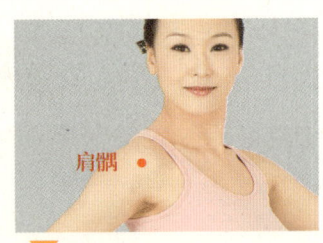 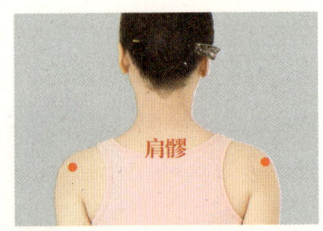

▼ 肩井消炎止痛、祛风解毒，缓解头颈部疲劳。

▼ 肩髃通经活络，缓解头颈部疲劳。

▼ 肩髎通经活络，舒缓头颈部神经紧张。

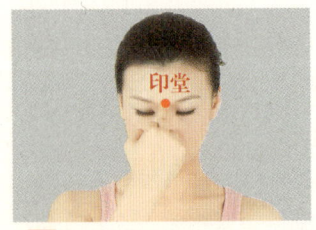 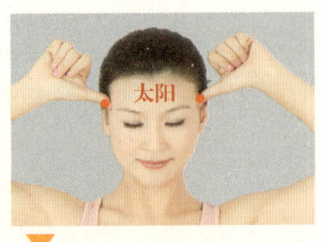 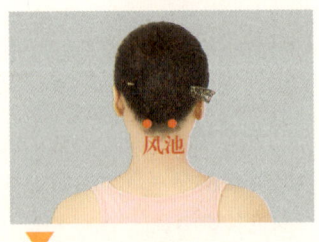

▼ 印堂安神定惊、醒脑开窍，缓解脑部疲劳。

▼ 太阳清肝明目、通络止痛、提神醒脑。

▼ 风池平肝熄风、通利官窍，调节脑部供血。

中医推拿入门简单学

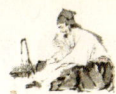

基础推拿手法

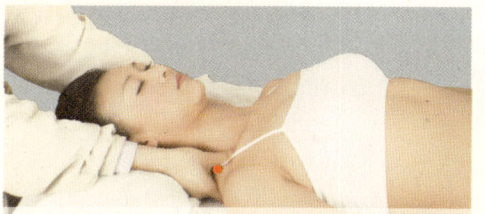

提拿肩颈： 双手提拿患者双肩颈部，重点捏揉肩井、肩髃、肩髎等穴位。

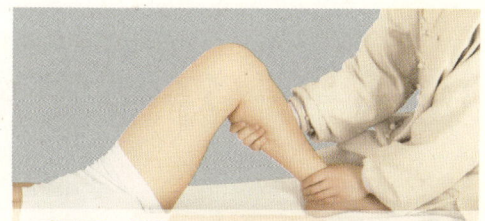

拿捏下肢： 双手由下至上拿捏下肢后侧肌群，再施推揉手法，反复进行3~5遍。

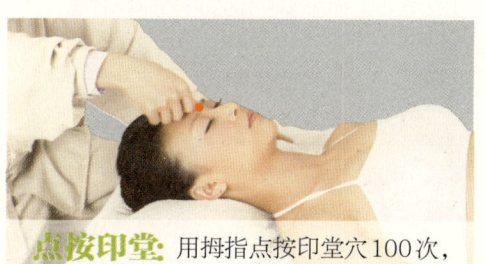

点按印堂： 用拇指点按印堂穴100次，以穴位酸胀为度。

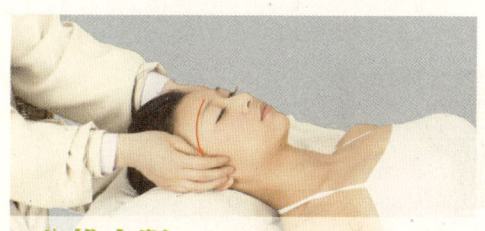

分推太阳： 用拇指沿眉上缘处向两侧分推至太阳穴处，重复进行5~10次。

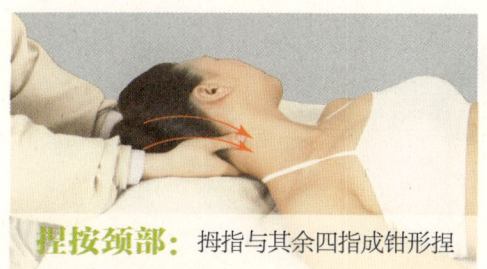

捏按颈部： 拇指与其余四指成钳形捏按颈后侧及枕部肌肉1~2分钟。

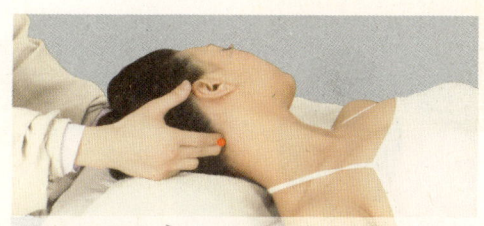

点按风池： 用食指、中指指腹点按风池穴50次，左右交替进行。

预防护理

1. 学会自我调节，用适当方式宣泄自己内心的不快和抑郁，以解除心理压抑和精神紧张。
2. 对自己的身体素质、知识才能、社会适应力等要有客观的认识，尽量避免做一些力所不及的事情。
3. 培养豁达开朗的性格，遇事要从大处着想，明辨是非。
4. 合理安排好工作、学习和生活的关系，做到有张有弛，劳逸结合。
5. 提高心理素质，培养广泛的兴趣，养成良好的睡眠习惯，加强体育锻炼。

第四章 病痛渐消,清福自来——排解小病小痛

失眠——舒缓安神,一觉到天亮

小医生断症

失眠患者入睡困难、睡眠质量下降和睡眠时间减少,伴记忆功能下降、注意功能下降、计划功能下降从而导致白天困倦,工作能力下降,在停止工作时容易出现日间嗜睡现象。

小叮咛

养成良好的生活习惯,如按时睡觉,不经常熬夜,睡前不饮浓茶、咖啡和抽烟等,保持心情愉快及加强体质锻炼等对失眠的防治有重要作用。

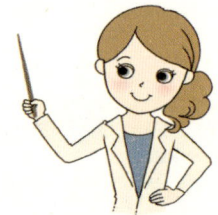

选取穴位

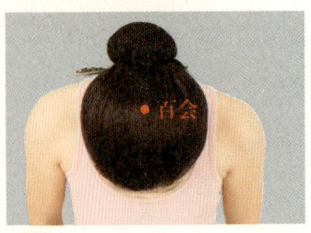
▼ 百会提神醒脑,用于治疗头痛、心悸、失眠等。

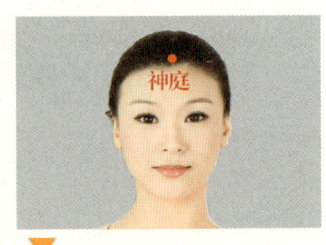
▼ 神庭清热、宁神醒脑,舒缓身心。

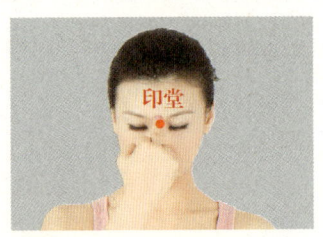
▼ 印堂安神定惊、醒脑开窍、通窍止痛。

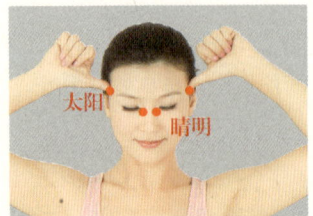
▼ 睛明、太阳清肝明目、通络止痛,改善睡眠质量。

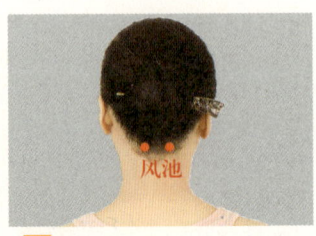
▼ 风池平肝熄风、通利官窍。

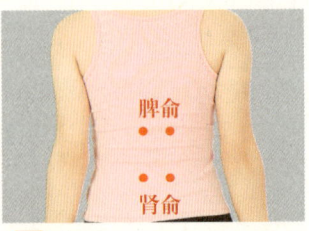
▼ 脾俞、肾俞利湿升清、益肾助阳。

中医推拿入门简单学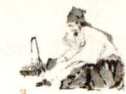

基础推拿手法

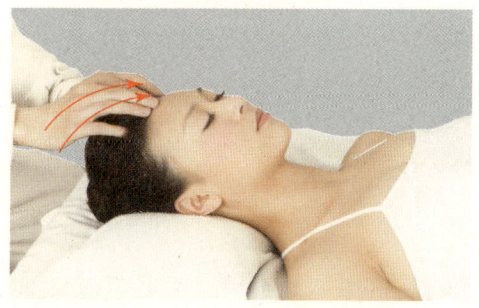

揉按头部： 患者取坐位或仰卧位，指按、指揉神庭穴、百会穴，每个穴位1分钟。

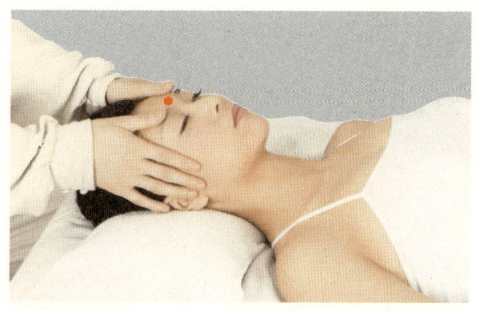

揉按面部： 指按、指揉印堂、睛明、太阳等穴，每个穴位5分钟，以局部温热舒适为宜。

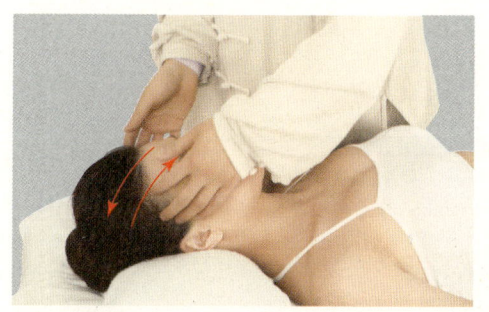

拿捏风池： 从前额发际处至风池穴处做五指拿法，反复3～5遍。

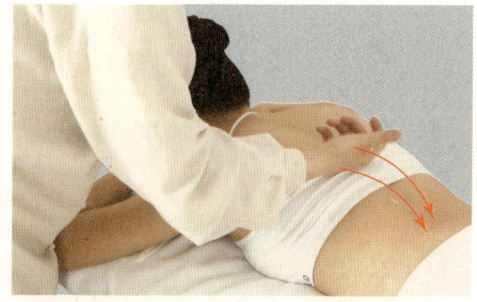

叩击腰背部： 用手背在患者背部、腰部进行叩击，重点叩击脾俞、肾俞等穴位，约5分钟。

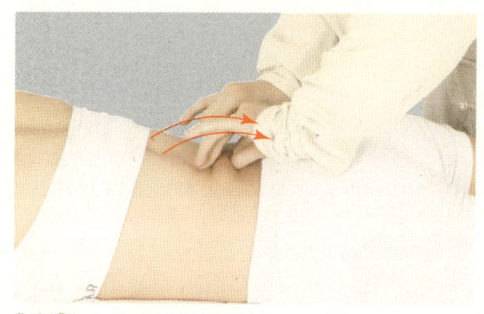

捏脊： 自上而下捏脊3～4遍。

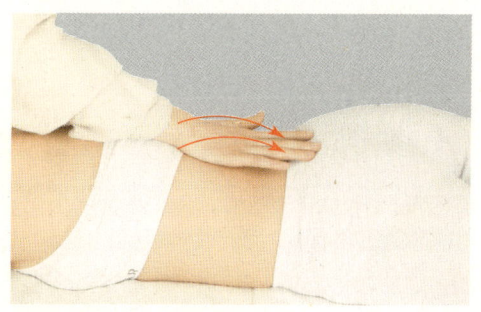

推督脉： 自上而下掌推背部督脉3～4遍。

第四章 病痛渐消，清福自来——排解小病小痛

依症状探疾病

心脾两虚型

症状： 多梦易醒，心悸健忘，神疲食少，头晕目眩，伴有四肢倦怠，面色少华。

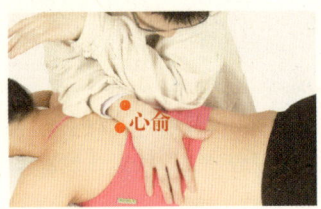 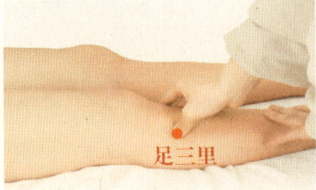

加减：
推揉心俞 + 按揉足三里
操作 1 分钟

心胆气虚型

症状： 心烦不寐，多梦易醒，胆怯心悸，触事易惊，伴有气短自汗，倦怠乏力。

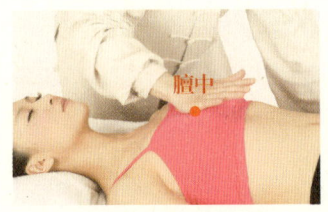 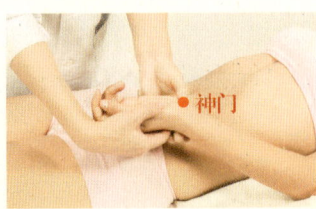

加减：
点按膻中 + 掐按神门
操作 1 分钟

预防护理

1. 积极进行心理情志调整，克服过度的紧张、兴奋、焦虑、抑郁、惊恐、愤怒等不良情绪，做到喜怒有节，保持精神舒畅。
2. 作息时间要有规律，适当从事体力活动或体育锻炼，增强体质，持之以恒，促进身心健康。
3. 注意睡眠环境的安宁，床铺要舒适，卧室光线要柔和，并努力减少噪声，去除各种可能影响睡眠的外在因素。

第五章 强身健体
——调养慢性病

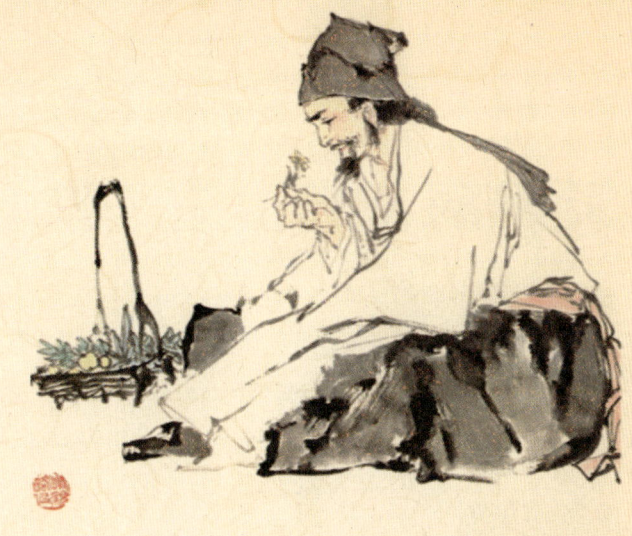

人到中年疾病多，老来更是疾病缠身。中老年时期，人体功能逐渐衰弱，免疫力和抵抗力也随之下降，以至于大病小病接踵而来。于是多数的中老年人都喜欢吃保健品维持健康。其实不是只有吃药才能祛病，推拿也有很好的效果，每天对症按摩穴位，长期坚持，能很好地调养慢性病。

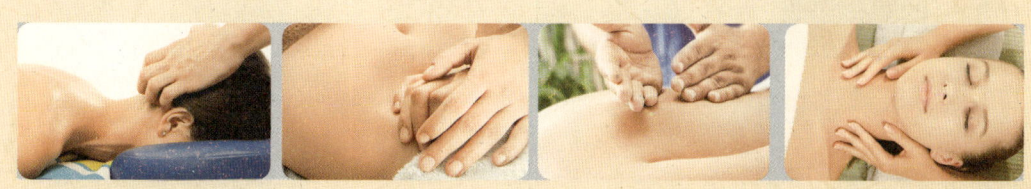

第五章 强身健体——调养慢性病

腰椎间盘突出——推拿消除痛楚

小医生断症

腰椎间盘突出以持续性腰背部钝痛为多见，平卧位减轻，站立则加剧，在一般情况下可以忍受，持续时间少则 2 周，长者可达数月，甚至数年之久，伴有下肢放射痛或麻木。

小叮咛

平时站或坐姿势要正确，脊柱不正，会造成椎间盘受力不均匀，是造成椎间盘突出的隐伏根源。正确的姿势应该"站如松，坐如钟"。

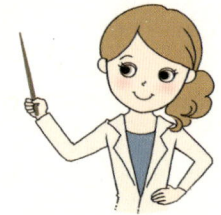

选取穴位

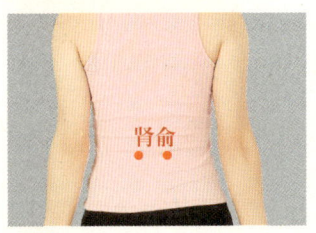

▼ 肾俞益肾助阳，可治疗脊柱强直。

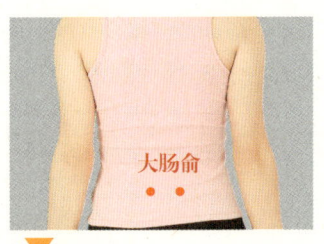

▼ 大肠俞理气降逆、调和肠胃。

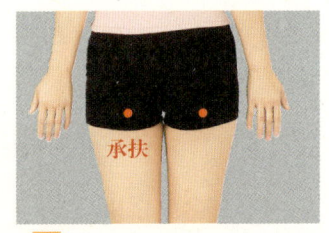

▼ 承扶舒经活络，缓解浊气冲撞引起的腰部胀痛。

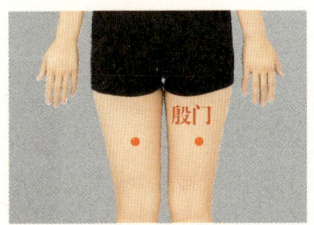

▼ 殷门舒经活络、强膝壮腰。

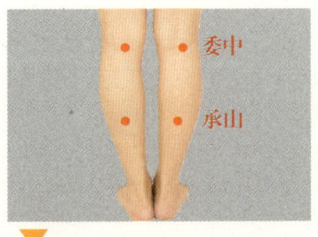

▼ 委中、承山舒经活络、凉血解毒。

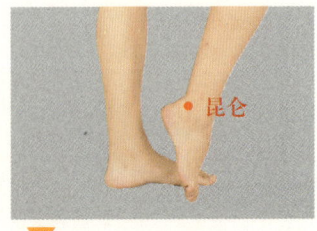

▼ 昆仑舒经活络，可治疗筋挛拘急。

中医推拿入门简单学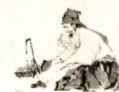

基础推拿手法

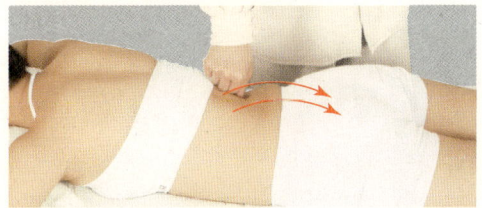

放松臀部：分别按压肾俞、大肠俞、承扶、殷门、委中、承山、昆仑等穴。

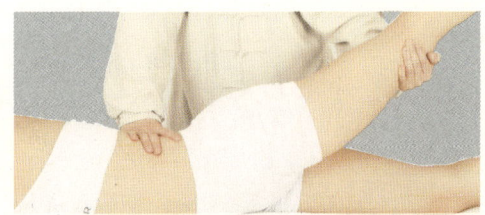

拉宽腰椎空隙：使用腰椎拔伸法，使椎间隙增宽，减轻突出物对神经的压迫。

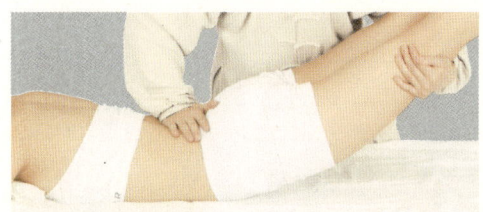

增加椎间盘外的压力：双手有节奏地按压腰部，使腰部振动。

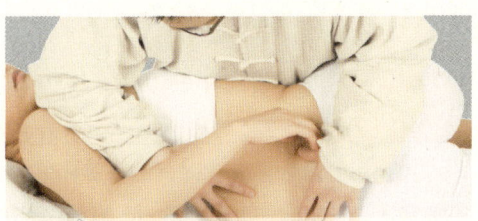

调整后关节：用腰部斜扳法和旋转复位手法，以调整后关节紊乱。

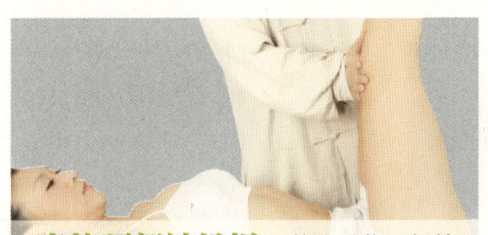

牵拉腰部神经根：仰取卧位，保持患者膝关节伸直，强制抬高患者整条腿。

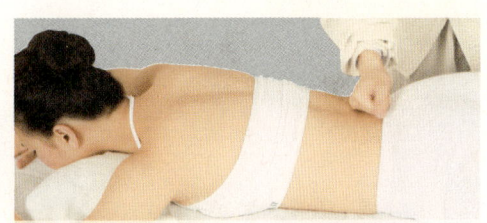

按摩损伤神经：沿受损的神经根及其分布区域用按、点、揉、拿等手法按摩。

预防护理

1. 预防腰椎间盘突出症最好的方法是加强腰背部肌肉的锻炼，肌肉的强度增大可很好地保护腰椎。
2. 治疗期间，患者宜卧硬板床休息，并注意腰部保暖。
3. 可用宽腰围保护腰部，尽量避免直腿弯腰动作。病情好转后，可适当锻炼腰背部肌肉。

第五章 强身健体——调养慢性病

坐骨神经痛——找准病因，舒经活络

小医生断症

坐骨神经病多见于中老年男子，以单侧较多，起病急骤，在持续性疼痛的基础上有一阵阵加剧的烧灼样或者针刺样疼痛，夜间更严重。

小叮咛

本病患者急性期应及时就医，卧床休息，并密切配合诊治，预后通常较好。应注意与腰肌劳损、臀部纤维组织炎等疾病相鉴别。

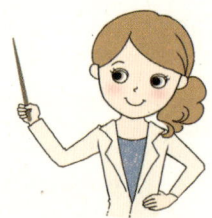

选取穴位

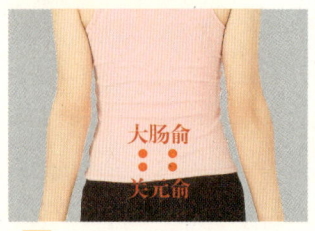

▼ 大肠俞、关元俞理气降逆，是阳气通行的关隘。

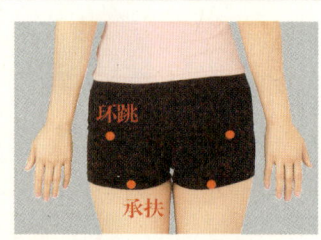

▼ 环跳、承扶温肾壮阳、培补元气，调节两经。

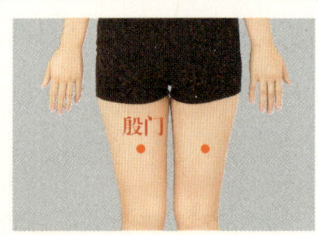

▼ 殷门舒经活络、强膝壮腰。

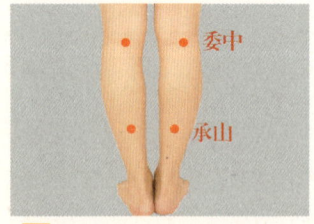

▼ 委中、承山舒经活络、凉血解毒。

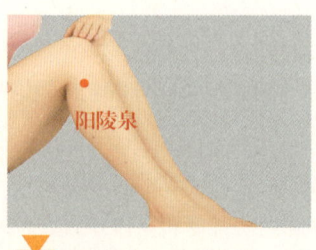

▼ 阳陵泉舒经活络、强膝壮腰。

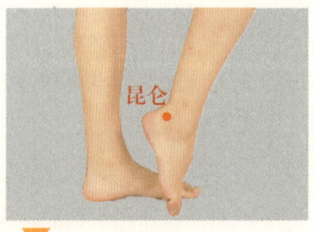

▼ 昆仑舒经活络，能增强下肢肌肉力量。

中医推拿入门简单学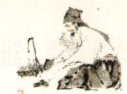

基础推拿手法

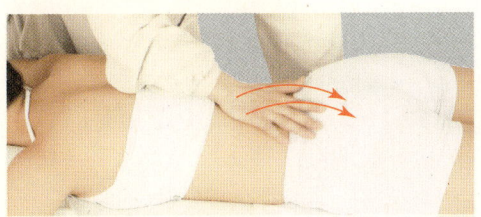

按摩腰部穴位： 推、拿、揉腰部大肠俞穴、关元俞穴20～30遍。

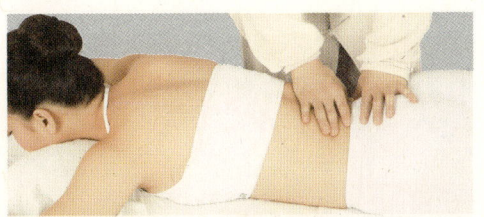

推擦腰部： 搓热掌心，覆盖在腰部，用力推擦，至腰部发热为宜。

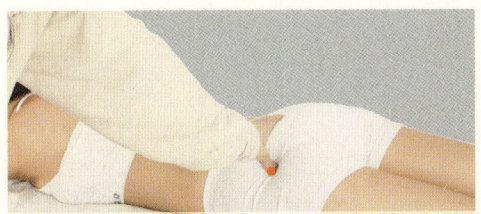

按摩臀部： 用拇指指腹重点按揉环跳穴、承扶穴5分钟。

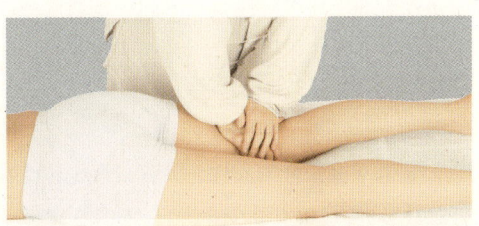

按压大腿根： 双掌相叠，用力按压在大腿根部，至大腿根有酸胀感为宜。

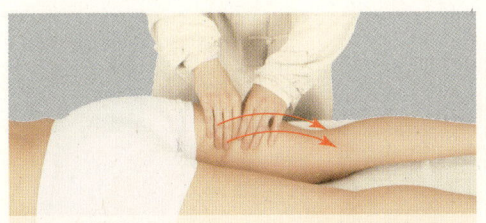

按摩腿后侧穴位： 重点按揉、点拨殷门、委中、承山等穴，每穴0.5～1分钟。

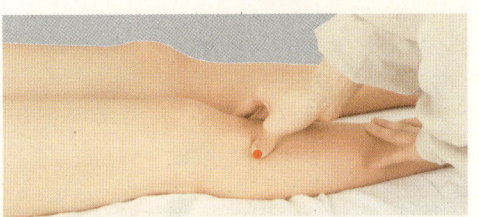

点拨阳陵泉、昆仑： 用点拨法点拨阳陵泉穴和昆仑穴，操作1分钟。

预防护理

1. 硬板床休息，可坚持做床上体操。
2. 要劳逸结合，生活规律化，适当参加各种体育活动。
3. 运动后要注意保护腰部和患肢，内衣汗湿后要及时换洗，防止潮湿的衣服在身上被焐干，出汗后也不宜立即洗澡，待落汗后再洗，以防受凉、受风。
4. 在急性疼痛期，不要拾起超过10磅（1磅=0.9072斤）的重物和不要用腿、臂和背部用力上举重物，可推但不要拉重物。

第五章 强身健体——调养慢性病

膝关节炎——重视预防，祛湿止痛

小医生断症

膝关节炎是一种以退行性病理改变为基础的疾患。多患于中老年人群，其症状多表现为膝盖红肿痛、上下楼梯痛、坐起立行时膝部酸痛不适等。

小叮咛

喜欢穿高跟鞋的女性，因膝关节压力过重，长期下来，将出现退化性膝关节炎，建议女性少穿为宜，不得不穿时，应避免蹲跪或爬楼梯动作。

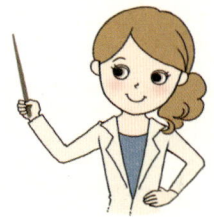

选取穴位

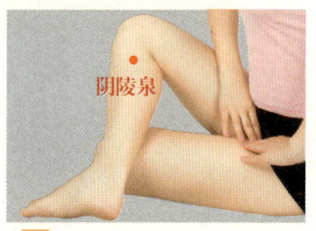

▼ 阴陵泉清脾理热、宣泄水液。

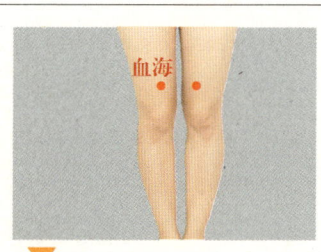

▼ 血海化血为气，治疗膝股内侧痛。

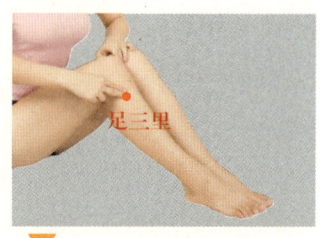

▼ 足三里燥化脾湿，是筋气聚会之处。

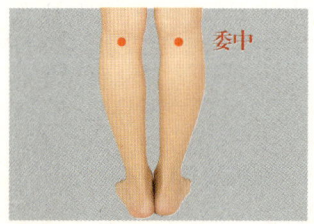

▼ 委中舒经活络、凉血解毒。

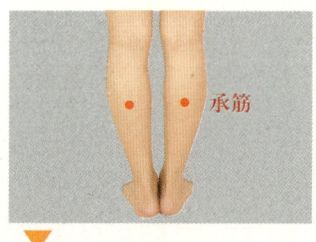

▼ 承筋舒经活络，改善膝关节痛。

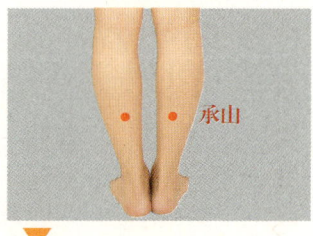

▼ 承山理气止痛、舒经活络，治疗腰腿痛。

中医推拿入门简单学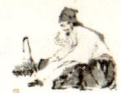

基础推拿手法

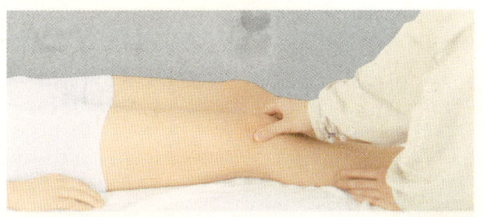

旋推膝关节： 用拇指指腹自上而下旋推患侧膝关节周围5分钟。

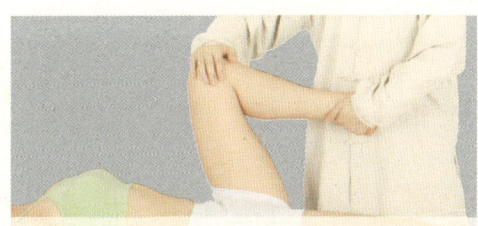

屈伸膝关节： 一手握住患者髌骨外侧缘，一手握患肢踝部，屈伸膝关节数十次。

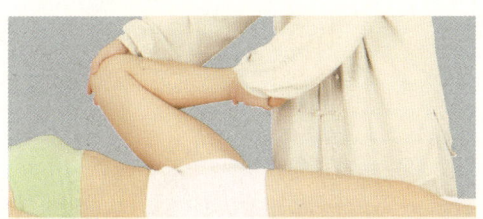

摇转膝关节： 将其患侧膝关节屈曲至90度，小腿内旋，摇转2~3次。

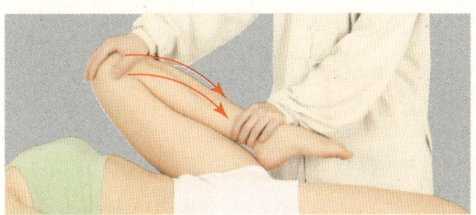

按压下肢部： 用拇指指腹按压患肢阴陵泉穴、血海穴、足三里穴各1分钟。

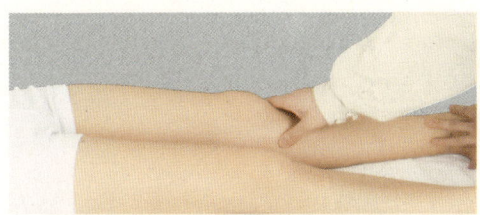

推挤膝关节： 双手拇指沿膝眼，用适当力量做向心性推挤，重复操作10遍。

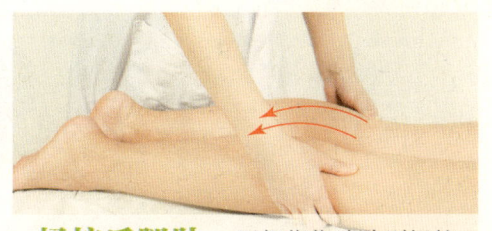

揉按后腿肚： 用拇指指腹分别揉按委中、承筋、承山等穴位，各1分钟。

预防护理

1. 适当减少运动强度，打太极拳或做运动时要避免过度屈膝，以减少对膝关节的压力。
2. 少爬山、少爬楼梯，这类运动对关节的压力也比较大，比较适合的运动是散步、倒着走、游泳等。
3. 平时可用手指多推拿膝盖周边穴位，如足三里，以及做膝跳反射时敲打的部位，也可以缓解疼痛，起到保健作用。

第五章 强身健体——调养慢性病

中风后遗症——生活护理应重视

小医生断症

偏瘫是最常见的中风后遗症，一侧肢体肌力减退、活动不利或完全不能活动。常伴有同侧肢体的感觉障碍，如冷热不知、疼痛不觉等。

小叮咛

中风后遗症患者应注意生活护理，如冬天保暖、预防便秘、接受诊疗（高血压、糖尿病、心脏病患者应接受治疗与控制，以防脑中风的发生）。

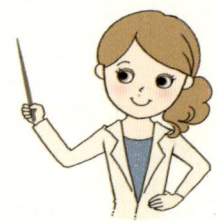

选取穴位

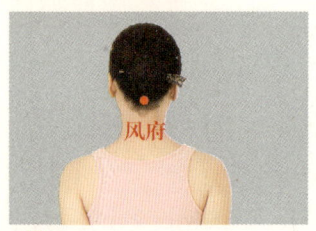

▼ 风府通利开窍，可以改善大脑的血液供应。

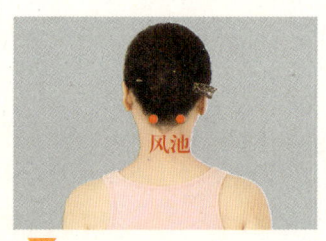

▼ 风池平肝熄风、通利官窍，改善头脑昏沉。

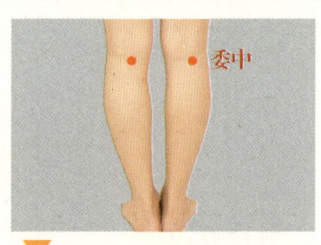

▼ 古言曰"腰背委中求"，此穴可改善腰腿不利。

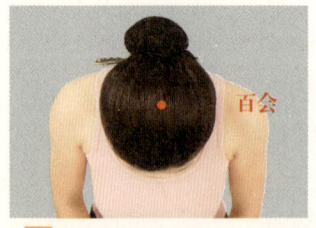

▼ 百会提神醒脑，刺激大脑血液循环。

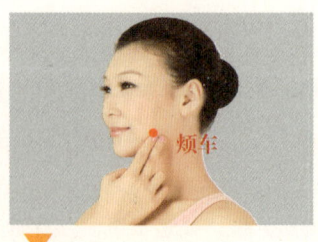

▼ 颊车活络止痛、祛风清热。

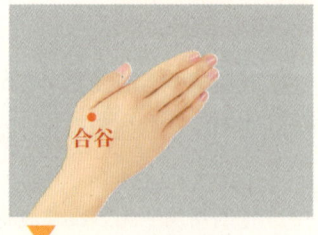

▼ 合谷疏解面齿之风邪，通调头面之经络。

中医推拿入门简单学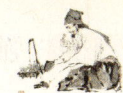

基础推拿手法

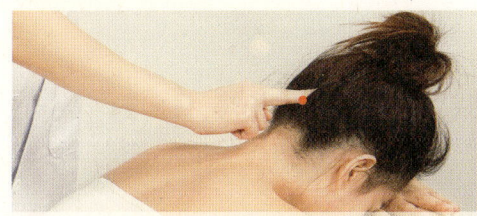

揉按风府： 操作者将右手食指与中指并拢按在风府穴上，环形揉按3分钟。

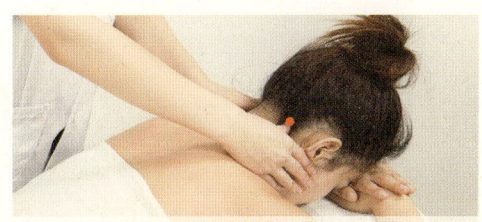

揉掐风池： 将双手大拇指放于两侧的风池穴上，适当力度揉掐1~2分钟。

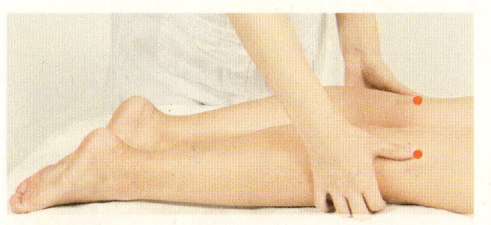

按揉委中： 将拇指按于患侧委中穴，由轻渐重按揉30~40次。

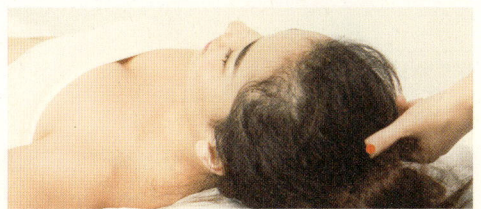

压揉百会： 操作者将拇指放于百会穴上，适当用力压揉1~2分钟。

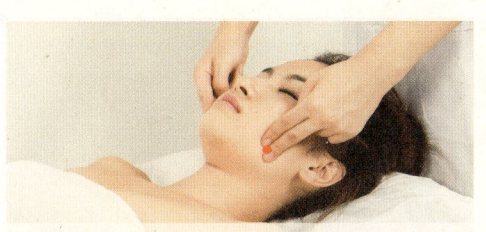

按揉颊车： 双手食指与中指并拢，以顺时针方向按揉患者颊车穴约2分钟。

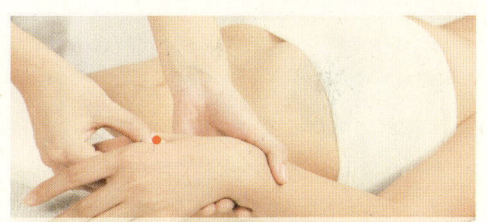

掐揉合谷： 将拇指放于合谷穴上，由轻渐重地掐揉20~30次。

预防护理

1. 中风后遗症患者要保证充分的休息，以解除身心的疲劳，恢复体力以免中风复发。切忌体力或脑力劳动的过度。睡眠是防止发生疲劳、恢复体力的重要方法，要按时睡、定时起，保证8小时以上的睡眠。
2. 运动有助于中风后遗症患者气血流通、增强体质、提高机体的抗病能力，适宜的运动形式有多种，如气功、太极拳、保健操等，最简便易行的为散步。一般每次15分钟左右，每日2~3次即可，速度应缓慢，以微微出汗，心率每分钟110~120次为度。

冠心病——理气通脉，缓解不适

小医生断症

冠心病是由冠状动脉发生粥样硬化，导致心肌缺血的疾病，是中老年人心血管疾病中最常见的一种。在临床上冠心病主要特征为心绞痛、心律不齐、心肌梗死及心力衰竭等。

小叮咛

中医认为本病的发生主要是因"气滞血瘀"所致，与心、肝、脾、肾诸脏功能失调有关。控制冠心病的关键在于预防。

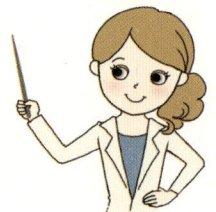

选取穴位

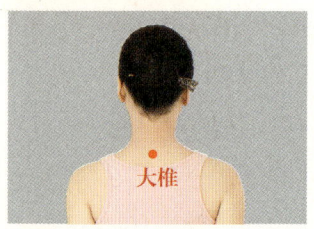
▼ 大椎祛风散寒、截疟止痛。

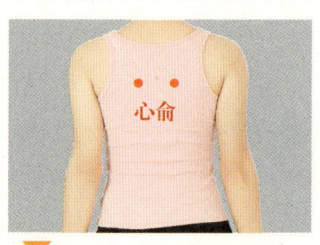
▼ 心俞宽胸理气、通络安神。

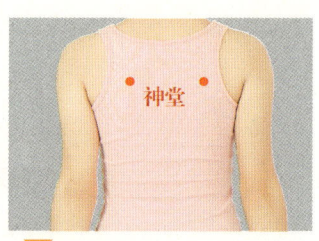
▼ 神堂宽胸理气、镇静安神。

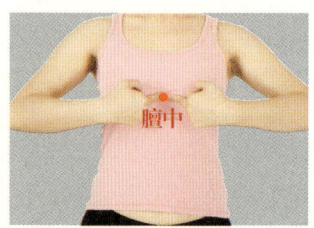
▼ 膻中活血通络、清肺宽胸。

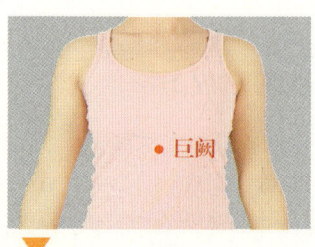
▼ 巨阙宽胸理气、调理胃肠。

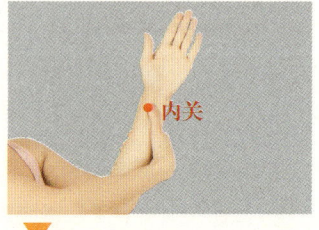
▼ 内关宁心安神、理气止痛。

中医推拿入门简单学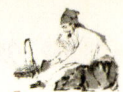

基础推拿手法

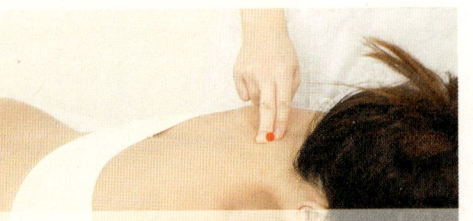

按揉大椎： 将食指、中指指腹放于大椎穴上，用力按揉1~2分钟。

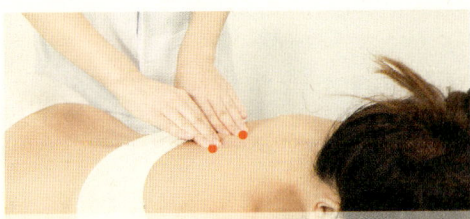

点揉背部： 将食指、中指、无名指紧并放于心俞穴至神堂穴上点揉3分钟。

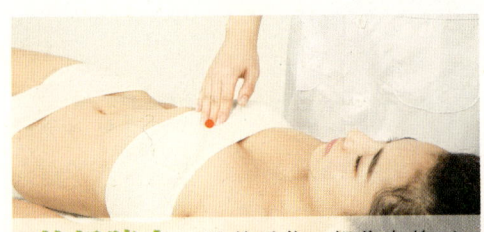

按揉膻中： 取仰卧位，操作者将三指指腹放于膻中穴上，按揉1~2分钟。

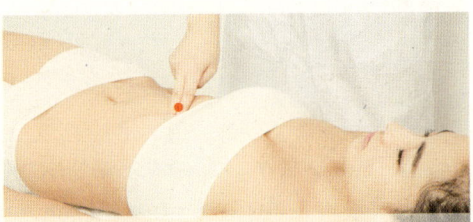

点揉巨阙： 将食指、中指并拢，放于上腹部巨阙穴上，点揉3分钟。

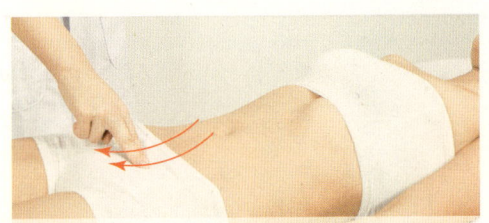

揉气海、关元： 将食指、中指并拢，放于气海穴、关元穴上，轻揉5分钟。

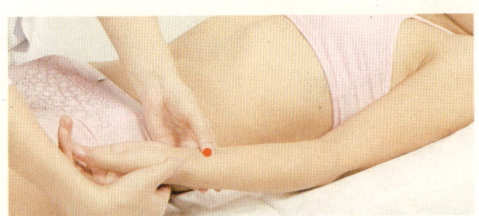

揉按内关： 将拇指放于内关穴上，揉按3~5分钟。

预防护理

1. 合理的膳食，减经体重，少吃含胆固醇食物，如动物脂肪、内脏及海产品、奶油等，避免暴饮暴食。
2. 禁烟酒，多吃清淡食物，如蔬菜、瓜果等，适量食用植物油。
3. 积极治疗引起本病的相关疾病，如高血压、肥胖、高脂血症、糖尿病、肝病等。
4. 心绞痛发作时，立即停止活动，卧床休息。
5. 应定期到医院检查治疗。

糖尿病——舒筋活络，改善人体功能

小医生断症

严重高血糖时可出现典型的"三多一少"的症状，即多饮、多尿、多食和消瘦，多见于1型糖尿病。2型糖尿病发病前常有肥胖，若得不到及时诊断，体重会逐渐下降。

小叮咛

除了控制饮食外，糖尿病患者增加体力活动可改善机体对胰岛素的敏感性，降低体重，减少身体脂肪量，增强体力，提高工作能力和生活质量。

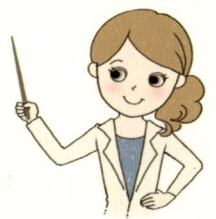

选取穴位

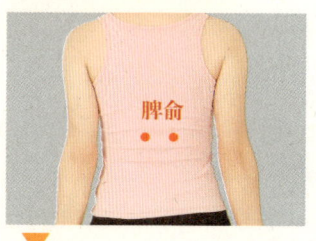

▼ 脾俞对糖尿病导致的末梢神经炎有缓解作用。

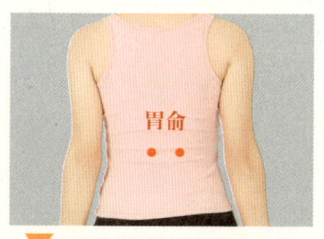

▼ 胃俞健脾助运，促进人体吸收水谷精微物质。

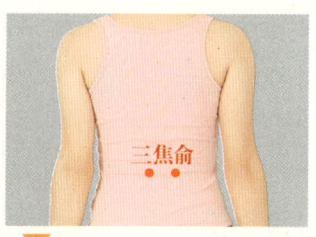

▼ 三焦俞调三焦、利水强腰。

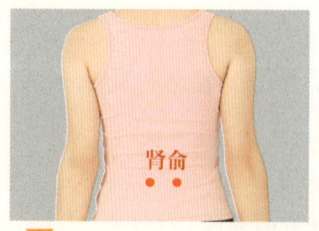

▼ 肾俞益肾助阳，改善肾阴亏虚。

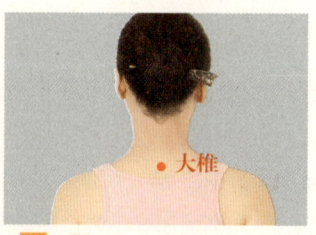

▼ 大椎祛风散寒，有助于缓解阴虚之象。

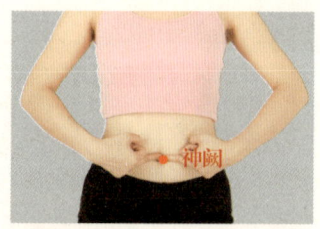

▼ 神阙通经行气、滋阴益肾、增液润燥。

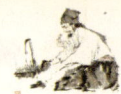

基础推拿手法

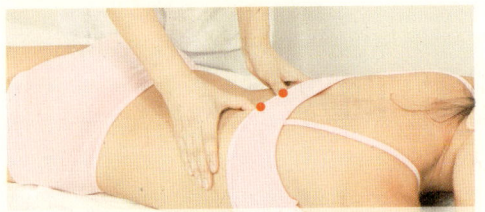

点揉脾俞： 双手拇指指腹放在脾俞穴上，点揉3～5分钟，以局部酸胀为宜。

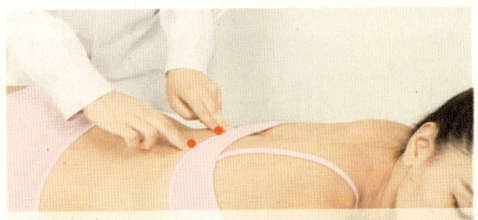

点按胃俞： 双手食指、中指紧并，同时点按胃俞穴2～3分钟。

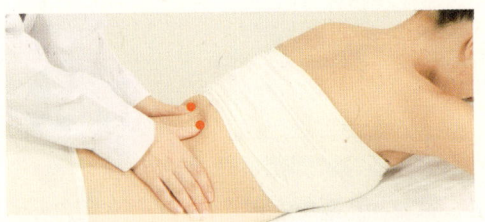

压揉三焦俞： 将双手拇指同时放于三焦俞穴上，微用力压揉1分钟。

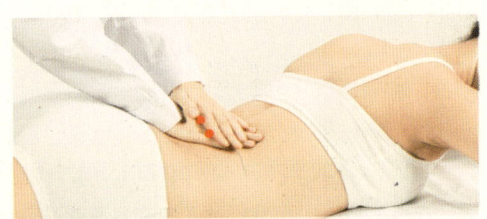

揉按肾俞： 双手交叠放在肾俞穴上，用手掌根部揉按1～3分钟。

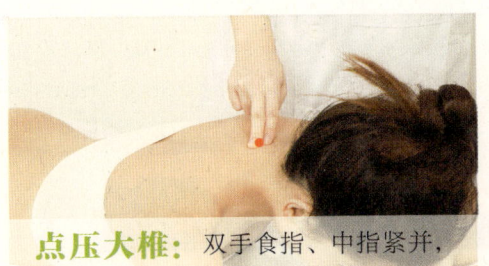

点压大椎： 双手食指、中指紧并，用力点压大椎穴，操作1～3分钟。

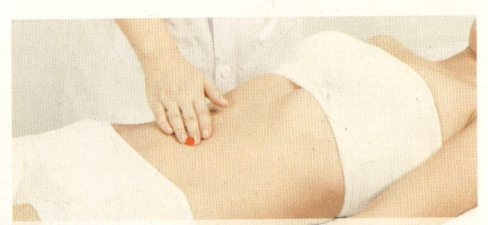

摩神阙： 搓热掌心，覆盖在神阙穴上，顺时针摩动1分钟，以穴位有温热感为宜。

预防护理

1. 改变不良饮食习惯，合理调整饮食结构，控制蛋白质、脂肪、糖分的摄入。
2. 增加活动量。运动能提高内分泌系统功能，增加机体的抗病能力，抑制肥胖，改善脂肪代谢，促进葡萄糖的氧化和运转。
3. 定期体检，进行血糖、尿糖检测，发现糖耐量减低时，要积极加强预防。

第五章 强身健体——调养慢性病

高脂血症——降脂护血管

小医生断症

高脂血症的临床表现主要是脂质在真皮内沉积所引起的黄色瘤和脂质在血管内皮沉积所引起的动脉硬化。在通常情况下，多数患者并无明显症状和异常体征。

小叮咛

肥胖人群的平均血浆胆固醇和三酰甘油水平显著高于同龄的非肥胖者，一般来说，中心型肥胖者更容易发生高脂血症，故要注意避免过胖。

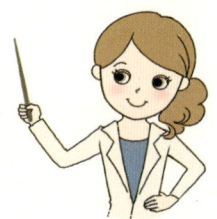

选取穴位

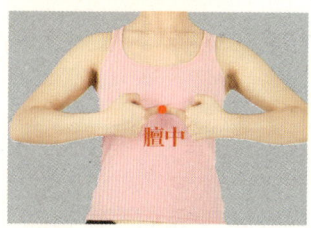

▼ 膻中能调动贯通手足的一切阴阳之气。

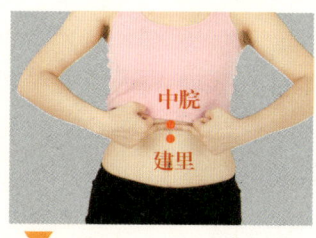

▼ 中脘、建里可增强脾脏的运化功能。

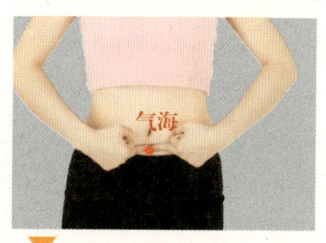

▼ 气海调理人体的津液输布，达到降脂的作用。

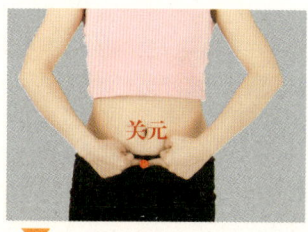

▼ 关元固本培元、导赤通淋。

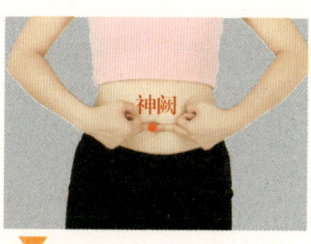

▼ 神阙既可清热解毒，又能通阳活血。

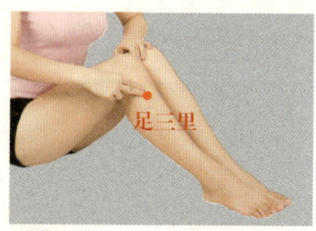

▼ 足三里可促进消化吸收，减少血液中的血糖。

中医推拿入门简单学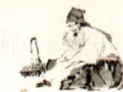

基础推拿手法

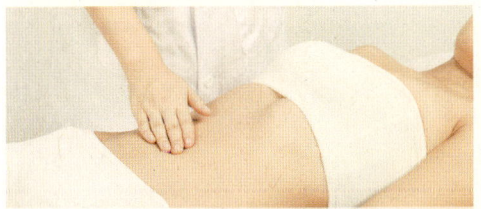

摩腹： 用手掌按摩患者的全腹，顺、逆时针各36次。

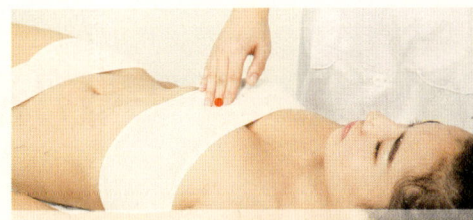

按揉膻中： 将食指、中指、无名指指腹放于膻中穴上，按揉1~2分钟。

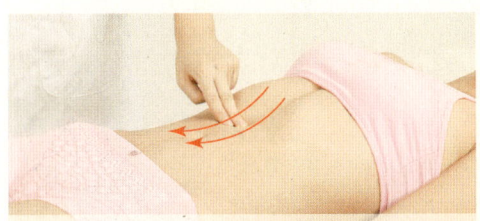

推揉上腹部： 将食指、中指并拢，推揉中脘穴、建里穴，每穴各2~3分钟。

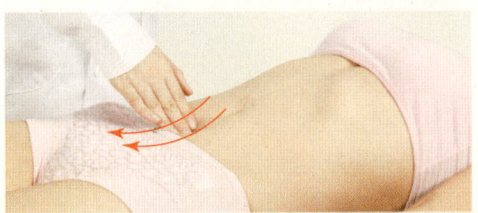

揉按下腹部： 将食指、中指、无名指并拢，揉按关元穴、气海穴各3分钟。

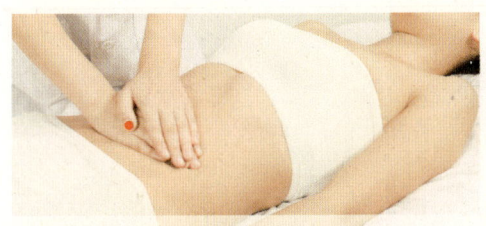

摩神阙： 两掌相叠按压在神阙穴上，用力按压1分钟，以穴位有酸胀感为宜。

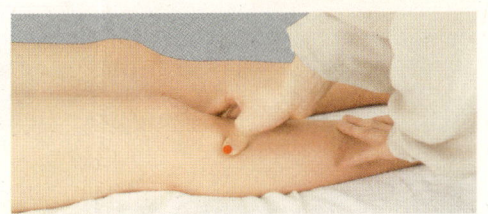

点按足三里： 用拇指指腹点按足三里穴，以穴位有酸胀感为宜，操作1~3分钟。

预防护理

1. 建立良好的生活习惯。戒烟、戒酒，加强体育锻炼，选择适合于本人的轻中度体育活动，劳逸结合，解除各种思想顾虑，心情舒畅，以静养生。
2. 要限制高胆固醇食物的过多摄入，如动物脂肪、动物内脏、奶油、软体类动物、贝壳类动物等食物。

第五章 强身健体——调养慢性病

高血压——滋阴潜阳，舒畅经络

小医生断症

高血压早期可能无症状或症状不明显，常见的是头晕、头痛、颈项板紧、疲劳、心悸等，仅仅会在劳累、精神紧张、情绪波动后发生血压升高，严重时会发生神志不清、抽搐。

小叮咛

高血压是一种可防可控的疾病，对血压 130～139/85～89 毫米汞柱正常高值阶段、肥胖、长期高盐饮食、过量饮酒者应进行重点干预。

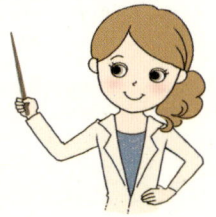

选取穴位

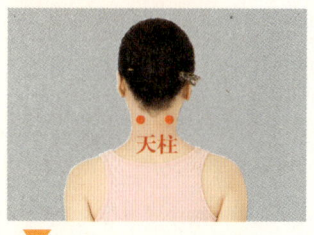
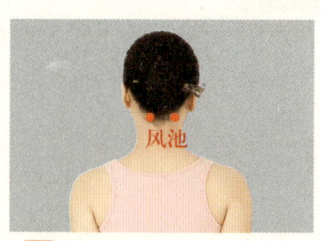
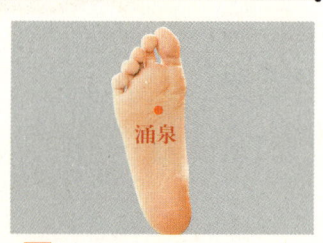

▼ 天柱行气止痛，使人精力充沛，还能降血压。

▼ 风池健脾化湿、调经统血。

▼ 涌泉可扑灭"火气"，是平缓降压的好穴位。

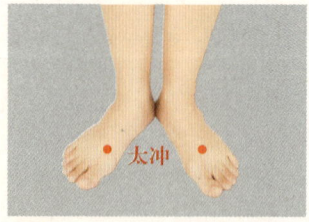
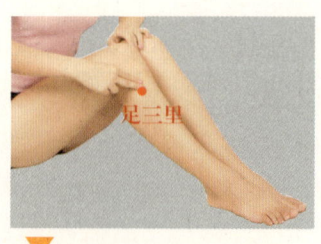

▼ 太冲有助于肝气调达，降低血压。

▼ 足三里可疏肝理气、通调三焦。

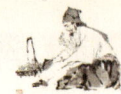

中医推拿入门简单学

基础推拿手法

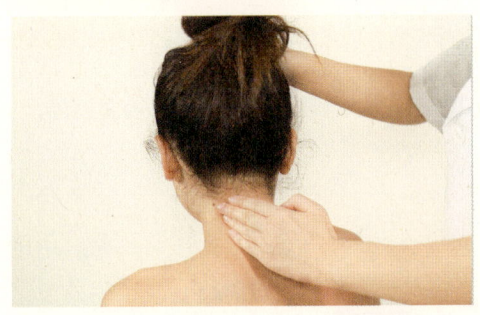

推按颈部： 食指、中指、无名指紧并，由上而下地推按颈部1分钟。

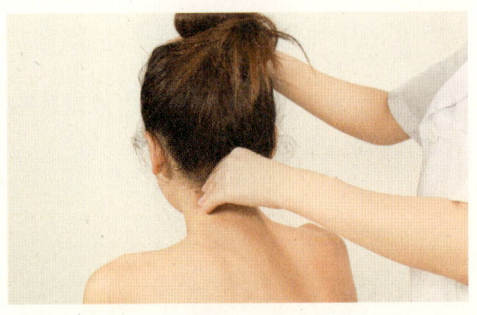

拿揉颈部： 分别对颈部左右两侧的肌肉进行揉、拿，操作时间为3分钟。

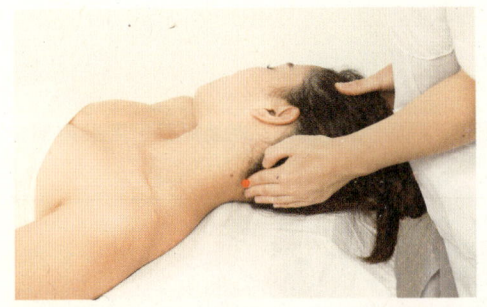

揉按天柱、风池： 患者头部微偏，用食指和中指揉按天柱穴、风池穴50次，以潮红发热为度。

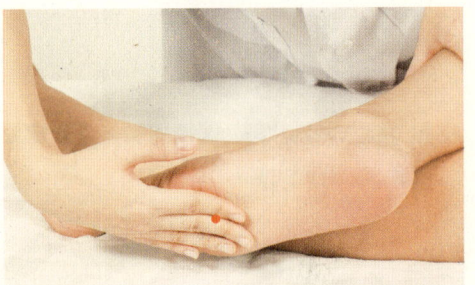

搓擦涌泉： 用手掌搓擦涌泉穴36次，再屈伸双脚趾数次。

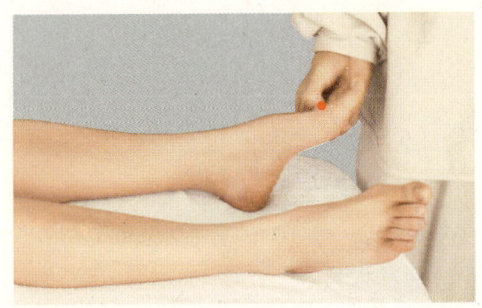

掐按太冲： 用拇指指尖掐按太冲穴，力度稍重，掐按1分钟。

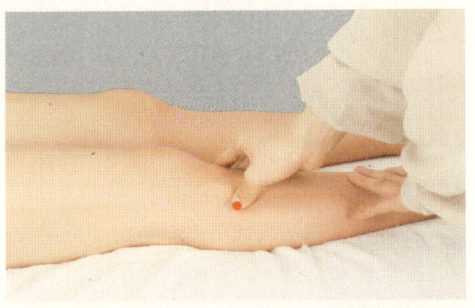

点按足三里： 用拇指指腹点按足三里穴，以穴位有酸胀感为宜，操作1~3分钟。

第五章 强身健体——调养慢性病

依症状探疾病

痰浊内蕴型

症状： 血压升高，头痛昏蒙，或眩晕而见头重如裹，胸脘满闷，呕恶痰涎，身重困倦，肢体麻木，心烦而悸。

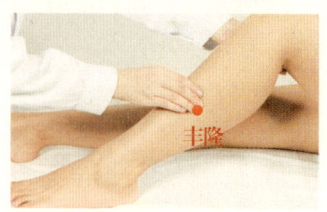
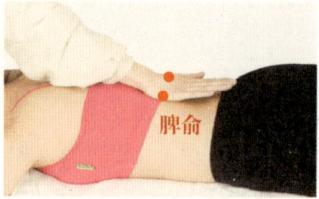

加减：
点按丰隆 + 推擦脾俞
操作 3～5 分钟

气滞血瘀型

症状： 血压升高，头痛如刺，痛有定处，胸闷或痛，心悸怔忡，两胁刺痛，四肢疼痛或麻木，夜间尤甚。

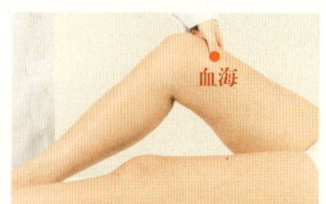
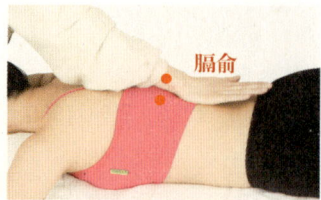

加减：
按压血海 + 推擦膈俞
操作 3～5 分钟

预防护理

1. 保持心情舒畅，避免大喜大悲。
2. 有规律的生活对预防高血压病非常重要，每天要保持 7～9 小时的睡眠时间和 1～2 小时的体育活动时间。做到饮淡茶、不吸烟、少饮酒。
3. 平日要注意避免过量进食，饮食以清淡为主，尽量少吃或不吃肥甘厚味之品。
4. 实践证实，适当的参加体育运动，能舒筋活络、畅通气血，对预防高血压病有一定的作用。
5. 优美的音乐，能使人心情舒畅、大脑放松，从而避免因过度紧张而使血压升高。

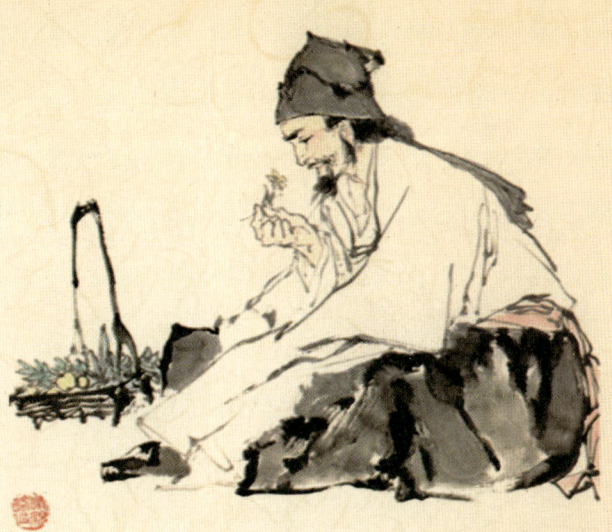

第六章 平衡阴阳
——两性生活更和谐

许多人对妇科男科病症缺乏正确的认识,缺少正确的保健防治方法,导致生理健康每况愈下,给正常的生活、工作带来了很大的不便。其实患上两性疾病也不必觉得难以启齿,有些两性小病痛自己在家动动手推拿穴位就可以缓解,但如果症状严重就必须及时前往医院就诊治疗。

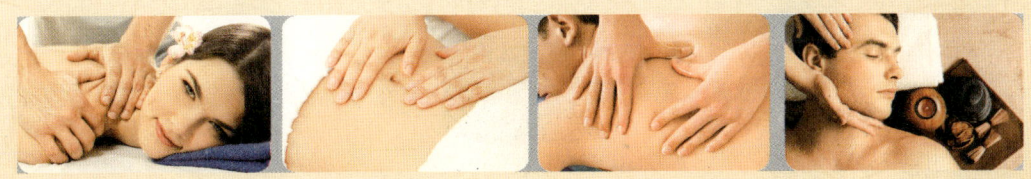

第六章 平衡阴阳——两性生活更和谐

痛经——理气通络，活血化瘀

小医生断症

痛经是指经期前后或者行经期间，出现下腹部及腰骶部阵发性疼痛，严重时伴有恶心、呕吐，甚至昏厥等。中医称此病为"经前腹痛"、"经后腹痛"、"行经腹痛"。

小叮咛

女性从初潮时期开始，就要了解一些关于月经的卫生常识，对月经这种生理现象要有正确的认识，消除对月经的恐惧、忧虑和紧张情绪。

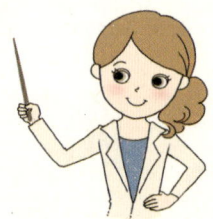

选取穴位

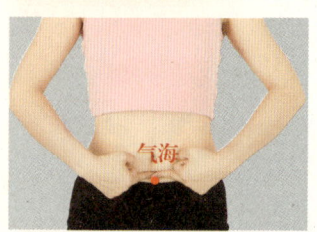

▼ 气海益气助阳、调经固经，可以补益后天之气。

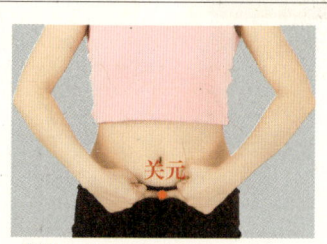

▼ 关元固本培元、导赤通淋，促进气血运行。

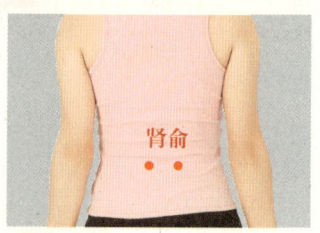

▼ 肾俞益肾助阳，调节生殖功能。

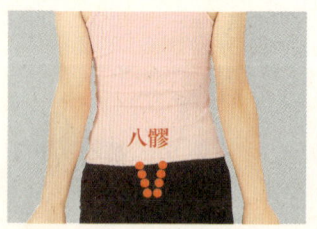

▼ 八髎调经止痛、补肾壮阳，主治妇科疾病。

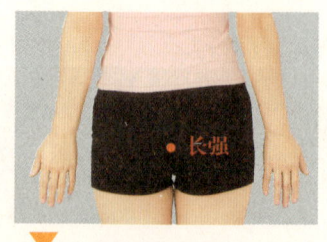

▼ 长强解痉止痛、调畅通淋，防治生殖系统疾病。

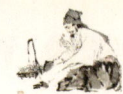

基础推拿手法

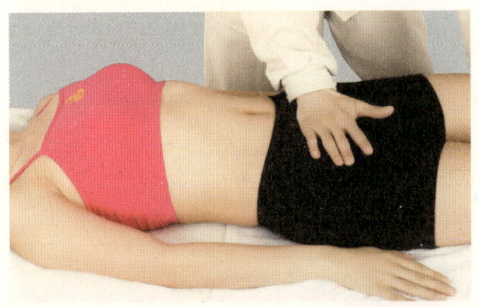

摩腹： 用摩法按顺时针方向在小腹部治疗，以腹部有温热感为度。

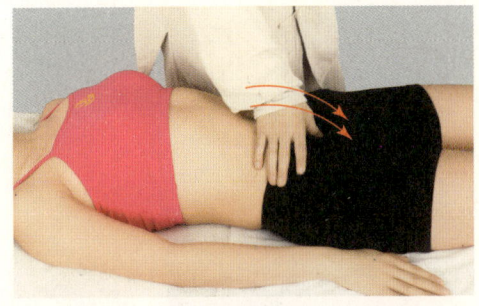

推下腹部： 用一指禅推法在气海穴、关元穴上用力推按1～3分钟，以局部温热舒适为宜。

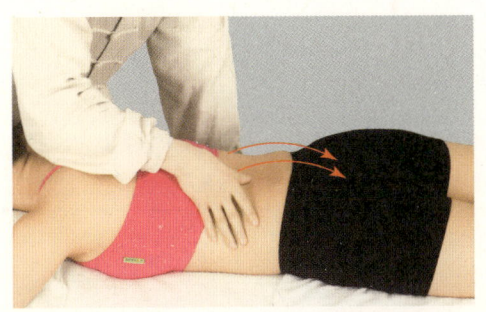

推脊柱： 用一指禅推法在腰部脊柱两旁及骶部治疗，操作3分钟，以疏通腰骶部气血，改善不适。

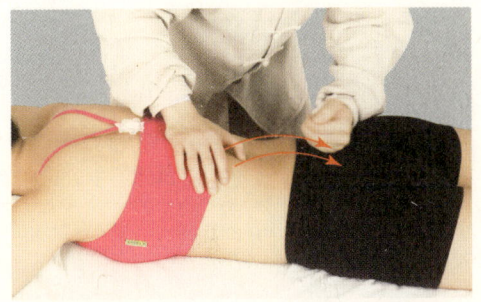

按揉腰部： 施按法于肾俞穴、八髎穴，使之有酸胀感，常规操作3分钟。

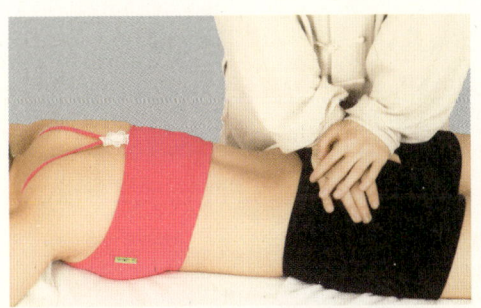

搓擦八髎： 双掌重叠搓擦八髎穴，使之有温热感，常规操作3分钟。

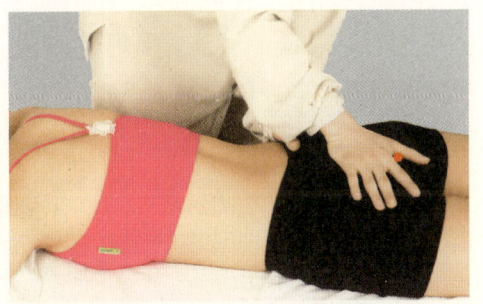

按压长强： 用掌心用力按压长强穴1～3分钟。

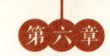

第六章 平衡阴阳——两性生活更和谐

依症状探疾病

寒凝胞宫型

症状： 经前数日或经期小腹冷痛，得热痛减，按之痛甚，经量偏少，经色暗黑有块，或畏冷身痛。

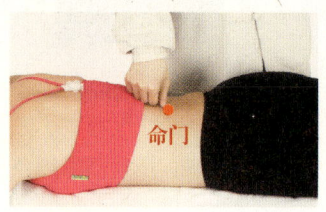
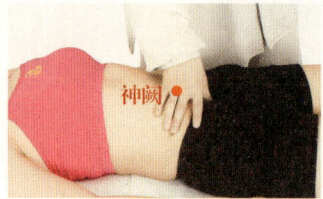

加减：
按压命门 + 摩神阙
操作 1～3 分钟

气血虚弱型

症状： 经后一二天或经期小腹隐隐作痛，或小腹及阴部空坠，喜揉按，月经量少，色淡质薄，或神疲乏力，或面色不华，或纳少便溏。

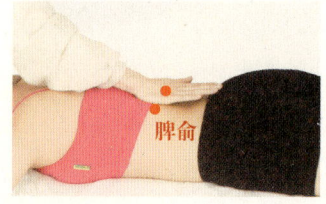
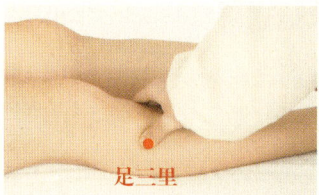

加减：
推擦脾俞 + 按揉足三里
操作 1～3 分钟

预防护理

1. 注意经期的卫生保健，在经前或经期避免饮用冷水、游泳、涉水、淋雨，防止寒湿之邪的入侵。保持外阴的清洁卫生。
2. 饮食上要忌生冷、辛辣、油腻食物，避免暴饮暴食，防止对胃肠道的刺激。
3. 注意劳逸结合，避免工作紧张，过度消耗体力与脑力。月经期间禁止房事。

中医推拿入门简单学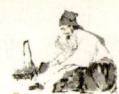

月经不调——疏通经络，调理气血

小医生断症

月经不调表现为月经周期或出血量的异常，或是月经前、经期时的腹痛及全身症状。

小叮咛

妇女经期受寒冷刺激，会使盆腔内的血管过分收缩，可引起月经过少甚至闭经。因此，妇女日常生活应注意经期防寒避湿。

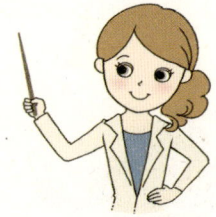

选取穴位

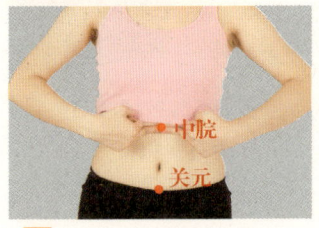

▼ 中脘、关元可促进气血运行，从而调节月经。

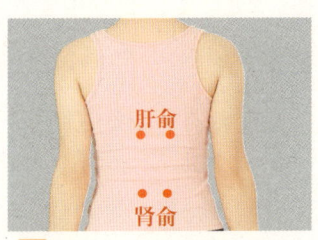

▼ 肝俞、肾俞降火止痉，是保养肾脏的重要穴位。

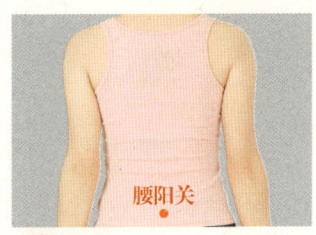

▼ 腰阳关调经止痛、补肾壮阳。

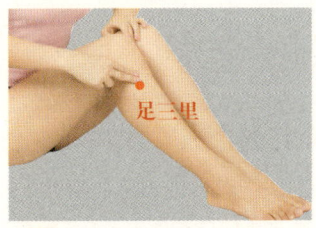

▼ 足三里燥化脾湿，六腑之病皆可用之。

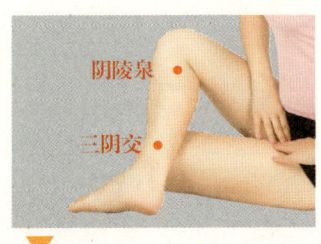

▼ 阴陵泉、三阴交健脾利湿、补益肝肾。

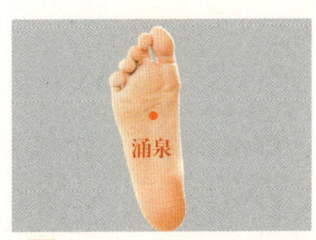

▼ 涌泉散热利咽、清头目，是防病强身要穴之一。

第六章 平衡阴阳——两性生活更和谐

基础推拿手法

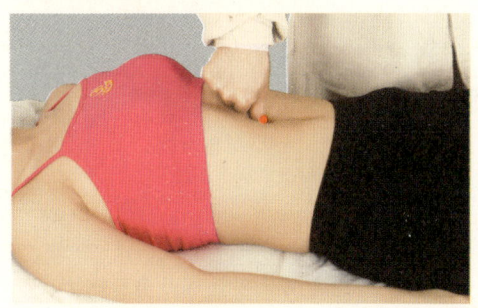

推中脘： 以一指禅推法作用于中脘穴10分钟，以穴位有酸胀感为度。

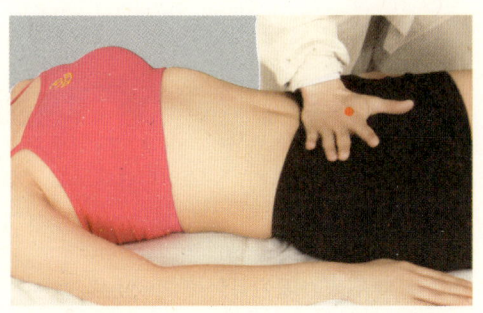

掌摩关元： 再以掌摩法作用于关元穴10分钟。然后用手掌轻摩全腹5分钟，以腹部温热为宜。

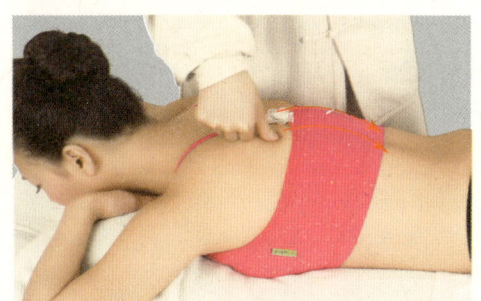

推揉背部： 以一指禅推法在肝俞、肾俞穴往返治疗5分钟，以腰背部气血疏通、温热舒适为宜。

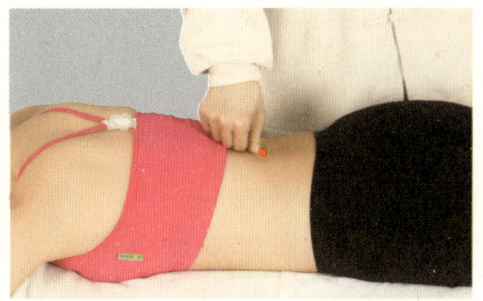

揉按腰阳关： 用拇指指腹按揉腰阳关穴，使之有酸胀感，常规操作3分钟。

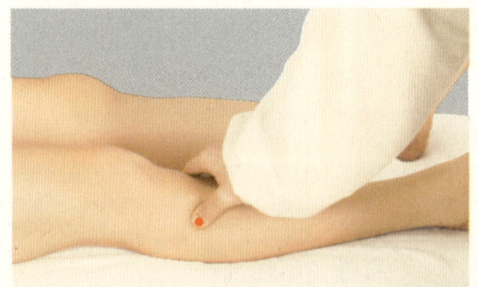

拿揉下肢部： 用手指拿揉足三里、三阴交、阴陵泉等穴，每穴操作1分钟。

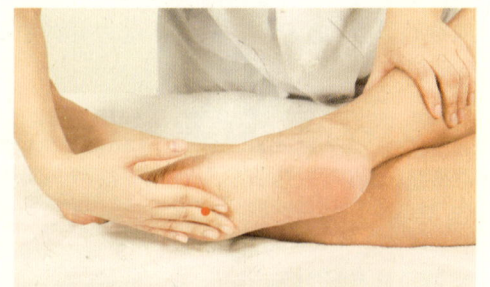

搓擦涌泉： 用手掌搓擦涌泉穴36次，再屈伸双脚趾数次。

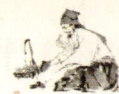

依症状探疾病

气滞血瘀型

症状： 月经后期，量少色暗有块，排出不畅，伴有少腹胀痛，乳胀胁痛，精神抑郁。

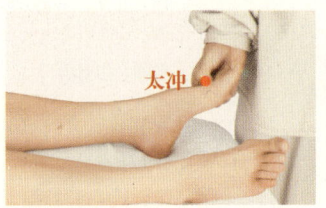
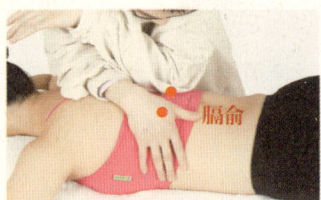

加减：
掐按太冲 + 按压膈俞
操作1～3分钟

寒凝胞宫型

症状： 月经后期，量少色暗，有块，或色淡质稀，伴有小腹冷痛，喜温喜按，得热则减，或畏寒肢冷，小便清长，大便稀薄。

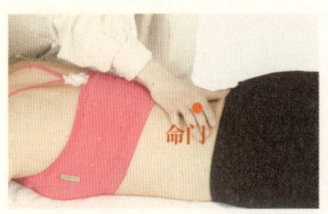
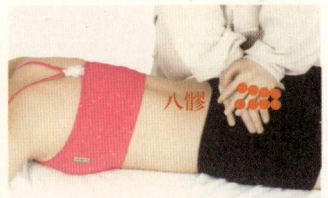

加减：
推按命门 + 按八髎
操作1～3分钟

预防护理

1. 保持心情愉悦，尽量控制情绪剧烈的波动，避免强烈的精神刺激。
2. 平时注意个人卫生，经期加强保暖，不要沾冷水，防止寒邪侵袭；注意休息，减少疲劳，加强营养；平时适当锻炼，增强体质，平时要防止房劳过度，经期绝对禁止性生活。
3. 经期要注意饮食调理，经前和经期忌食生冷寒凉之品，不宜食用辛辣香燥的食物。

闭经——重在通经，遇疾勿躁

小医生断症

女子年逾18周岁，月经尚未来潮，或月经来潮后又中断6个月以上者，称为"闭经"，前者称原发性闭经，后者称继发性闭经。

小叮咛

对于非正常情况下出现的闭经情况，在日常生活中进行预防时，要注意做好计划生育工作，避免反复的宫腔操作对子宫内膜造成伤害。

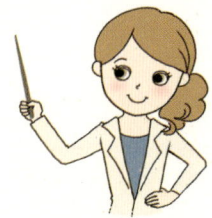

选取穴位

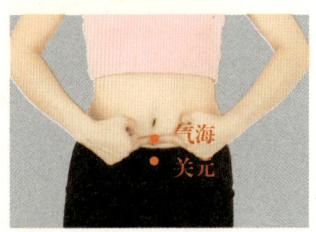

▼ 气海、关元用于治疗元气虚损病症效果显著。

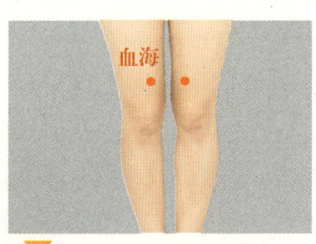

▼ 血海有健脾化湿、调经统血、调气养血的作用。

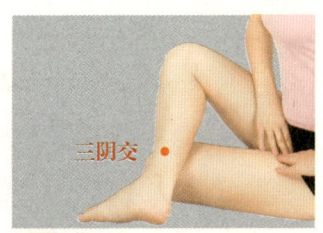

▼ 三阴交健脾利湿、补益肝肾。

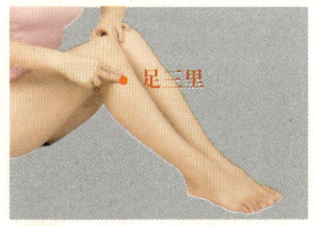

▼ 足三里有通利小便、调经止痛之效。

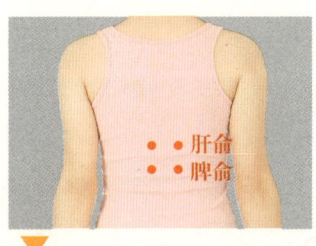

▼ 肝俞、脾俞补益脏腑，改善脏腑的血液循环。

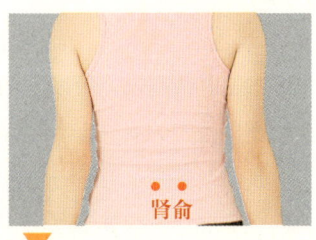

▼ 肾俞善于外散肾脏之热，培补肾元。

中医推拿入门简单学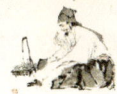

基础推拿手法

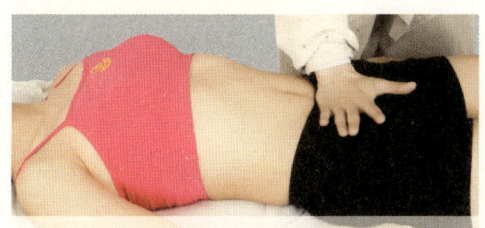

按摩腹部： 用掌摩法施于小腹部，按逆时针方向摩动3分钟。

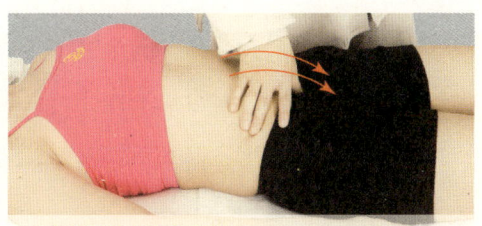

按揉腹部穴位： 用掌根按揉关元穴、气海穴5分钟。

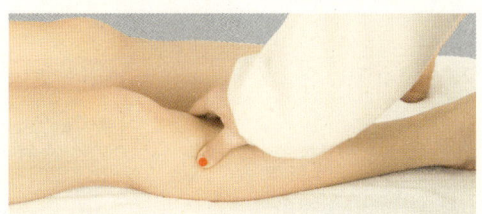

按揉下肢部： 用拇指指腹按揉血海穴、三阴交穴、足三里穴，每穴2分钟。

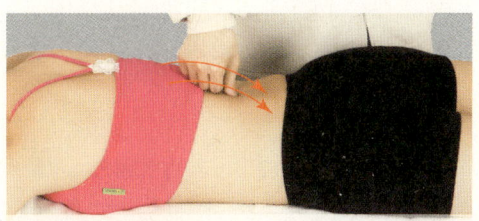

按揉腰背部： 用一指禅推法作用于肝俞穴、脾俞穴、肾俞穴，每穴2分钟。

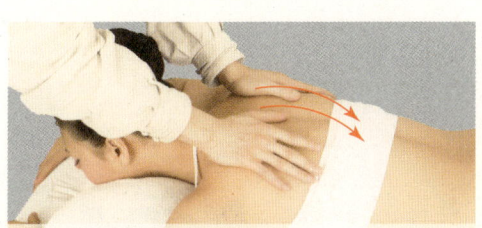

推背部： 用大鱼际自上而下推压背部，力度较重，操作3分钟。

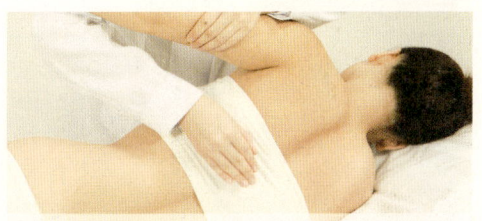

叩击背部： 用掌侧叩击背部，力度适中，操作1~3分钟。

预防护理

1. 加强锻炼，增强体质，提高健康水平。
2. 保持心情舒畅，避免精神紧张，减少精神刺激。
3. 调节饮食，注意蛋白质等的摄入，避免过度节食或减肥。
4. 注意经期及产褥期卫生。

带下病——辨明根源，及早治疗

小医生断症

带下病指白带明显增多，色、质、气味异常，或伴有全身症状者。分为生理性和病理性两种。中医认为带下病与脾、肾亏虚和湿邪侵犯有关。

小叮咛

带下病以湿邪为患，故其病缠绵，反复发作，不易速愈，而且常并发月经不调、不孕等疾病，是妇科领域中仅次于月经病的常见病，应予重视。

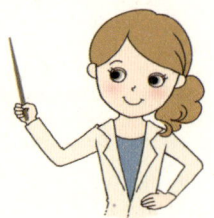

选取穴位

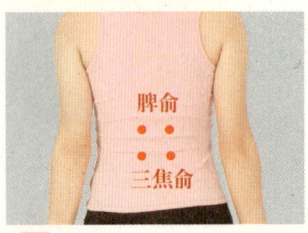

▼ 脾俞、三焦俞有健脾和胃、利湿升清之效。

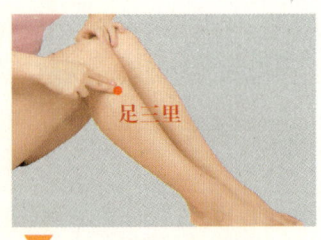

▼ 足三里是人体保健穴，对多种疾病有防治作用。

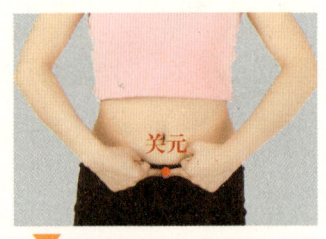

▼ 关元为元气所藏之处，有导赤通淋之效。

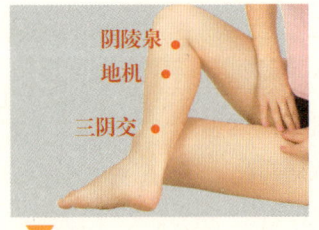

▼ 三阴交、地机、阴陵泉健脾利湿、补益肝肾。

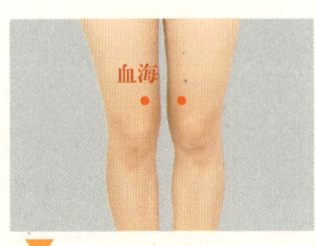

▼ 血海健脾化湿、调经统血，可以调理白带过多。

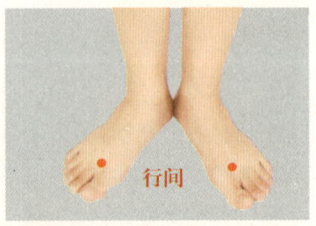

▼ 行间清热熄风，对白带过多有防治作用。

中医推拿入门简单学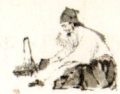

基础推拿手法

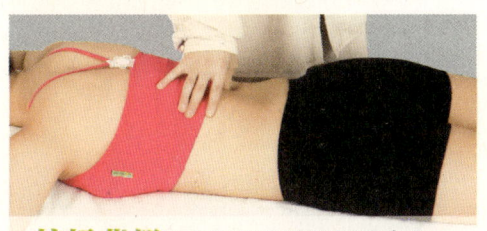

按揉背部：用拇指指腹按揉脾俞穴、三焦俞穴，各2~3分钟。

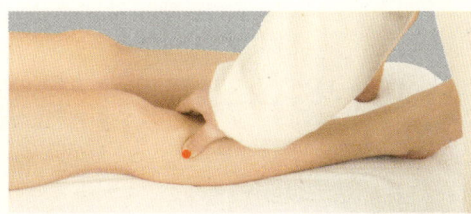

按揉足三里：用拇指指腹按揉足三里穴2~3分钟。

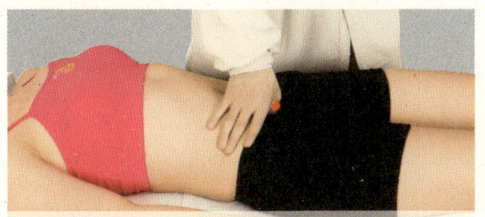

揉关元：搓热掌心，覆盖在关元穴上，揉关元3分钟。

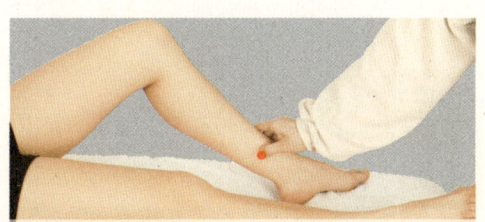

点按下肢部：用拇指点按三阴交穴、地机穴、阴陵泉穴、血海穴各3分钟。

掐行间：用拇指指尖掐行间穴2分钟，有刺痛感为宜。

提拉腹部：以拇指和食指、中指拿住腹部肌肉往上提，然后放松，反复50次。

预防护理

1. 平时注意外阴清洁，要经常用温开水清洗。
2. 注意经期卫生，勤换卫生护垫和内裤，以免细菌滋生。经期禁止房事。
3. 避免精神忧虑、烦恼，积极治疗阴道炎、盆腔炎等原发性病症。
4. 饮食宜清淡，加强营养，忌食生冷、油腻及辛辣食物。

第六章 平衡阴阳——两性生活更和谐

盆腔炎——消炎治本，严肃对待

小医生断症

慢性盆腔炎常引起下腹部坠胀、疼痛及腰骶部酸痛，常在劳累、性交后及月经前后加剧，伴有月经不规则，全身症状多不明显，有时仅有低热，易感疲倦。

小叮咛

本病往往经久不愈，并可反复发作，不仅严重影响妇女健康、生活及工作，也造成家庭与社会的负担，严重者可导致不孕症，应积极予以治疗。

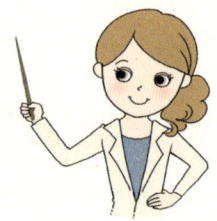

选取穴位

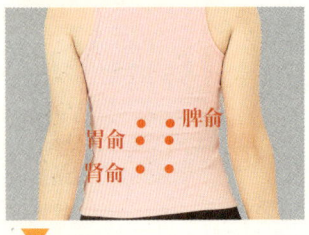

▼ 脾俞、胃俞、肾俞有补益脏腑，调理身体之效。

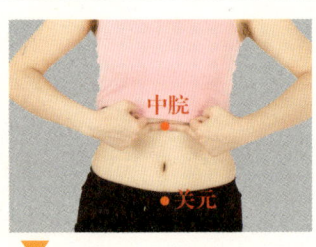

▼ 中脘、关元健脾化湿，可以补益后天之气。

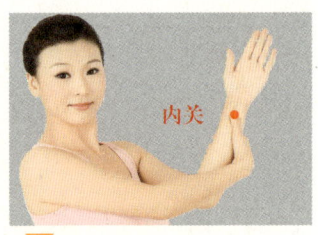

▼ 内关有宁心安神、理气止痛之效。

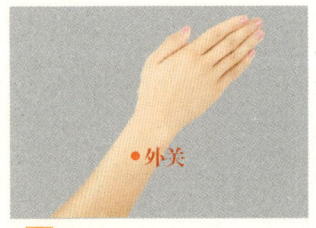

▼ 外关祛火通络，改善盆腔炎导致的上火。

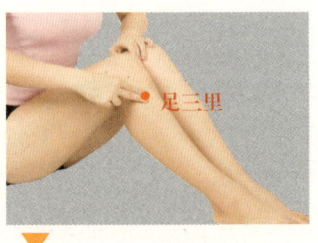

▼ 足三里健脾利湿、补益肝肾，缓解盆腔炎。

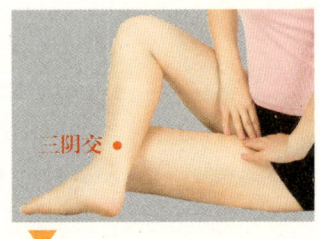

▼ 三阴交对妇科病症有疗效，亦有安神之效。

中医推拿入门简单学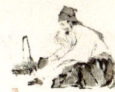

基础推拿手法

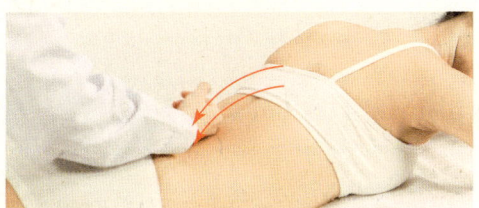

揉按背部： 双手握拳，放在脾俞穴、胃俞穴、肾俞穴上，揉按1分钟。

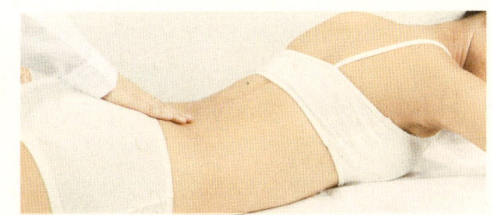

搓擦腰骶部： 将手掌放在腰部，自上而下用力搓擦腰骶部30秒～1分钟。

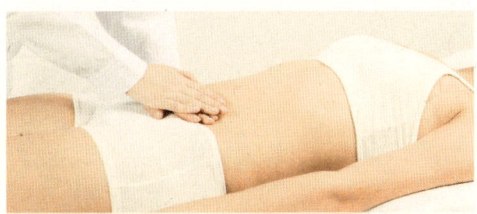

摩擦腹部： 两手相叠轻轻放在下腹部，适当用力做环形摩擦1分钟。

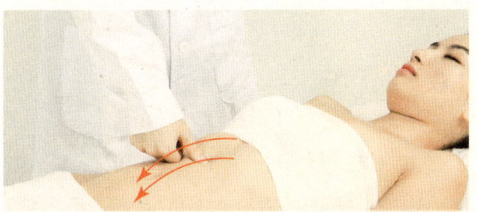

揉按中脘、关元： 将拇指指腹放在中脘穴、关元穴上，用力揉按1分钟。

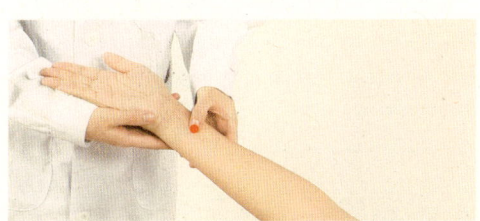

按压内关、外关： 两指对合同时用力按压外关穴和内关穴1分钟。

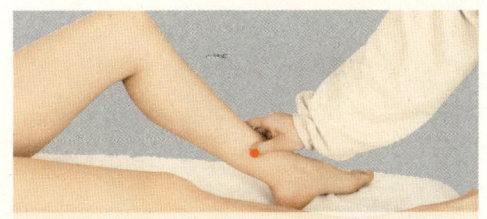

按揉下肢： 将拇指指腹按压在足三里穴、三阴交穴上，适当用力按揉1分钟。

预防护理

1. 杜绝各种感染途径，保持会阴部清洁、干燥，每晚用清水清洗外阴，做到专人专盆。不宜用过热的水、肥皂等洗外阴。

2. 慢性盆腔炎、腹部包块患者采用中药保留灌肠治疗，效果甚好，它具活血化瘀、软坚散结、清热解毒或暖宫散寒之功效。

更年期综合征——健脾补肾，容颜焕发

小医生断症

更年期综合征是女性在绝经前后，卵巢功能衰退的同时，出现的一系列以植物神经功能紊乱为主的症候群，又称绝经期综合征。

小叮咛

更年期妇女最好半年至1年进行1次体格检查，包括妇科检查和防癌检查，有选择地做内分泌检查，积极预防更年期综合征的发生。

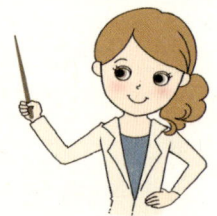

选取穴位

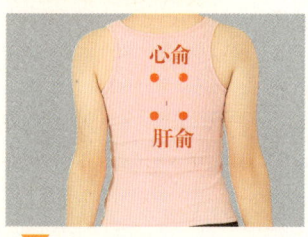

▼ 心俞、肝俞有宽胸理气、通络安神之效。

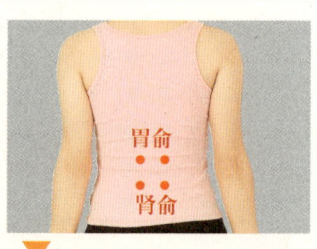

▼ 胃俞、肾俞有和胃降逆、健脾助运之效。

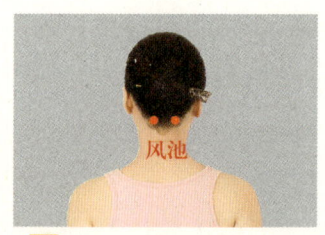

▼ 风池平肝熄风、通利官窍，缓解胸闷。

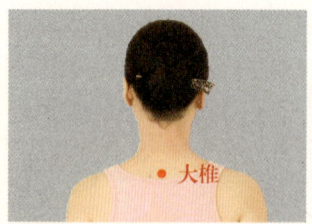

▼ 大椎可清阳明之里，启太阳之开，主治热病。

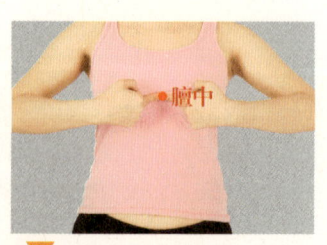

▼ 膻中清肺宽胸，为治疗胸闷气急的要穴。

中医推拿入门简单学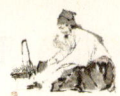

基础推拿手法

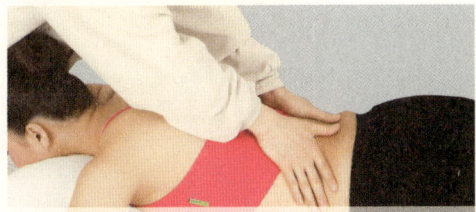

擦揉脊柱： 用手掌沿脊柱两侧擦揉5～6遍，以局部温热为度。

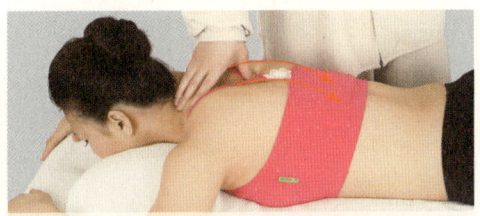

揉背部： 再用拇指分别揉两侧心俞穴、肝俞穴、胃俞穴、肾俞穴各2分钟。

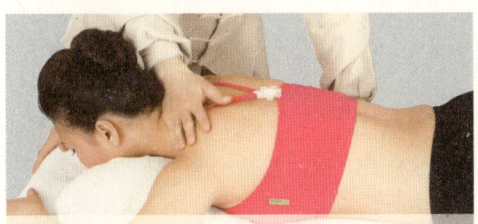

擦揉颈肩部： 用掌心擦揉后颈部、肩部，自上而下反复3～5遍。

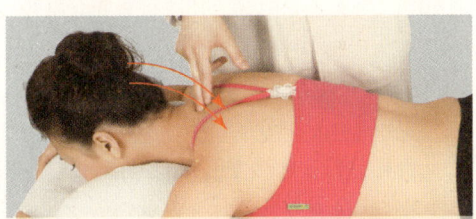

点按颈部： 用食指、中指指腹点揉风池穴、大椎穴各1分钟。

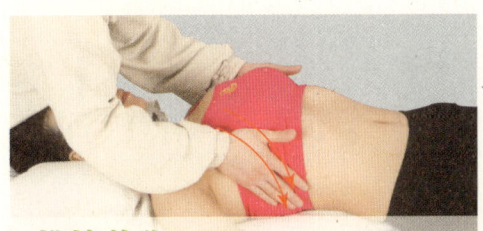

推擦前胸： 手掌从胸上方斜向两乳中间，向下推擦3～6分钟。

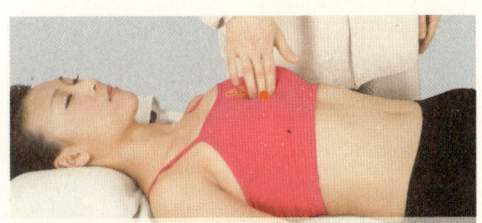

按揉膻中： 用食指、中指、无名指指腹按揉膻中穴2分钟。

预防护理

1. 以乐观、积极的心态看待更年期。更年期是一个正常的生理过程，要解除思想顾虑，端正认识，而不要有任何恐惧和忧虑。
2. 加强营养，多做户外运动。更年期是身体机能减退的一个标志，所以必须多补充营养食品，多锻炼身体、增强体质，同时要保证睡眠。
3. 多吃富含天然雌激素的食物，比如大豆、豆荚、坚果、茴香、芹菜和亚麻子油等，可以改善症状。

遗精——注意调养，养精蓄锐

小医生断症

遗精表现为已婚男子不因性生活而排泄精液，每周1次以上或未婚成年男子频繁发生精液遗泄，每周多于两次，并伴有头昏、耳鸣、健忘、心悸、失眠、腰酸、精神萎靡等。

小叮咛

由某些器质性病变引起的遗精，应积极治疗原发病症，应注意精神调养，排除杂念。

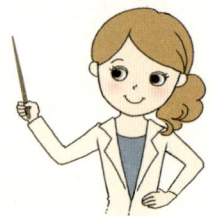

选取穴位

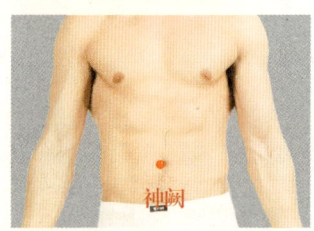

▼ 神阙通经行气，改善遗精导致的身体不适。

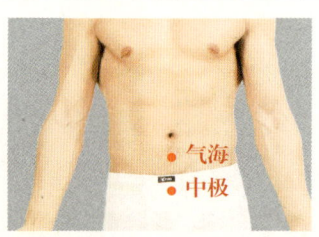

▼ 中极、气海有益肾助阳、通经止带之效。

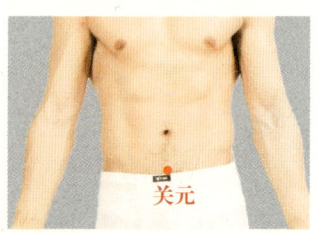

▼ 关元固本培元，是治疗男科病的特效穴。

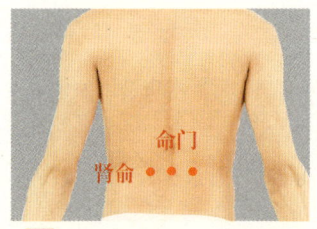

▼ 肾俞、命门有益肾助阳、调节生殖功能之效。

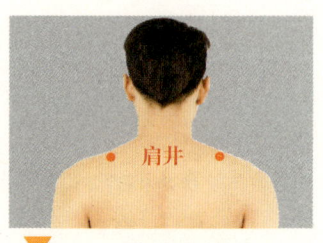

▼ 肩井消炎止痛、祛风解毒，缓解腰酸背痛。

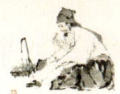

中医推拿入门简单学

基础推拿手法

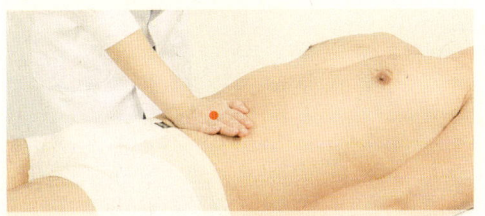

揉神阙： 先用掌根揉法在神阙穴治疗，以脐下有温热感为度。

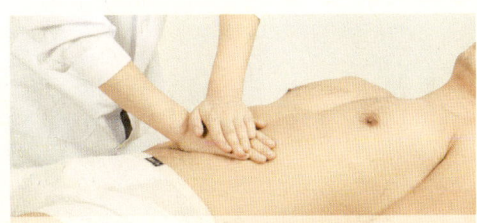

摩小腹： 用掌摩法摩小腹部，约10分钟。

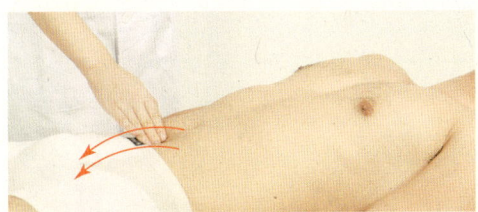

按揉下腹部： 用三指指腹按揉中极穴、气海穴、关元穴，每穴各2分钟。

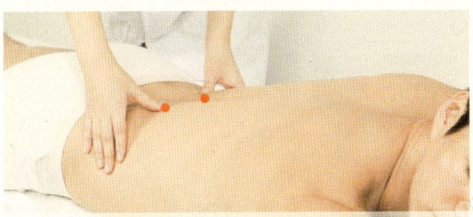

按揉背部： 用拇指指腹按揉肾俞穴、命门穴1~2分钟。

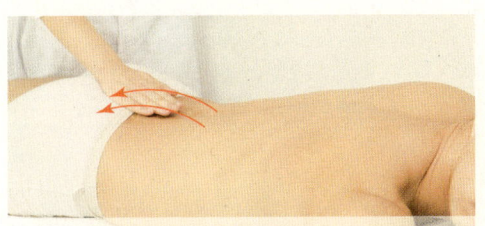

横擦背部： 用擦法横擦肾俞穴、命门穴，以透热为度，常规操作1~3分钟。

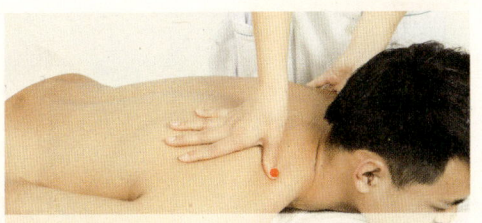

拿按肩井： 用拿法拿肩井穴1~2分钟，再用拇指指腹按揉肩井穴1~2分钟。

预防护理

1. 养成良好的生活习惯，坚持体育锻炼，加强饮食营养，劳逸适度，戒除手淫及烟酒等不良习惯。
2. 遗精多属功能性，在用中医理疗法治疗的同时，患者本人应该调节精神，消除紧张心理，清心寡欲，节制性生活。

早泄——摄精固元，魄力重现

小医生断症

早泄是指男子在阴茎勃起之后，未进入阴道之前，或正当纳入，以及刚刚进入而尚未抽动时便已射精，阴茎也自然随之疲软并进入不应期的现象。

小叮咛

夫妻之间应相互体贴、配合，一旦出现早泄不可相互责备、埋怨，而应找出原因，共同配合治疗。

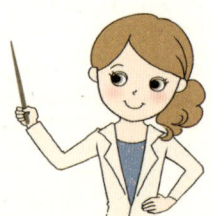

选取穴位

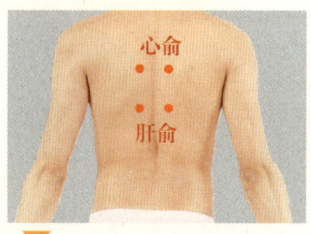

▼ 心俞、肝俞有宽胸理气、通络安神之效。

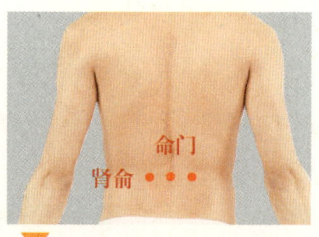

▼ 肾俞、命门有益肾助阳、调节生殖功能之效。

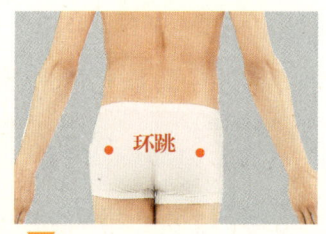

▼ 环跳利腰腿、通经络，改善腰腿酸痛。

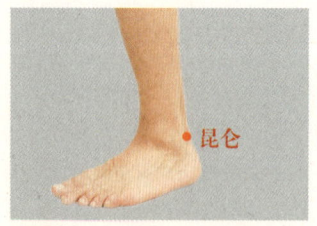

▼ 昆仑有安神清热、舒经活络之效。

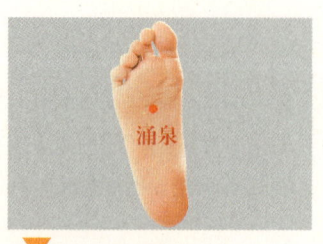

▼ 涌泉散热利咽、清头目，缓解早泄导致的不适。

中医推拿入门简单学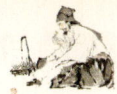

基础推拿手法

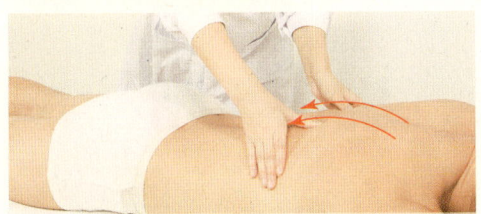

推按背部： 双手拇指指腹放于心俞穴上，推至肝俞穴，推按5分钟。

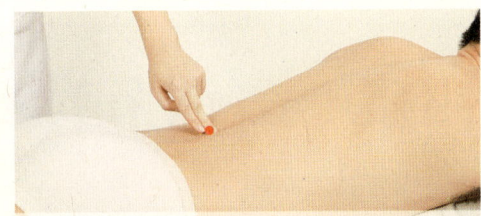

压揉命门： 将食指、中指放于命门穴上，微用力压揉，以局部有酸胀感为宜。

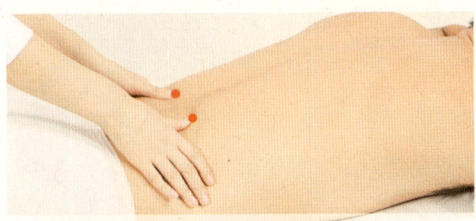

压揉肾俞： 双手拇指指腹放于肾俞穴上，微用力压揉5分钟。

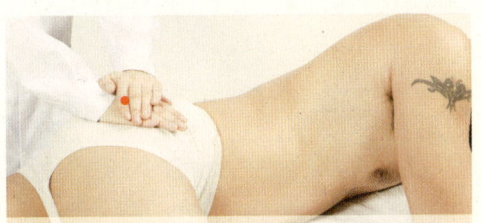

揉按环跳： 用手掌根揉按环跳穴，用力揉按5分钟，以局部有酸胀感为宜。

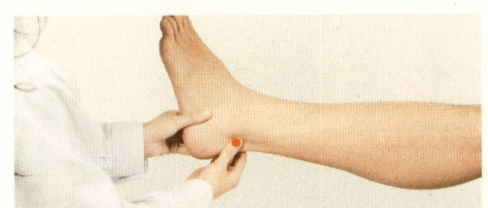

掐按昆仑： 拇指与食指、中指相对成钳形，掐按昆仑穴100次。

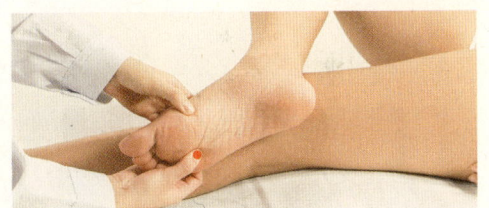

点按涌泉： 双手握住脚背，用拇指指腹点按涌泉穴5分钟。

预防护理

1. 禁止自慰，节制房事，避免剧烈的性欲冲动。
2. 性交前的情绪对射精的快慢有很大的影响，应该避免忧虑、激动和紧张，要树立信心，配合治疗。
3. 积极参加体育锻炼，平时多跑步，以提高身心素质，增强意念控制能力。
4. 多食一些具有补肾固精作用的食物，如牡蛎、胡桃肉、芡实、栗子、甲鱼、鸽蛋、猪腰等。

第六章 平衡阴阳——两性生活更和谐

阳痿——调节身心，规律生活

小医生断症

阳痿又称为勃起功能障碍，是指成年男子性交时，由于持续阴茎痿软不举，或举而不坚，坚而不久，无法进行正常性生活的病症。

小叮咛

阳痿患者均应进行全面系统检查，重点是生殖系统、第二性征的发育及心血管、神经系统检查。

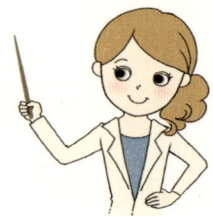

选取穴位

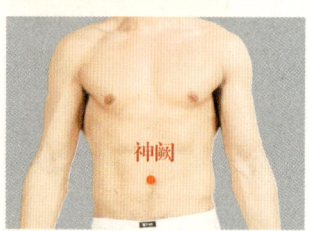

▼ 神阙通经行气，保护生殖系统的健康。

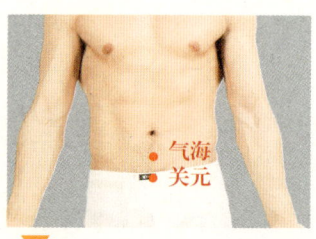

▼ 气海、关元可益气助阳，促进局部的血液循环。

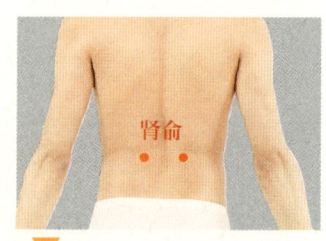

▼ 肾俞有益肾助阳、调节生殖功能之效。

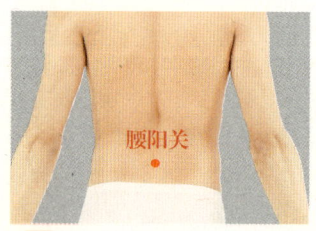

▼ 腰阳关除湿降浊、强健腰膝。

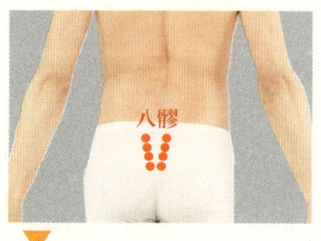

▼ 八髎有补肾壮阳，调节阴阳平衡之效。

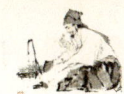

中医推拿入门简单学

基础推拿手法

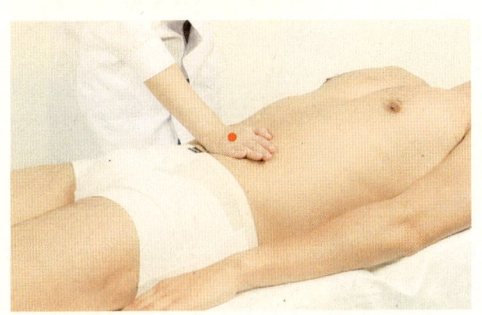

揉神阙： 用掌根揉神阙穴5分钟，以腹部透热为度。

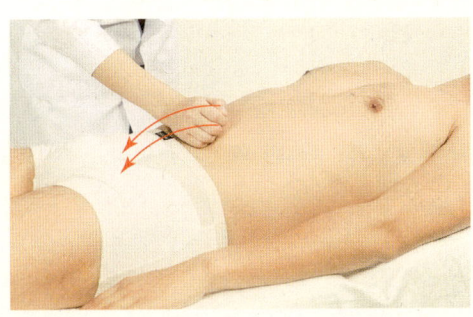

推按下腹部穴位： 用小鱼际推按气海穴至关元穴，力度由轻渐重，以下腹部温热舒适为宜。

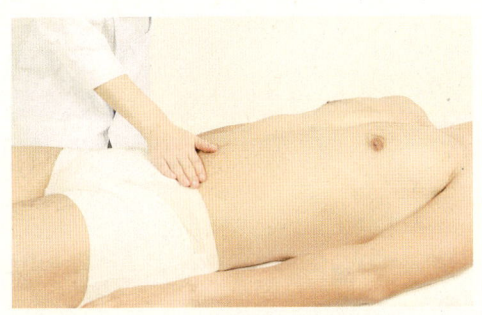

按摩下腹部： 用掌心摩下腹部，以温热为度，然后再掌根搓擦下腹部5分钟。

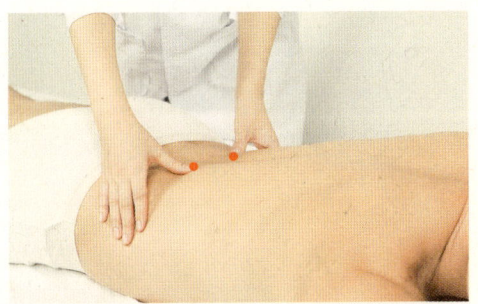

按揉肾俞： 用拇指指腹按揉肾俞穴1分钟，力度由轻渐重，再用手掌搓擦腰部，以局部有酸胀感为度。

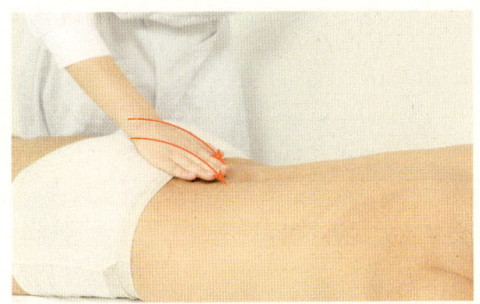

擦腰阳关： 搓热掌心后覆盖在腰阳关穴上，擦腰阳关穴，以透热为度。

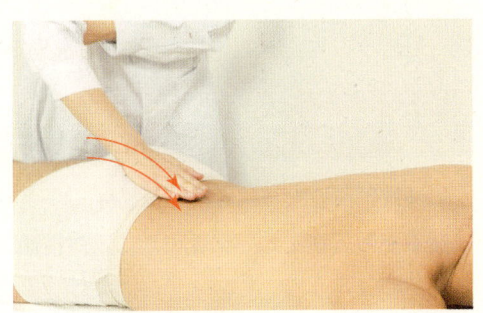

点按八髎： 用掌心推擦八髎穴3分钟，以皮肤有温热感为宜。

依症状探疾病

命门火衰型

症状： 阳事不举，精薄清冷，阴囊阴茎冰凉冷缩，或局部冷湿，腰酸膝软，头晕耳鸣，畏寒肢冷，精神萎靡，面色㿠白。

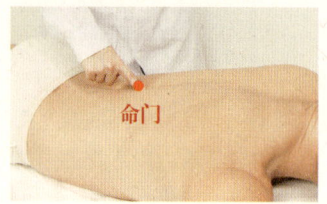
命门

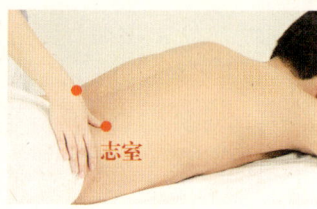
志室

加减：
按揉命门＋按揉志室
操作1～3分钟

心脾受损型

症状： 阳事不举，精神不振，夜寐不安，健忘，胃纳不佳，面色少华。

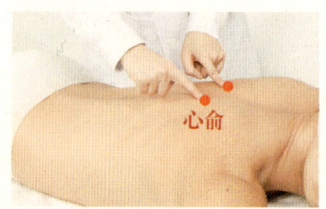
心俞

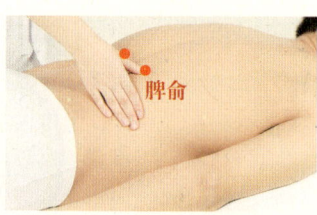
脾俞

加减：
点按心俞＋点按脾俞
操作1～3分钟

预防护理

1. 注意婚前性教育和性指导，掌握一些性生活的常识，掌握正常的性交方法和性交过程。不要酒后性交，尤其是大量饮用烈性酒后，会导致男方阴茎勃起不坚或早泄，妨碍性生活和谐。
2. 加强体育锻炼，如散步、气功等均有益于自我身心健康和精神调节。
3. 偶尔出现早泄或阳痿时，女方应安慰、谅解、关怀男方，帮助男方克服恐惧、紧张、内疚心理，切忌埋怨、责怪男方。

第七章 增强体质
——宝宝成长更健康

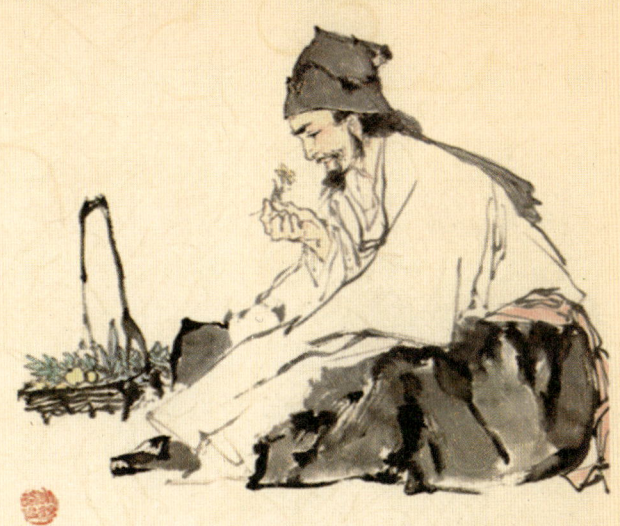

孩子年龄小,体质较弱,而且孩子的脾胃功能也很脆弱,不能承受病邪的侵害,从而出现腹泻、便秘、消化不良等不适症状。如若出现一些小病痛,妈妈们可以不必慌张,根据病症给孩子做相应的推拿,也可以防治小病痛。另外父母要让孩子参加适当的体育活动,以增强体质。

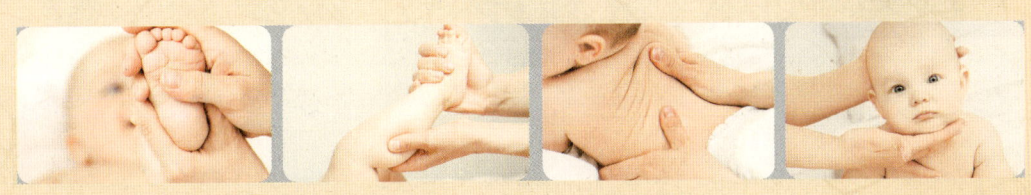

小儿发热——清热解表，快速退热

小医生断症

小儿发热是儿童许多疾病的一个共同病症。小儿体温超过正常的体温 37.3℃即为发热。临床一般伴有面赤唇红、烦躁不安、大便干燥。

小叮咛

体温的异常升高与疾病的严重程度不一定成正比，但发热过高或长期发热可影响孩子健康，因此，对发热的孩子，应积极查明原因。

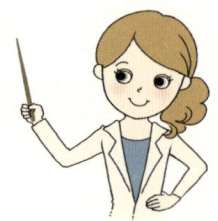

选取穴位

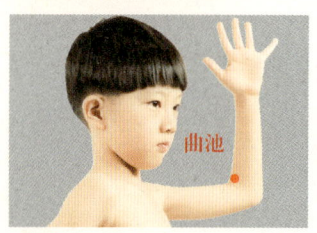

▼ 曲池有解表退热、宣肺止咳之效。

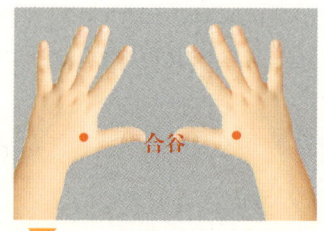

▼ 合谷镇静止痛、通经活络，可改善小儿发热。

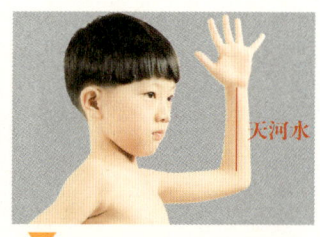

▼ 天河水有清热解表、泻火除烦之效。

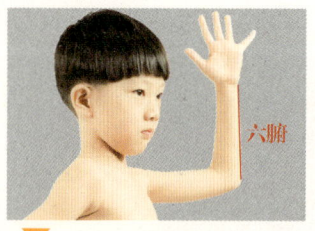

▼ 六腑清热解毒、消肿止痛，对降温有辅助作用。

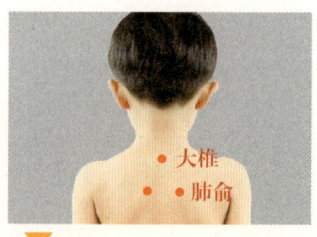

▼ 大椎、肺俞清热解表、祛风止咳，缓解发热。

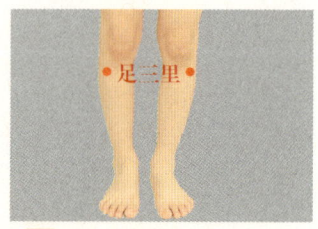

▼ 足三里有清热解表、泻火除烦之效。

中医推拿入门简单学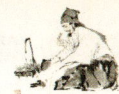

基础推拿手法

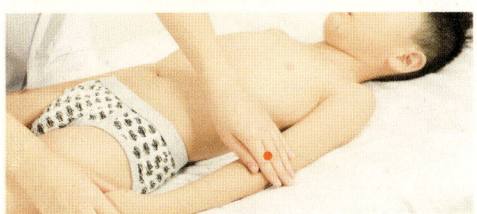

拍打曲池： 搓热掌心，手掌成中空状，有节奏地拍打曲池穴 100～200 次。

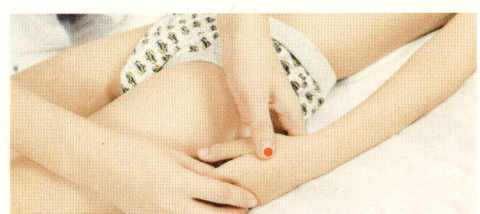

点揉合谷： 用拇指指腹稍用力点揉合谷穴 100～200 次。

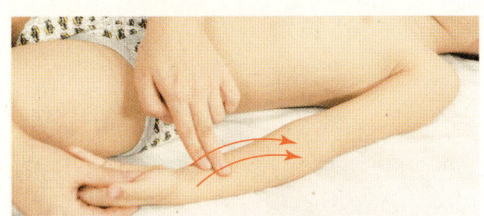

推天河水： 将食指和中指并拢，用指腹快速推摩天河水 300～500 次。

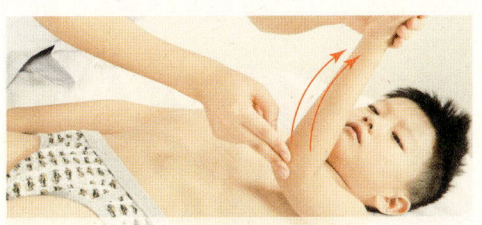

退六腑： 将食指和中指并拢，用指腹自肘而下推摩六腑 300～500 次。

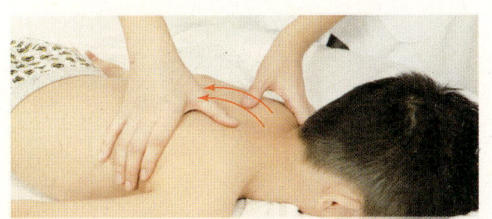

推揉背部： 一指禅推背部穴位，重点推揉大椎穴、肺俞穴，操作 1 分钟。

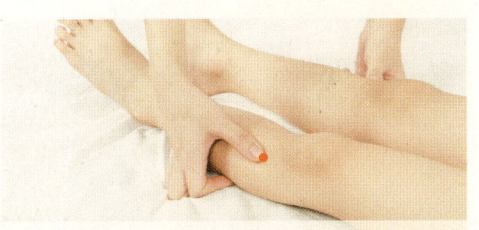

点按足三里： 用拇指指腹点按足三里穴，操作 1 分钟。

预防护理

1. 在没有冷风直吹的情况下，脱去过多的衣服或松开衣服有利于散热。
2. 多喝开水，在不肯喝水的情况下可以改喝果汁之类的。
3. 吃些易消化的食物，以稀饭、汤水、面条为主。
4. 家长可用温水擦澡，主要在患儿颈、胸、背及四肢等处多擦洗，以达到降温效果。
5. 若孩子食欲减退，不能保证营养和液体的摄入，必要时需及时到医院就诊。

第七章 增强体质——宝宝成长更健康

小儿流涎——彻查病源，随症施治

小医生断症

小儿流涎症，俗称"流口水"，是一种唾液增多的症状。多见于6个月至1岁半左右的小儿。病理因素常见于口腔和咽部黏膜炎症、面神经麻痹、脑炎后遗症等所致的唾液分泌过多等。

小叮咛

生理性流涎，无需治疗。随着生长发育，牙齿的萌出，牙槽突逐渐形成腭部慢慢增高，口底渐渐加深，以及有吞咽动作的训练，病症会好转。

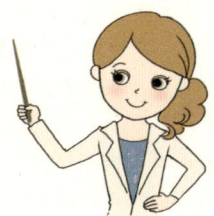

选取穴位

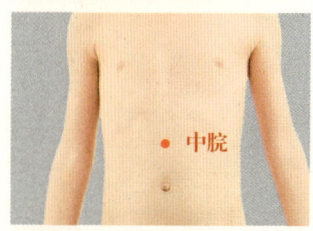
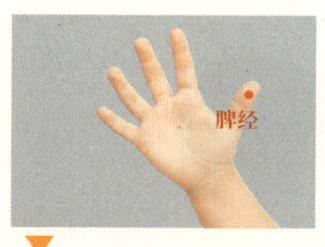
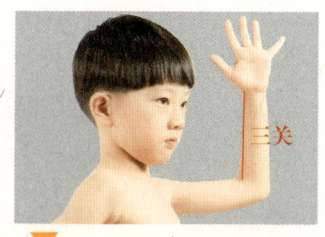

▼ 中脘有健脾养胃、降逆利水之效。

▼ 脾经有健脾养胃、调理肠道之效。

▼ 三关有温阳散寒、发汗解表之效。

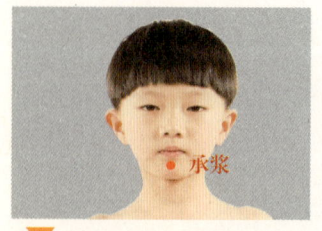
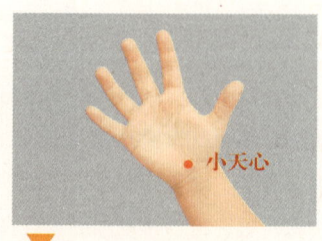
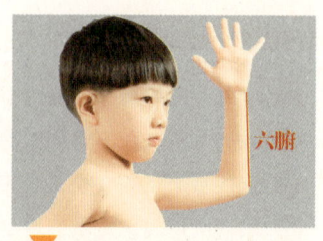

▼ 承浆有生津敛液、舒经活络之效。

▼ 小天心镇惊安神，缓解宝宝流涎导致的焦躁。

▼ 六腑有清热解毒之效，改善流涎。

中医推拿入门简单学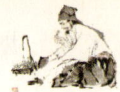

基础推拿手法

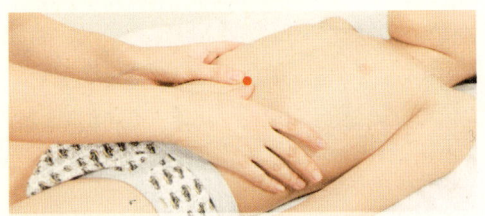

推中脘： 用拇指指腹自中脘穴向脐两旁分推30~50次。

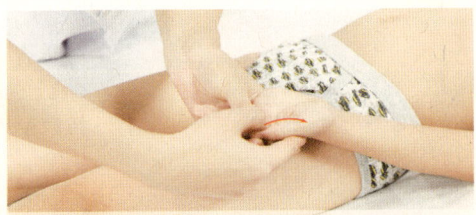

推脾经： 用拇指指腹从患儿拇指指尖桡侧面脾经向指根方向直推200次。

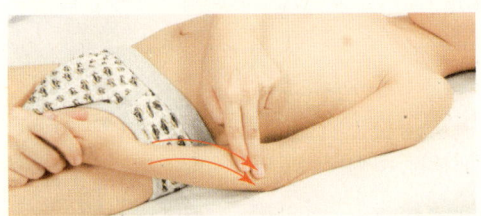

推三关： 将食指、中指紧并，自腕推向肘，称为推三关。常规操作100次。

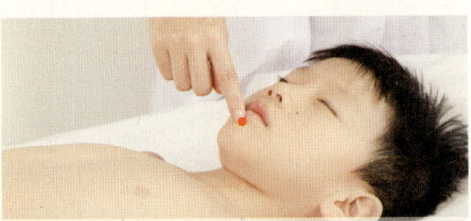

按揉承浆： 用食指指腹以顺时针方向按揉承浆穴2~3分钟。

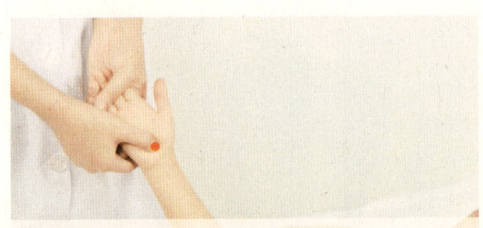

揉小天心： 用拇指指腹顺时针揉按小天心2~3分钟，力度可稍重。

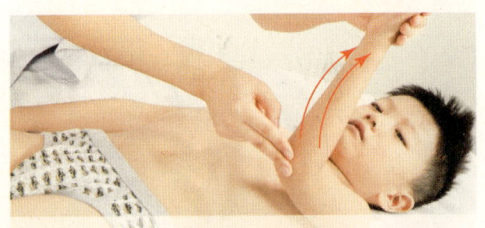

退六腑： 将食指和中指并拢，用指腹自肘而下推摩六腑300~500次。

预防护理

1. 培养小儿良好的卫生习惯，注意清洁口腔。
2. 注意观察宝宝的表现，找出流涎原因，特别是宝宝发热、拒绝进食时，要进行口腔检查，观察有无溃疡。
3. 积极治疗引起流涎的原发病，如面神经麻痹、脑炎后遗症等。
4. 如果是脾胃积热引起的流涎，可取新鲜石榴加适量温开水调匀，涂于口腔。

第七章 增强体质——宝宝成长更健康

小儿厌食——找准病因，事半功倍

小医生断症

小儿厌食症表现为小儿长时间食欲减退或消失，以进食量减少为其主要特征，是一种慢性消化性功能紊乱综合征。常见于1～6岁的小儿。

小叮咛

1岁以下的婴儿，特别是新生儿有明显食欲低下者，多为疾病所致，特别应注意败血症、结核病、佝偻病和各种营养缺乏症等。

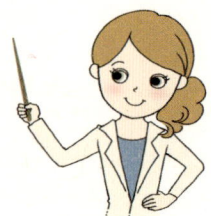

选取穴位

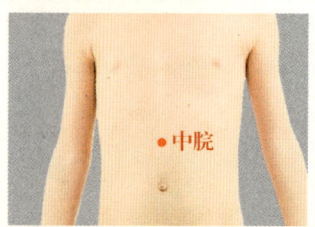

▼ 中脘有健脾养胃、降逆利水之效。

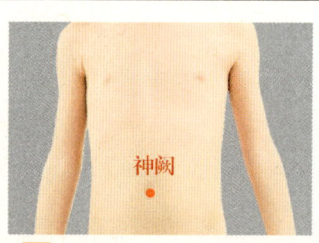

▼ 神阙有温阳散寒、消食导滞之效，可提高食欲。

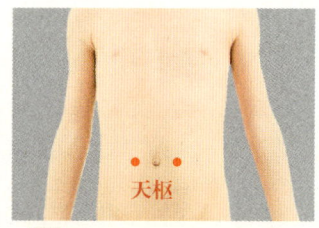

▼ 天枢有消食导滞之效，提高宝宝食欲。

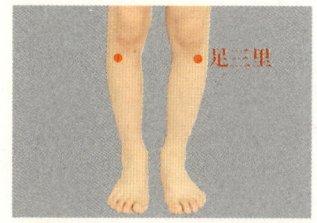

▼ 足三里有通络导滞之效，增强脾胃功能。

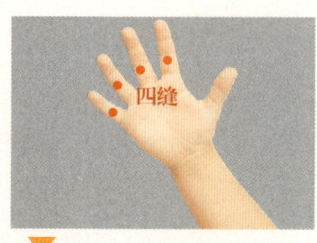

▼ 四缝有健脾行气之效，可以促进消化。

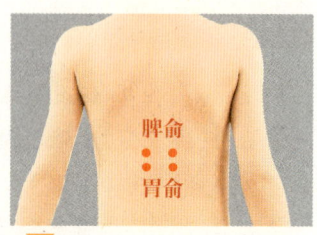

▼ 脾俞、胃俞有和胃助运、消食化积之效。

中医推拿入门简单学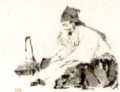

基础推拿手法

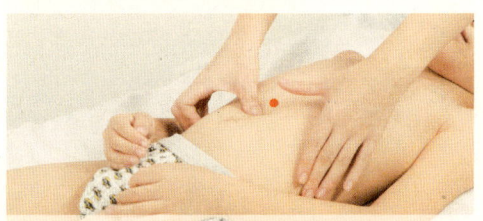

揉中脘： 用拇指的指腹推揉中脘穴20~30次，以腹部温热舒适为宜。

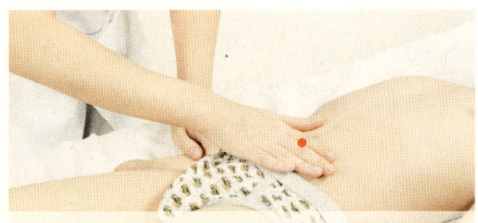

揉按神阙： 手掌放在腹部上，以神阙穴为中心，以顺时针方向揉按2~3分钟。

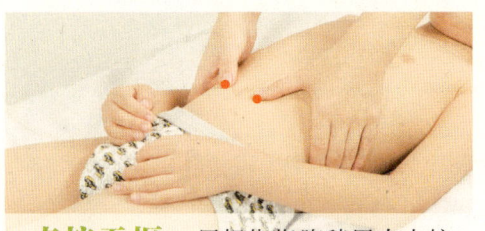

点按天枢： 用拇指指腹稍用力点按天枢穴100次，至皮肤潮红发热。

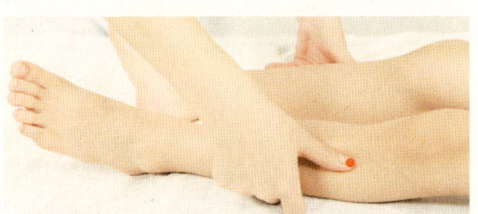

点按足三里： 用拇指指腹稍用力点按足三里穴60~100次，至潮红发热为度。

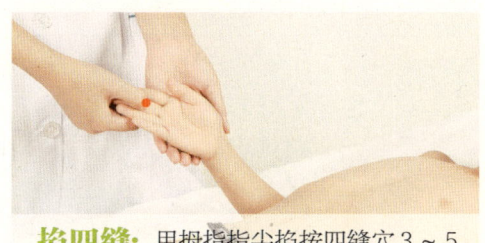

掐四缝： 用拇指指尖掐按四缝穴3~5次，力度可稍重。

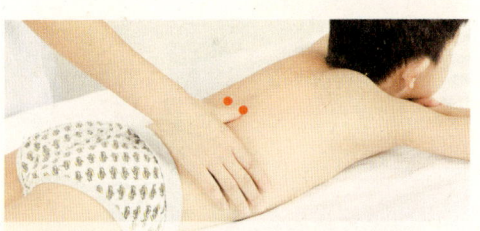

按揉背部： 用拇指指腹按摩脾俞穴、胃俞穴3~5分钟，至皮肤潮红发热为宜。

预防护理

1. 4个月内的婴儿最好采用纯母乳喂养。按顺序合理添加辅食，不要操之过急。
2. 吃饭应以"吃饱而不过饱"为原则，定时进食，每天三餐饭，中间加两次点心和水果较为适宜。
3. 积极防治各种感染性疾病，避免滥用药物，增强体质，适当室外活动，保障小儿身心健康成长。

小儿腹泻——健脾祛湿，温腹止泻

小医生断症

小儿腹泻多见于2岁以下的婴幼儿，是小儿常见病之一。可由饮食不当和肠道细菌感染或病毒感染引起，以大便次数增多、腹胀肠鸣、粪便酸腐臭秽等为其主要临床表现。

小叮咛

小于6个月的婴儿用牛奶加等量米汤或水稀释，或用发酵奶（即酸奶），也可用奶谷类混合物，每天喂6次，以保证足够能量摄入。

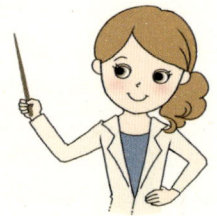

选取穴位

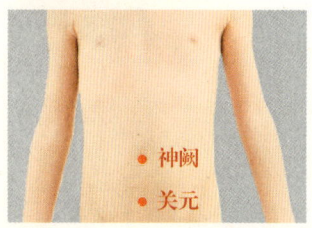

▼ 神阙、关元有温阳散寒之效，防治小儿腹泻。

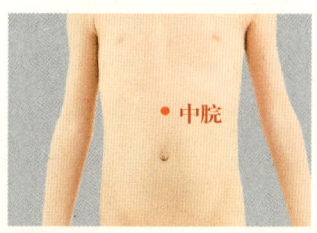

▼ 中脘有健脾养胃、降逆利水之效。

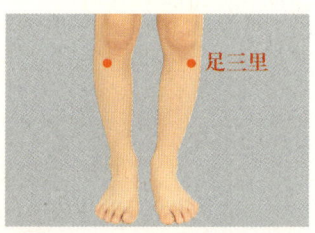

▼ 足三里有通络导滞之效，可以很好地调理脾胃。

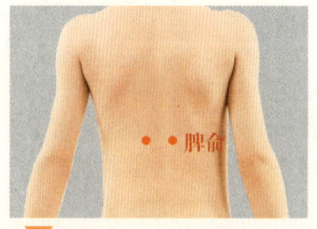

▼ 脾俞有健脾和胃、止吐止泻之效。

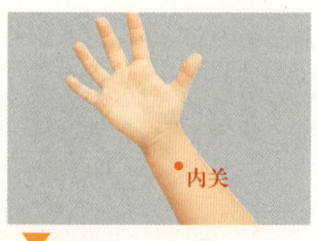

▼ 内关宁心安神，改善腹泻导致的躁郁不安。

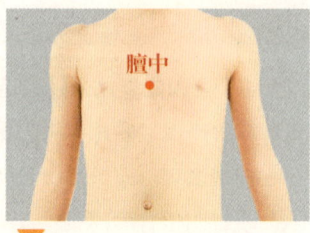

▼ 膻中有理气止痛、生津增液之效，有效缓解腹泻。

中医推拿入门简单学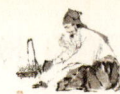

基础推拿手法

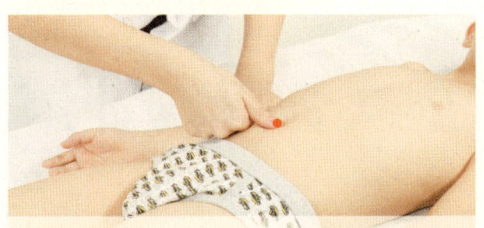

按揉神阙、关元： 用拇指指腹回旋按揉神阙穴、关元穴，各2分钟。

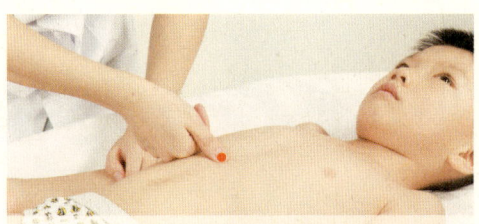

按揉中脘： 用拇指指腹以顺时针方向按揉中脘穴3～5分钟。

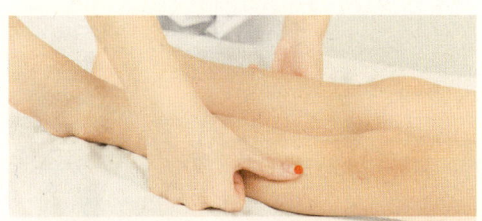

按揉足三里： 用拇指指腹以顺时针方向力度均匀地按揉足三里穴5分钟。

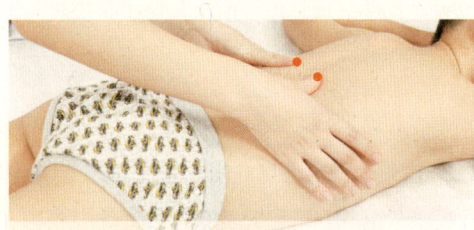

揉按脾俞： 搓热手掌后以顺时针方向揉按脾俞穴5～10分钟，以透热为度。

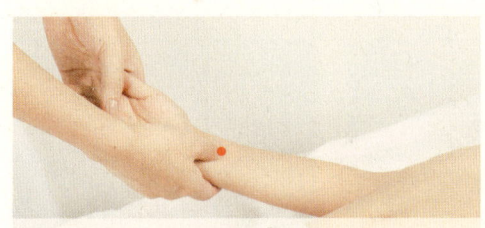

揉内关： 用拇指指腹推揉内关穴1～3分钟，至皮肤潮红发热为宜。

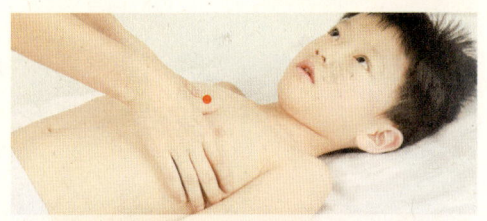

分推膻中： 将两手拇指按压在膻中穴上，从膻中穴向两侧分推，操作1分钟。

预防护理

1. 注意宝宝的卫生习惯，饭前便后洗手。
2. 提倡母乳喂养，避免在夏季断乳。改变饮食种类，适时适量添加辅食，合理喂养，乳食勿过饱，勿进难消化食物。
3. 注意气候变化，及时添减衣被，避免中暑或着凉。
4. 避免长期滥用抗生素，防止菌群失调而导致的肠炎。

小儿便秘——辨清虚实，寻迹补泻

小医生断症

便秘是临床常见的复杂症状，而不是一种疾病，主要是指排便次数减少、粪便量减少、粪便干结等病理现象。而小儿便秘是指患儿1周内排便次数少于3次的症状。

小叮咛

治疗功能性便秘的根本应注重改善饮食内容，多补充水分和含纤维素多的食物，同时养成良好的排便习惯。

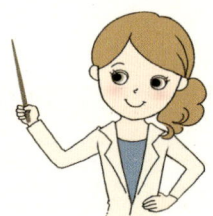

选取穴位

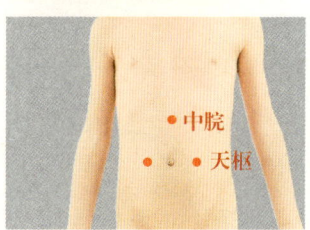
▼ 天枢、中脘有消食导滞、祛风止痛之效。

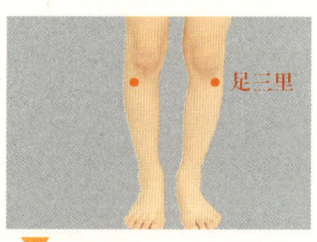
▼ 足三里有通络导滞之效，可调理肠道不适。

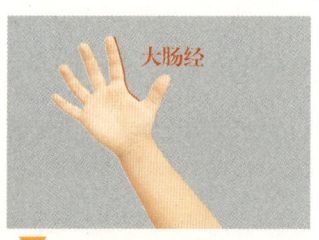
▼ 大肠经清利肠腑、消食导滞，对便秘有缓解作用。

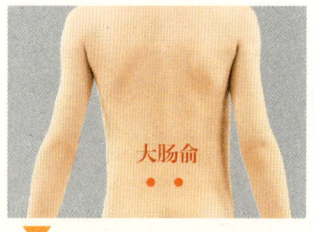
▼ 大肠俞有调和肠胃、消食化积之效。

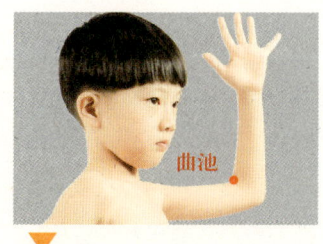
▼ 曲池解表退热，可缓解便秘导致的五心烦热。

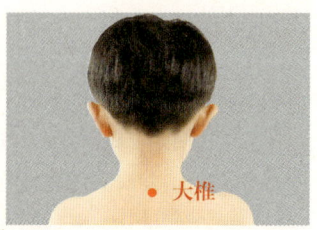
▼ 大椎清热解表，改善便秘导致的不适症状。

中医推拿入门简单学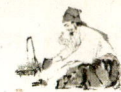

基础推拿手法

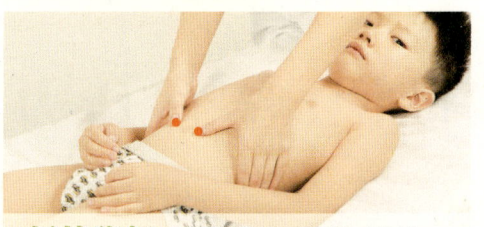

揉按腹部： 用拇指旋转揉按天枢穴、中脘穴，每穴各1分钟，有酸胀感为宜。

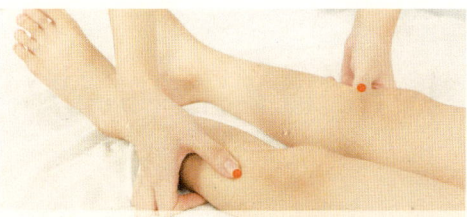

揉按足三里： 用拇指指腹旋转揉按两侧足三里穴5分钟，有酸胀感为宜。

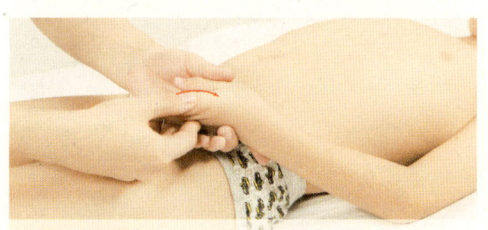

清大肠经： 用拇指指腹推按大肠经，称为清大肠。常规操作300次。

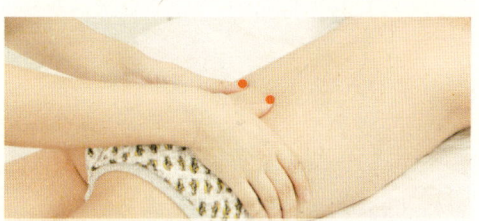

揉按大肠俞： 用拇指指腹以顺时针方向揉按大肠俞穴2~3分钟。

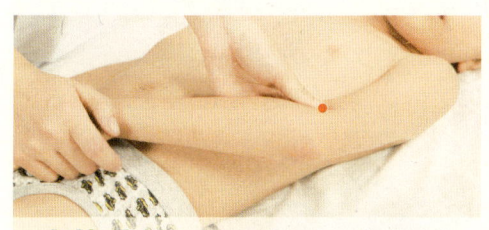

点按曲池： 用拇指指腹点按曲池穴1~3分钟，以穴位有酸胀感为宜。

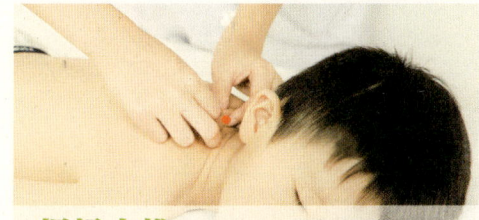

捏揉大椎： 两指相对成钳状捏揉大椎穴1~3分钟，以穴位有酸胀感为宜。

预防护理

1. 合理喂养，多补充水分和选择含纤维素多的食物。
2. 无论有无污便，餐后应有充足的如厕时间，这有利于儿童保持排便频率的记忆。
3. 母乳喂养的宝宝，妈妈一定要留意自己的饮食。平时要吃得清淡一点，还要注意多喝水。
4. 添加辅食后的宝宝，要纠正其偏食和不规律的饮食习惯，全面摄取营养。

小儿遗尿——温肾固涩，减轻压力

小医生断症

遗尿又称尿床，多指小儿睡中自遗，醒后方觉的一种疾病。一般多发生于3岁以上的儿童，3岁以下或年长的儿童偶有发生亦不属病态。

小叮咛

父母要逐渐纠正患儿害羞、焦虑、恐惧及畏缩等情绪或行为，照顾到患儿的自尊心，多劝慰鼓励，少斥责、惩罚，减轻他们的心理负担。

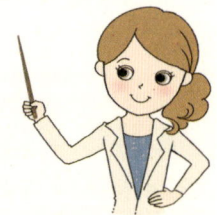

选取穴位

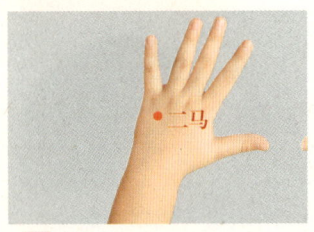

▼ 二马有顺气散结、利水通淋之效。

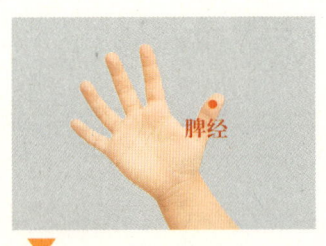

▼ 脾经有健脾养胃、调理肠道之效。

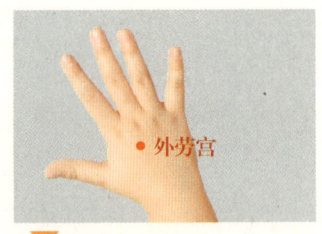

▼ 外劳宫有温阳散寒、健脾养胃之效。

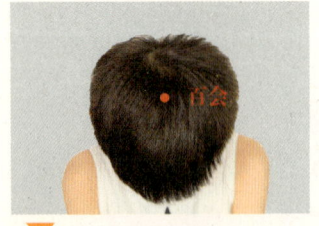

▼ 百会有升阳举陷、益气固脱之效。

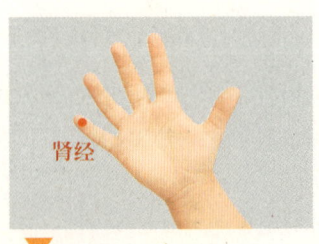

▼ 肾经有补肾益脑、清热利尿之效。

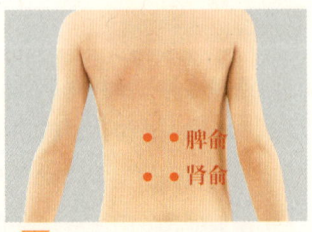

▼ 脾俞、肾俞有健脾和胃、止吐止泻之效。

中医推拿入门简单学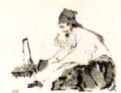

基础推拿手法

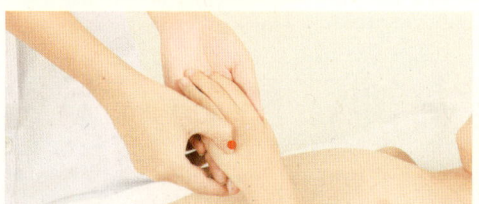

按揉二马：用拇指指腹按揉二马穴50～100次。

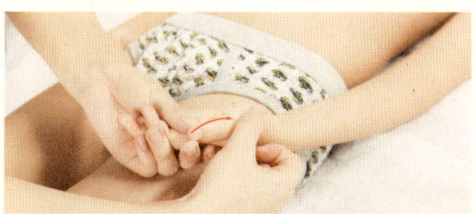

补脾经：将拇指屈曲，循拇指桡侧缘的脾经由指尖向指根方向直推100～500次。

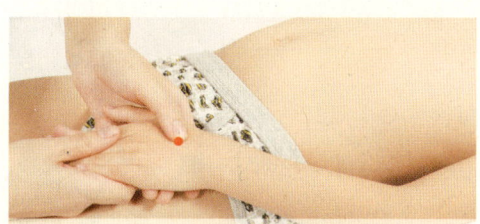

揉外劳宫：将拇指按压在外劳宫穴上，以顺时针方向揉按100～300次。

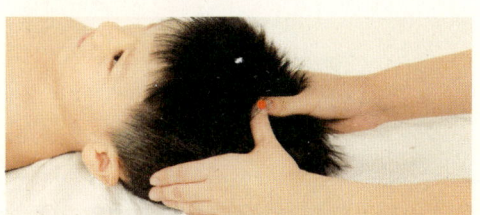

揉百会：将拇指按在头顶中央的百会穴，以顺时针方向揉按50圈。

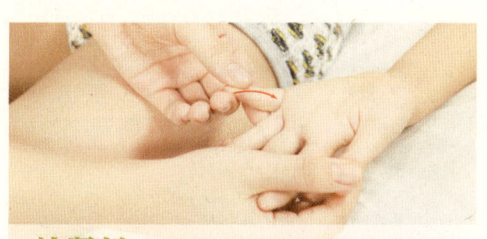

补肾经：用拇指指腹从小指指尖的肾经直线推向指根。常规操作200～300次。

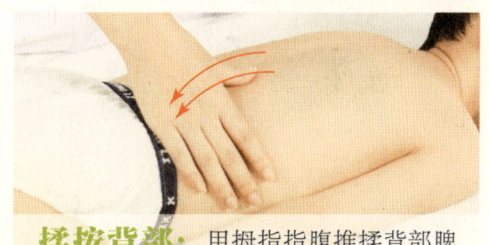

揉按背部：用拇指指腹推揉背部脾俞穴、肾俞穴，各1分钟。

预防护理

1. 观察小儿排尿情况，逐步培养小儿规律性定时排尿的习惯。
2. 每日晚饭后适当控制饮水量。
3. 虚弱小儿应加强营养，避免惊恐。
4. 白天训练宝宝延长排尿的间隔时间，扩大膀胱的容量。
5. 多给予宝宝关注和关爱，不要因为宝宝尿床而批评责罚。

第七章 增强体质——宝宝成长更健康

小儿夜啼——健脾安神，酣畅入梦乡

小医生断症

夜啼症，常见于1岁以内的哺乳期婴儿，多因受惊或身体不适所引起。主要表现为婴儿长期夜间烦躁不安，啼哭不停，或时哭时止，辗转难睡，天明始见转静，日间则一切如常。

小叮咛

难以查明原因的入夜啼哭不安必须详细询问病史，仔细检查体格，必要时辅以有关实验室检查，排除疾病引起的啼哭，以免贻误患儿病情。

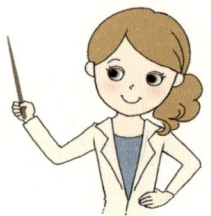

选取穴位

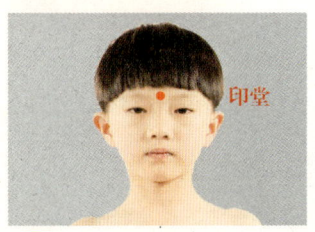

▼ 印堂有清头明目、通鼻开窍之效。

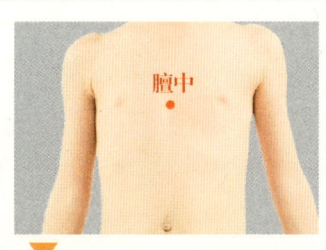

▼ 膻中有理气止痛、生津增液之效，可缓解夜啼。

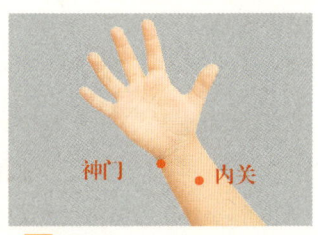

▼ 内关、神门有宁心安神、理气镇痛之效。

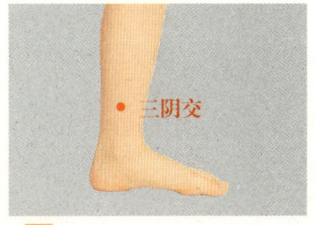

▼ 三阴交有通经活络、调和气血之效。

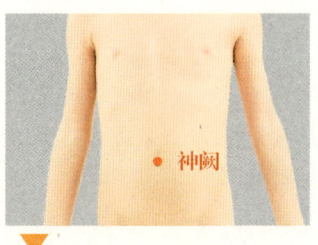

▼ 神阙可缓解因腹胀导致的夜啼。

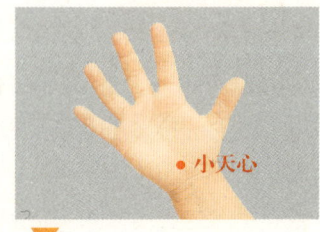

▼ 小天心镇惊安神，帮助宝宝安心入睡。

中医推拿入门简单学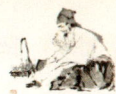

基础推拿手法

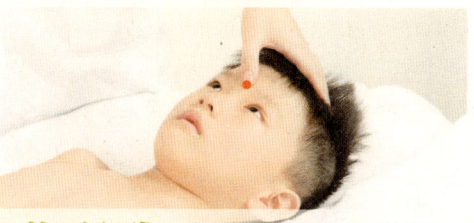

掐压印堂： 用拇指指尖以每秒1次的频率掐压印堂穴50～100次。

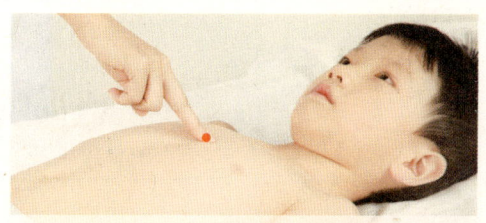

按揉膻中： 将食指、中指并拢，用指腹按揉膻中穴300次，以潮红为度。

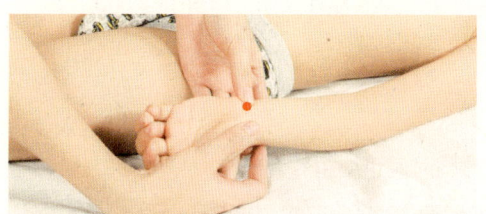

揉神门、内关： 用拇指指腹点揉神门穴、内关穴各2分钟。

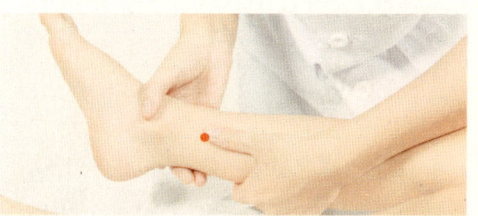

揉三阴交： 用拇指指腹以点二下揉三下的频率，点揉三阴交穴2分钟。

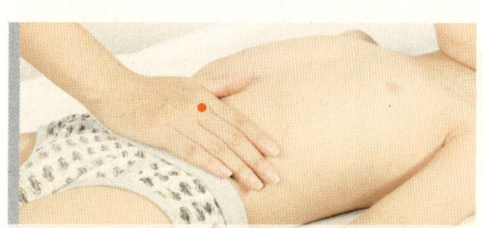

摩神阙： 搓热掌心覆盖在神阙穴上，顺时针摩腹1分钟，以腹部温热为宜。

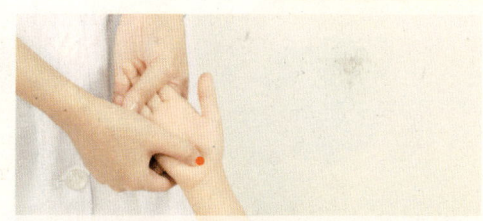

掐小天心： 用拇指指尖掐按小天心3～5次。

预防护理

1. 要注意防寒保暖，但也勿衣被过暖。
2. 婴儿无故啼哭不止，要注意寻找原因，如饥饿、过饱、闷热、寒冷、虫咬、尿布浸渍、衣被刺激等，除去引起啼哭的原因。
3. 不可将婴儿抱在怀中睡眠，不通宵开启灯具，养成良好的睡眠习惯。
4. 注意保持周围环境安静祥和，检查衣服被褥有无异物刺伤皮肤。

第七章 增强体质——宝宝成长更健康

小儿咳嗽——宣肺止咳，呼吸更舒畅

小医生断症

小儿咳嗽是小儿呼吸系统疾病之一。当呼吸道有异物或受到过敏性因素的刺激时，既会引起咳嗽。此外，呼吸系统疾病大部分都会引起呼吸道急、慢性炎症，均可引起咳嗽。

小叮咛

宝宝咳嗽要尽早治疗，时间拖得越久，治疗的时间也会越长；外感咳嗽者要注意保暖；内伤咳嗽者应调理好体质，增强抵抗力。

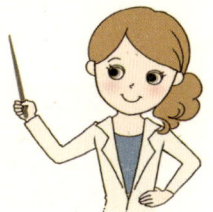

选取穴位

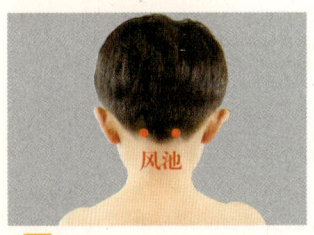

▼ 风池有发汗解表、祛风散寒之效。

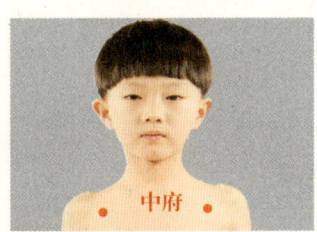

▼ 中府清热止咳，防治肺功能失调所引起的病症。

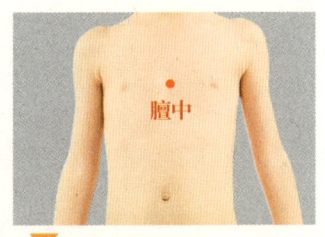

▼ 膻中有清肺泻火、清宣肺气之效。

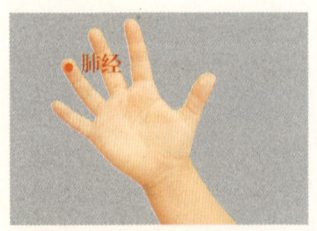

▼ 肺经宣肺理气、清热止咳，可调理肺气。

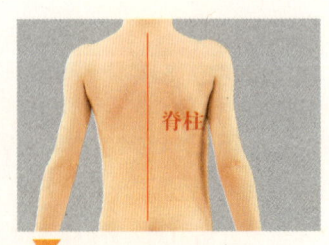

▼ 脊柱解表通络、止咳平喘、补益肺气。

中医推拿入门简单学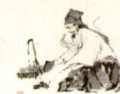

基础推拿手法

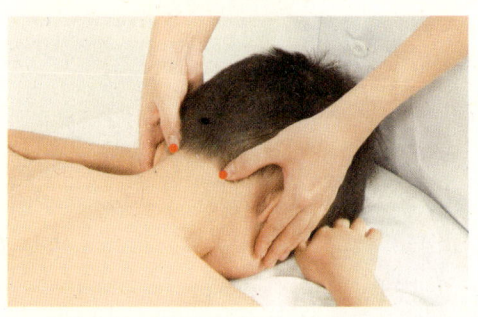

揉风池： 用拇指指腹稍用力旋转按揉风池穴2~3分钟，力度适中，以局部有酸胀感为宜。

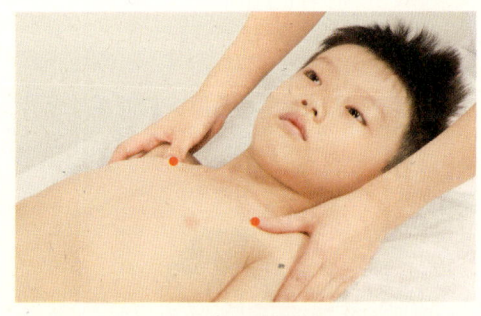

揉按中府： 用拇指指腹匀速回旋按揉中府穴2~3分钟，力度适中。

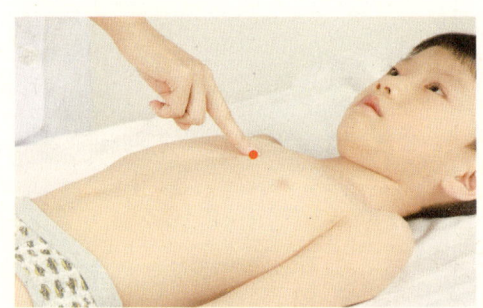

揉膻中： 将食指、中指并拢，用指腹稍用力旋转按揉膻中穴2~3分钟，以胸部憋闷感减轻为宜。

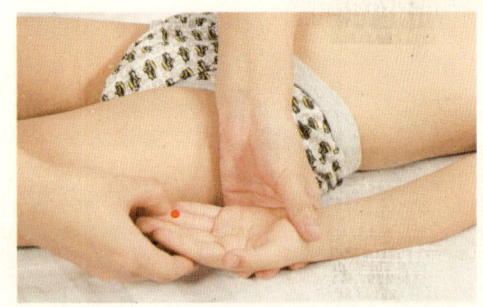

清肺经： 用拇指指腹由宝宝无名指指根到指尖直线推摩，称为清肺经。常规操作300~500次。

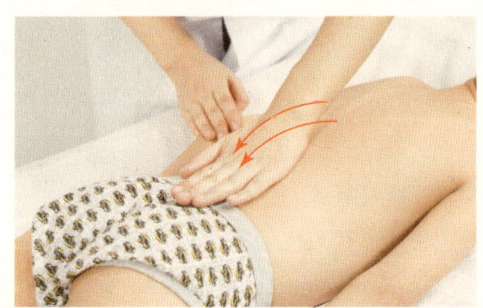

推擦背部： 搓热掌心，覆盖在背部，上下来回搓热背部，常规操作1分钟。

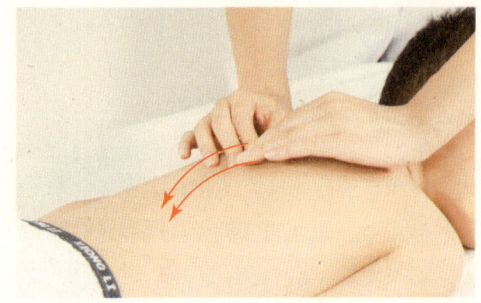

捏脊： 用拇指和食指、中指相对，挟提脊柱，双手交替捻动，向前推进3~5遍。

第七章 增强体质——宝宝成长更健康

依症状探疾病

风寒束肺型

症状： 吹风受寒易诱发，有时痛连项背，恶风寒，喜裹头，口不渴。

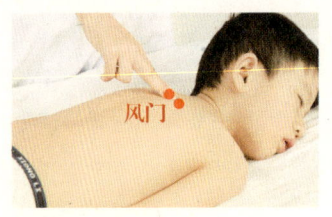
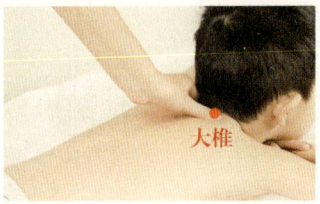

加减：
按揉风门 + 点按大椎
操作 5 分钟

痰湿阻肺型

症状： 咳嗽痰多，色白，呈泡沫状，易于咳出，咳声重浊，胸部满闷或喘促气短，纳呆腹胀。

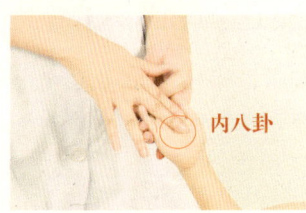
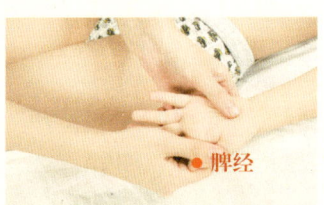

加减：
运内八卦 + 补脾经
操作 200～300 次

预防护理

1. 咳嗽时不宜吃冷饮。此时如饮食过凉，就容易造成肺气闭塞，症状加重，日久不愈。
2. 咳嗽时，急速的气流会从呼吸道黏膜带走一部分水分，而炎症又进一步造成黏膜缺水，如果发热、出汗更会造成体液的丢失，因此要及时给患儿补充液体，要多喝水，多吃水果。
3. 忌食辛辣油炸的食物，鱼虾等海鲜类最好也不要吃。
4. 父母在小儿咳嗽时，可用空掌轻拍小儿的背部，上下左右都拍到。一旦有痰液排出，咳嗽就能暂时缓解。